实用检验医学实践

SHIYONG JIANYAN YIXUE SHIJIAN

刘文波 编著

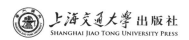

上海交通大学出版社

SHANGHAI JIAO TONG UNIVERSITY PRESS

内容提要

本书介绍了临床检验技术与常用检验项目的规范化操作。本书在内容的选取方面独具特色，致力于反映最新的检验诊断理念和诊断标准，具有较高的实用价值。本书适合临床检验工作者和临床医生使用。

图书在版编目（CIP）数据

实用检验医学实践 / 刘文波编著. --上海：上海交通大学出版社，2023.12

ISBN 978-7-313-29075-5

Ⅰ.①实… Ⅱ.①刘… Ⅲ.①医学检验 Ⅳ.①R446

中国国家版本馆CIP数据核字（2023）第130094号

实用检验医学实践
SHIYONG JIANYAN YIXUE SHIJIAN

编　　著：刘文波

出版发行：上海交通大学出版社　　　　地　　址：上海市番禺路951号

邮政编码：200030　　　　　　　　　　电　　话：021-64071208

印　　制：广东虎彩云印刷有限公司

开　　本：889mm×1194mm 1/32　　经　　销：全国新华书店

字　　数：456千字　　　　　　　　　印　　张：8.5

版　　次：2023年12月第1版　　　　　插　　页：2

书　　号：ISBN 978-7-313-29075-5　　印　　次：2023年12月第1次印刷

定　　价：198.00元

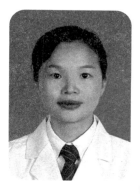

刘文波

本科学历，毕业于济宁医学院医学检验专业。现就职于济宁市妇幼保健计划生育服务中心，兼任济宁市中西医结合学会检验专业委员会委员。主要从事临床检验、生化检验和免疫学检验，能够熟练掌握各仪器操作规程及仪器的维护保养。平时工作主要负责免疫组室内质量控制方案，监督各检验项目的质量控制情况，同仪器操作人员一起分析质控数据，提出质控失控处理方法，共同完成质控月分析报告。2012年获院内先进工作者荣誉称号，2015年获院内先进工作者荣誉称号，2016年获院内先进工作者荣誉称号，2018年获院内先进工作者荣誉称号，2021年获院内先进工作者荣誉称号。

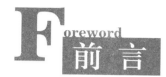

随着现代化检验仪器与设备的不断发展,临床检验的项目越来越多,检验人员逐渐依赖于自动化仪器与设备,对检验方法的原理和临床应用了解越来越少。为了更好地为临床和患者服务,提高检验医学的整体实力,我在结合最新技术与研究成果的基础上,编写了《实用检验医学实践》一书。

本书内容涵盖了临床检验技术、红细胞检验、白细胞检验、凝血检验、粪便检验、尿液检验、蛋白质检验等。本书结构严谨、层次分明、内容翔实、资料新颖,能直观地反映医学检验的特点。本书注重科学性与实用性的有机统一,总体上实现了检验与临床、系统与局部的高度结合,是一本集专业性、科学性和指导性于一体的检验医学书籍。本书适合临床检验专业人员及各科临床医务人员学习、研读,也可作为医学院校学生的参考用书。

由于检验学内容繁多,加之自身日常工作繁忙、编写时间紧张、编写经验有限,书中的内容难免存在局限性。书中出现的各种疏漏甚或谬误恳请广大读者批评指正,以便再版时修正。

刘文波

济宁市妇幼保健计划生育服务中心

2023 年 1 月

C目录

第一章

临床检验技术

第一节 质谱技术

一、质谱分析法

质谱分析法（mass spectrometry，MS）是一种测量离子电荷质量比（简称质荷比，m/z）的分析方法。它是通过将试样转化为运动的气态离子，然后利用不同离子在电场或磁场运动行为的差异，将其按 m/z 的大小进行检测的技术。

质谱图是不同 m/z 的离子经质量分析器分开后，到检测器被检测并记录下来，经计算机处理后以质谱图的形式表示出来。在质谱图中，横坐标表示离子的 m/z 值，从左到右质荷比的值增大，对于带有单电荷的离子，横坐标表示的数值即为离子的质量；纵坐标表示离子流的强度，通常用相对强度来表示，即把最强的离子流强度定为 100%，其他离子流的强度以其百分数表示，有时也以所有被记录离子的总离子流强度作为 100%，各种离子以其所占的百分数来表示。

从有机化合物的质谱图中可以看到许多离子峰。这些峰的 m/z 和相对强度取决于分子结构，并与仪器类型、实验条件有关。有机化合物分子在离子化过程中产生各种电离和断裂，即同一分子形成各种各样的离子。因此，在质谱分析中出现不同的离子峰，包括分子离子峰、碎片离子峰、同位素离子峰、重排离子峰、亚稳离子峰等。

正是这些离子峰给出了丰富的质谱信息，为质谱分析法提供依据。根据质谱图中峰的位置，可以进行定性和结构分析；根据峰的强度可以进行定量分析。

二、质谱仪

质谱仪是将被分析的试样离子化并按 m/z 的大小进行分离、检测和记录的仪器。其基本原理是将试样中的成分置于离子化器中发生电离，生成不同 m/z 的带正电荷离子，经加速电场的作用，形成离子束，进入质量分析器。在质量分析器中，再利用电场或磁场使不同质荷比的离子在空间上或时间上分离，或是通过过滤的方式，将它们分别聚焦到检测器而得到质谱图，从而获得质量与浓度相关的图谱。

质谱仪由真空系统、进样系统、离子化器、质量分析器、检测器等组成。其中最核心的是离子化器、质量分析器。

（一）真空系统

一般真空系统由机械真空泵和扩散泵或涡轮分子泵组成。质谱仪的离子源、质量分析器、检测器都必须在高真空条件下工作，一般要求 $10^{-6} \sim 10^{-4}$ Pa。其中质量分析器对真空的要求最为严格。因为无论哪种类型的质量分析器都是利用离子运动状态的差异将其按 m/z 分开，所有离子在从离子源到达检测器整个运动过程中应避免与其他粒子（气体分子）相互作用。

（二）进样系统

目前用于有机分析的有机质谱仪的进样装置，包括直接进样器、气相色谱仪和液相色谱仪。直接进样器是一个专门设计的进样装置，它是将试样置于离子源的高真空下加热气化。此进样方式一般用于固体或难挥发的液体纯试样，缺点是不能分析混合物。

将气相色谱仪（GC）和液相色谱仪（HPLC）当作进样装置与质谱仪（MS）连接，成为 GC-MS 和 HPLC-MS，可起到进样的作用，同时也将色谱强的分离能力和质谱的高鉴别能力结合起来。

（三）离子化器

离子化器是一种能使中性原子或分子电离，并从中引出离子束流的装置。针对不同类型的样品采用不同的离子源,采用气态样品的有电子电离源(electron ionization,EI)、化学电离源(chemical spray ionization,CI);采用液态样品的有电喷雾电离源(electrospray spray ionization,ESI)、声波喷雾电离源(sonic spray ionization,SSI)、大气压力化学电离源(atmospheric pressure chemical ionization,AP-CI)、大气压光离子源(atmospheric pressure photoionization,APPI)。其他离子化源,包括基质辅助激光解吸电离源(matrix-assisted laser desorption ionization,MALDI)、表面增强激光解析电离源(surface enhanced laser desorption ionization,SELDI)、电感耦合等离子体(inductively coupled plasma,ICP 发射光谱仪)、快离子轰击离子源(fast atom bombardment,FAB)。

在 MS 技术发展过程中,由于电离技术的制约,在相当长的一段时间内,MS 只能对小分子的分子质量进行准确、灵敏的测定,但随着电喷雾电离、基质辅助激光解吸电离以及大气压化学电离等电离技术的出现,MS 的测定范围大大提高。它们在高极性、难挥发性和热不稳定性生物大分子(如蛋白质和核酸)的分析研究中极具应用潜力,其能在 $10 \sim 15$ mol 甚至 $10 \sim 18$ mol 的水平上准确地分析分子质量高达几十万的生物大分子,从而开拓了质谱学中一个崭新的领域——生物 MS,促使 MS 技术在生命科学领域获得广泛应用。

1.电子电离源

EI 是应用最为广泛的离子源,它主要用于挥发性样品的电离。图 1-1 是电子电离源的原理图,由 GC 或直接进样杆进入的样品,以气体形式进入离子源,由灯丝(阴极)发出的电子与样品分子发生碰撞使样品分子电离。一般情况下,阴极与接收极(阳极)之间的电压为 70 V,所有的标准质谱图都是在 70 eV 下做出的。在 70 eV 电子碰撞作用下,有机物分子可能被打掉一个电子形成分子离子,也可能会发生化学键的断裂形成碎片离子。由分子离子可以确定化合物分子量,由碎片离子可以得出化合物的结构。

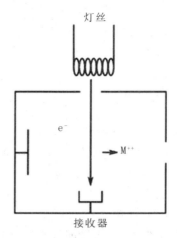

图 1-1　电子电离源原理示意图

电子电离源主要适用于易挥发有机样品的电离,GC-MS 联用仪中都有这种离子源。其优点是工作稳定可靠,结构信息丰富,有标准质谱图可以检索。缺点是只适用于易汽化的有机物样品分析。

2.化学电离源

有些化合物稳定性差,用 EI 方式不易得到分子离子,因而也就得不到分子量。为了得到分子量可以采用 CI 电离方式。CI 和 EI 在结构上没有多大差别,或者说主体部件是共用的。其主要差别是 CI 源工作过程中要引进一种反应气体。反应气体可以是甲烷、异丁烷、氨等。反应气的量比样品气要大得多。灯丝发出的电子首先将反应气电离,然后,反应气离子与样品分子进行离子-分子反应,并使样品气电离。

CI 的主要用途是通过准分子离子峰确定有机化合物的相对分子质量。CI 的重复性差,由 CI 得到的质谱不是标准质谱。

3.电喷雾电离源

电喷雾过程实质上是电泳过程。样品溶液流出质谱仪进样端毛细管喷口后,在强电场(3～6 kV)作用下迅速雾化,在雾化气中形成带电雾滴(taylor 锥体)。通过高压电场可以分离溶液中的正离子和负离子,例如,在正离子模式下电喷雾电离针相对真空取样小孔保持很高的正电位,负电荷离子被吸引到针的另一端,在半月形的液体表面聚集着大量的正电荷离子。带电粒子前进的路径设计成真空度不断增加的差动抽气形式,带电离子中的溶解不断蒸发,随着溶剂的蒸发,液滴的变小,电场强度逐渐加强,通过离子蒸发(离子向液滴表面移动并从表面挥发)等机制,大部分分析物形成带单电荷或多电荷的气态离子,进入质量分析器。ESI 的特点是产生多电荷离子而不是碎片离子,所形成的多电荷离子可直接用来灵敏、准确地确定多肽与蛋白质的分子质量。

ESI-MS 的最新技术之一是极低流速下的电喷雾技术,称为纳米电喷雾(nano-ESI)。与常规 ESI 不同,nano-ESI 的喷雾毛细管末端由镀金的硼硅玻璃制成,孔径仅 $1\sim3~\mu m$。样品溶液依靠毛细管作用,在高电场作用下以 $10\sim100~nL/min$ 的流速流出,在毛细管末端形成电喷雾,产生极细的带电液滴,其体积仅为常规 ESI 所产生的液滴的 $1/1\,000\sim1/100$。nano-ESI 产生的液滴体积小,其去溶剂化效率、离子化效率及离子转移至分析器的效率都比常规 ESI 高,且喷雾稳定性好。在分析痕量样品时,能在很长时间内采集 MS 信号,通过累加获得较高的检测灵敏度。nano-ESI 固有的低流速($30~nL/min$)和高离子信号强度恰好与离子阱 MS 相匹配,连续断裂可达七级 MS 裂解,用于分析复杂低聚糖可得到有价值的结构信息。

目前商品化 ESI-MS 仪的接口方式已采用 nano-ESI。它分为静态和动态两种。静态 mano-ESI 装置常用于鉴定蛋白质,其工作原理为:将细孔 nano-ESI 尖端装满蛋白液置于探针上,将探针放在离子源中,蛋白液以 $10\sim100~nL/min$ 的流速喷射,进入质量分析器进行检测。而动态 nano-ESI 装置常与毛细管电泳、纳米毛细管液相色谱或毛细管电层析联用,将 LC 的高分离效能与 MS 准确鉴定化合物结构的特点相结合,可用于复杂样品的分析。

ESI 技术的优势是容易与最常见的肽分离技术,如 HPLC 和 CE 在线联用。电喷雾电离源是一种软电离方式,即使分子量大、稳定性差的物质,也不会在电离过程中发生分解,它适合于分析极性强的大分子有机物,如蛋白质、糖等。

4.大气压化学电离源

它的结构与电喷雾电离源基本相同。不同之处在于 APCI 喷嘴的下游放置一个针状放电电极,通过放电电极的高压放电,使得空气中某些中性分子电离,产生 H_3O^+、N_2^+、O_2^+ 等离子,溶剂分子也会被电离,这些离子与被分析物分子进行离子-分子反应,使分析物分子离子化。

大气压化学电离源的用途与 ESI 类似,但是它特别适合于分析中等极性的有机化合物。也常采用与 LC 联用的方式。

5.基质辅助激光解吸电离源

MALDI 是在激光解吸电离质谱(LDI-MS)的基础上发展起来的。LDI-MS 是分析难挥发性有机物的手段之一,曾用于分析合成聚合物和热不稳定性生物小分子。直至 1988 年,由 KTanaka 和 FHillenkamp 领导的两个研究小组分别提出基质辅助激光解吸电离质谱技术,使 LDI-MS 可以用于生物大分子的分析。

MALDI 的原理:首先将分析样品和基质形成共结晶,即将试样溶液(μmol/L 级浓度)与适当的基质溶液(mmol/L 级浓度),例如芥子酸、2,5-二羟基苯甲酸等,混合涂敷到不锈钢的靶面上,溶液挥发后即有固体混合物形成。然后用高功率(其频率与基质分子的最大吸收频率相一致)的紫外激光照射到样靶上,激光光束的能量优先被基质的发色团吸收,从而保护了样品。基质分子吸收激光的能量,并以最快的速度传递给试样分子,使微量的试样产生瞬间相变,即刻被解吸和电离,避免了热不稳定物质的分解。分析物所产生的离子被引入质量分析器(如飞行时间质谱仪)进行分析处理。

MALDI 特别适合于难挥发、热不稳定的生物大分子的分析。与 ESI 相比,它的最大优点是允许样品中含有较高浓度的缓冲液、盐、非挥发性成分及去垢剂,只要这些物质不影响共结晶的性质,便可直接用冷水冲去样品靶上过量的这些物质。此外,MALDI 还具有以下优点:灵敏度比其他离子化方法高,可对混合样品进行直接分析;易产生分子离子峰,便于光谱解析;可直接与双向凝胶电泳(2-DE)技术联用,加快了蛋白质快速鉴别及大规模筛选进程。但MALDI-MS存在重复性差的缺点,因此不适用于定量分析。尽管MALDI-MS在分析蛋白质和较小或中等片段的寡聚核苷酸方面已取得了很大进展,但由于受到基质选择的限制,它还不能成为多糖、糖蛋白、核苷酸等有机物的有效分析手段。

6.表面增强激光解吸电离

它是激光解吸电离的另一种形式,与MALDI分析原理基本相同,只是在样品处理上存在差异。它是将样品经过简单的预处理后直接滴加到表面经过特殊修饰的芯片上,样品中待分析的分子通过特异的作用得到捕获。之后再经紫外激光照射离子化,最后进入质量分析器(如飞行时间质谱仪)进行分析处理。

SELDI可比较两个样品之间的差异蛋白,也可获得样品的蛋白质谱,因此在应用方面具有显著优势。SELDI技术分析的样品不需用液相色谱或气相色谱预先纯化,因此可用于分析复杂的生物样品。SELDI技术可以分析疏水性蛋白质、PI过高或过低的蛋白质以及低分子质量的蛋白质($<25\ 000$),还可以发现在未经处理的样品中许多被掩盖的低浓度蛋白质,增加发现生物标志物的机会。SELDI技术只需少量样品,在较短时间内就可以得到结果,且试验重复性好,适合临床诊断及大规模筛选与疾病相关的生物标志物,特别是它可直接检测不经处理的尿液、血液、脑脊液、关节腔滑液、支气管洗出液、细胞裂解液和各种体内分泌物等,从而可检测到样品中目标蛋白质的分子量、PI、糖基化位点、磷酸化位点等参数。

7.电感耦合等离子体

等离子体是一种由自由电子、离子、中性原子与分子组成的具有一定电离度,但在整体上呈电中性气体。简单地说,它就是"电离气体"。

ICP发射光谱仪的原理是:当有高频电流通过线圈时,产生轴向磁场,用高频点火装置产生火花,以触发少量气体电离,形成的离子与电子在电磁场作用下,与其他原子碰撞并使之电离,形成更多的离子和电子。当离子和电子累积到使气体的电导率足够大时,在垂直于磁场方向的截面上就会感应出涡流,强大的涡流产生高热将气体加热,瞬间使气体形成最高温度可达 10 000 K 左右的等离子焰炬。当载气携带试样气溶胶通过等离子体时,可被加热至 6 000~8 000 K,从而进行离子化。

ICP 发射光谱仪常与四极杆质量分析器联用,用于痕量、超痕量元素分析和同位素比值分析。

(四)质量分析器

质量分析器是质谱仪的重要组成部件,位于离子源和检测器之间,依据不同方式将离子源中生成的样品离子按 m/z 的大小分开。用于有机质谱仪的质量分析器有四极杆质量分析器、飞行时间质量分析器、磁质量分析器、离子阱质量分析器、傅里叶变换离子回旋共振质量分析器。用于无机质谱的质量分析器有四极杆质量分析器(滤质器)、飞行时间质量分析器、双聚焦质量分析器等。

1.四极杆质量分析器

四极杆质量分析器又称四极杆滤质器。四极杆是其核心,它是由四根精密加工的电极杆以及分别施加于 x、y 方向两组高压高频射频组成的电场分析器。由四根平行的截面为双曲面或圆形的不锈钢杆组成,对角电极相连构成两组,在两组电极上施加直流电压 U 和射频交流电压 Vcosωt,在极间形成一个射频场,正电极的电压为(U+Vcosωt),负电极为-(U+Vcosωt)。

离子被高达 20 V 的加速电压从离子源引入四极电场。进入四极场空间的正离子被瞬间带正电的极杆排斥,而被带负电的极杆吸引。因为极杆组的正负电位不断交变,所以离子沿着不规则的震荡路径在极间运动。在一定条件下,只有一种特定 m/z 的离子才会通过稳定的震荡进入检测器,发出信号。其他离子则因震荡轨迹不稳定,在运动过程中撞击到电极上而被"过滤"掉,最后被真空泵抽走。

四极杆质量分析器是目前最成熟、应用最广泛的质量分析器之一。对于单一的分析任务,可用常规的 GC/MS 和 LC/MS 完成。在研究级应用中,常涉及质谱仪多级串联 MS 系统,而四极杆质量分析器则是串联 MS 中最常用的类型。最常见的系统为三级串联四极杆质谱中,将3个四极杆质量分析器串联起来,组成 QqQ 序列。其中,Q(包括 Q_1 和 Q_3)是正常的质量分析器,q 上没有直流电压而只有射频成分,该射频场使所有离子聚焦并允许所有离子通过。因此,q 相当于磁质谱中的无场区,离子在其中可发生亚稳碎裂或碰撞诱导解离(CID)。Q_1 能够从离子源中选择感兴趣的离子,使其在 q_2 中发生解离反应,最后将解离产物送至 Q_3 进行常规质谱分析,从而可推断分子的组成结构。更复杂的串联系统可将 5 个四极杆组成 QqQqQ 序列,形成三个分析器和两个反应室,从而可进行 MS/MS/MS 实验。理论上最多可实现十级串联四极杆,但在实际应用中,最常用的是三级串联四极杆质量分析系统,是目前串联质谱中最主流的形式。

四极杆质量分析器应用广泛,与四极杆质量分析器联用的离子源,用于气体分析常用 EI 和 CI。其他有机物分析常用 API 和激光解吸电离(LDI)。对于无机物的分析,可与 ICP 发射光谱仪组成电感耦合等离子体四极杆质谱仪。四极杆质量分析器还可与飞行时间质量分析器组成四极杆飞行时间串联质谱(QTOF),它可以看作是将三重四极杆质谱的第三重四极杆换为 TOF 质量分析器。它采用四极杆作为质量过滤器,以 TOF 作为质量分析器,分辨率和质量精度明显优于三重四极杆质谱,是一类能够同时定性定量的质谱。

2.飞行时间质量分析器

用一个脉冲将离子源中的离子瞬间引出,经加速电压加速,它们具有相同的动能而进入漂移管,m/z 最小的离子具有最快的速度因而首先到达检测器,而重的离子由于速度较慢会最后到达检测器。由此形成的飞行时间质量分析器(time-of-flight,TOF)的线性模式。

此外,还有 TOF 反射模式,即在原来单个飞行管的反射角度上再增加一个飞行管、检测器、反射电场,这样进一步增加了飞行距离,提高了分辨率。其原理:初始化能量不同的相同离子,到达反射电场后,动能大的"刺"得深,动能小的"刺"得浅,反射到检测器即可实现时间聚焦。反射飞行器技术的运用进一步提高了仪器的质量精度、分辨率和灵敏度。为了进一步提高分辨率,近年在 TOF 仪上引进了一项新技术,称为"延迟引出(DE)"技术或称"脉冲离子引出(PIE)"技术。

与 TOF 联用的离子源最常见的是 MALDI,由于 MALDI 分析时激光是以脉冲方式使分子电离,恰好与 TOF 检测器相匹配,并组成了 MALDI 飞行时间质谱(MALDI-TOF-MS)。此外 EI、ESI 和 APCI 也可作为离子源。

3.离子阱质量分析器(ion trap,IT)

离子阱质谱仪属于动态质谱,与四极杆质量分析器有很多相似之处。在环电极上接入变化的射频电压,此时处于阱中具有合适的 m/z 离子将在环中指定的轨道上稳定旋转,若增加该电压,则较重离子转至指定稳定轨道,而轻些的离子将偏出轨道并与环电极发生碰撞。当一组由电离源(化学电离源或电子轰击源)产生的离子由上端小孔进入阱中后,射频电压开始扫描,陷入阱中离子的轨道则会依次发生变化而从底端离开环电极腔,从而被检测器检测。

与四极杆质谱类似,离子阱质量分析器也可实现多级串联质谱。它还可以与四极杆联用,形成四极杆离子阱质谱仪(quadrupole ion trap,QIT),例如,用胰蛋白酶酶解蛋白质,HPLC 分离酶解肽段,电喷雾四极杆离子阱质谱(ESI-QIT-MS)在线测定完整肽段的分子量,同时结合碰撞诱导解离(CID)技术获得肽段的 MS/MS 谱。

离子阱具有很多优点,如结构简单,性价比高;灵敏度高,较四极质量分析器高 10～1 000 倍;质量范围大,早期只能用于无机分析,目前采用新的离子源可用于有机物分析。这些优点使得离子阱质谱计在物理学、分析化学、医、环境科学、生命科学等领域中获得了广泛的应用。

4.傅里叶变换离子回旋共振质量分析器

傅里叶变换离子回旋共振质量分析器(Fourier transform ion cyclotron resonance,FT-ICR)简称傅里叶变换质谱仪(FT-MS)。这

是一种根据给定磁场中的离子回旋频率来测量离子 m/z 的质谱分析方法。它具有以下优点：①分辨率极高，远远超过其他质量分析器；②分析灵敏度高；③可与任何离子源联用，应用范围广。缺点是仪器售价和运行费用昂贵，目前在常规分析中很少用。

（五）检测器

其作用是接收被分离的离子，放大和测量离子流的强度。最常用的是电子倍增器。为了提高分析效率，可采用隧道电子倍增器。此外，还有法拉第筒、照相版等。

三、质谱仪类型

质谱仪种类非常多，工作原理和应用范围也有很大的不同。从应用角度进行分类，视分析对象是有机物还是无机物可分为有机质谱仪和无机质谱仪。

（一）有机质谱仪

主要用于有机物的结构鉴定，它能提供化合物的分子量、元素组成以及官能团等结构信息。由于应用特点不同，又可分为以下几种。

1.气相色谱-质谱联用仪（GC-MS）

在这类仪器中，由于质谱仪工作原理不同，又有气相色谱-四极质谱仪、气相色谱-飞行时间质谱仪、气相色谱-离子阱质谱仪等。

2.液相色谱-质谱联用仪（LC-MS）

液相色谱-四极质谱仪、液相色谱-离子阱质谱仪、液相色谱-飞行时间质谱仪，以及各种各样的液相色谱-质谱-质谱联用仪。

3.其他有机质谱仪

主要有基质辅助激光解吸飞行时间质谱仪（基质辅助激光解吸电离-TOF-MS）、傅里叶变换质谱仪（FT-MS）等。

（二）无机质谱仪

无机质谱仪主要用于无机元素微量分析和同位素分析等方面。无机质谱仪与有机质谱仪工作原理不同的是物质离子化的方式不一样，无机质谱仪是以电感耦合高频放电（ICP 发射光谱仪）或其他的方式使被测物质离子化。包括辉光放电质谱仪(GD-MS)、二次离子质谱仪(SI-MS)、火花源质谱仪(SS-MS)、加速器质谱仪(A-MS)、激光电离质谱仪(LI-MS)、热电离质谱仪(TI-MS)、电感耦合等离子体质谱仪(ICP 发射光谱仪-MS)等。

四、串联质谱

串联质谱(tandem mass spectrometry,TMS 或 MS/MS)是在单极 MS 基础上引入第二级质谱形成。串联质谱可分为空间串联和时间串联两种。空间串联是由几个质量分析器串联而成,不同的分析器和离子源间可进行多种组合,构成不同性能的 MS 仪,如 ESI-IT-MS、MALDI-TOF-MS 等。两种不同类型的 MS 串接在一起可以形成二维 MS,如四极杆 MS 与 TOF-MS 的串联(Q-TOF-MS)。另外,为降低复杂样品的分析难度,可将具有很好分离能力的毛细管 HPLC、CE 或 CEC 与 MS 联用,从而充分利用二者的优点,既能提高分离效率,简化分析体系,又能保证分析的准确性,大大扩展了MS 的应用范围。

目前,串联 MS 以三重四极杆串联 MS(TQ-MS)为主,它可进行二级 MS 裂解。TQ-MS 的一个显著优点是可对未知化合物进行定量和定性分析,尤其是 ESI 与 TQ-MS 联用后,可扩大 TQ-MS 的质量检测范围,但其缺点是分辨率较低。

MALDI-Q-TOF-MS 将 MALDI 离子源与四极杆和 TOF 二个质量分析器串联,既可测定肽质量指纹谱,又可通过 MS-MS 测定肽序列标签。MALDI-TOF-TOF-MS 则是将两个 TOF 质量分析器串联在一起,不但具有 MALDI-Q-TOF-MS 的优点,同时还具有高能碰撞诱导解离(CID)能力,使 MS 真正成为高通量的蛋白质测序工具。

傅里叶变换离子回旋共振质谱(FT-ICR-MS)是时间串联 MS,分辨率和准确度很高,并有多级 MS 功能,且可直接与 2-DE 联用。离子阱 MS 可通过改变阱里射频场达到 10 级 MS 裂解。

五、质谱在临床检验中的应用

（一）新生儿筛查

遗传代谢病就是有代谢功能缺陷的一类遗传病，多为单基因遗传病，包括代谢大分子类疾病［溶酶体贮积症（30 多种病）、线粒体病等］、代谢小分子类疾病（氨基酸、有机酸、脂肪酸等）。传统检测方法需要对每一种筛查项目进行一次单独实验，LC-MS/MS 则可对一份标本同时检测多种项目。目前已报道的遗传代谢病有 600 多种，MS/MS 的遗传代谢病筛查可以对其中约 50 种进行筛查，具体病种依不同地区而异，做到用一滴血样，在几分钟内一次分析近百种代谢物，检测多种遗传代谢病。

一般采用软电离，如电喷雾电离，结合三级串联四极杆质量分析系统，组成 ESI-QqQ 串联质谱进行检测。使用一次性采血针刺新生儿足跟，时间为出生后 72 小时到 7 天，将血滴在特殊的滤纸样本卡上，打孔后置于 96 孔板中，加入同位素内标，经甲醇抽提，氮气吹干，盐酸加热酸化，再次氮气吹干完全干燥，在有机相中溶解，进行上样测定。

（二）固醇类物质的测定

固醇类物质的特征是有一个四环的母核，其结构是环戊烷多氢菲，都是从乙酰辅酶 A 生物合成路径所衍生的。种类繁多，包括固醇类、维生素 D、胆汁酸、肾上腺皮质素、性激素以及致癌烃类等。

传统上采用免疫学方法测定，GC-MS 可用于未结合型类固醇的检测，快原子轰击离子源质谱（FAB-MS）可检测结合型类固醇，而HPLC-MS 可同时检测结合型和未结合型类固醇。但是 HPLC 结合串联质谱具有敏感性高、重复性好、特异性强等特点，目前在临床常规生化检验中应用越来越广泛。离子化源一般采用电喷雾离子源（ESI）或大气压化学电离（APCI），结合三级串联四极杆质量分析系统组成 HPLC-MS/MS。

激素水平检测和先天性肾上腺增生等疾病的诊断。固醇类激素一般可用 GC-MS 或免疫分析方法检测,运用 LC-MS/MS 可提高特异性,并且不需要复杂的样品处理;LC-MS/MS 在药物滥用及兴奋剂检测方面也具有重要意义,它可以检测合成代谢类激素,如雄烯二酮、睾酮和双氢睾酮等,相对其他方法灵敏度更高;诊断先天性肾上腺增生通常采用免疫学方法测定 17-羟孕酮、氢化可的松、雄烯二酮,假阳性率非常高,用 LC-MS/MS,可将假阳性率降低约 85%;LC-MS/MS 的检测结果对良性前列腺增生与其他有临床表现的雄激素依赖性疾病的鉴别诊断也有重要价值,还可用于甲状腺疾病的诊断。

血液中维生素 D 的检测:维生素 D 在血液中主要以 25-(OH)-D 的形式运输,其浓度最高,最稳定,半衰期最长(2 周左右),因此血清 25-(OH)-D 浓度是评价体内维生素 D 营养状况最为有效的指标。通常将 25-(OH)-D 的浓度 > 30 ng/mL、$20 \sim 30$ ng/mL、< 20 ng/mL 分别定义为维生素 D 充足、不足或缺乏。目前认为 LC-MS/MS 同时测定 25-(OH)-D$_2$ 和 25-(OH)-D$_3$ 是最理想的临床检测方法。

(三)治疗药物监测

目前治疗药物监测(TDM)主要通过免疫化学方法,简单易行但所测药物种类较少。LC-MS/MS 技术准确性更高而且可用于绝大部分药物的监测。研究证明大多数抗癌药都可以通过 LC-MS/MS 进行准确检测,比如环磷酰胺、顺铂、5-氟尿嘧啶等,而且还可以对多种抗癌药物进行同时检测,不仅减轻了患者负担,而且加快了临床工作效率。器官移植后患者需要应用大量免疫抑制剂以减少免疫排斥反应发生,免疫抑制剂只有在特定浓度范围内才能发挥理想作用。免疫抑制剂在不同个体以及人群之间的药物动力学特征差别很大,LC-MS/MS 可更加准确地进行测定。LC-MS/MS 还可以测定唾液样本中的环孢素浓度,这也是其他方法无法实现的。LC-MS/MS 还可用于抗 HIV 感染的逆转录酶抑制剂拉米夫定和齐多夫定浓度监测、抗生素临床用量以及心血管药物浓度监测等方面。

（四）无机离子的检测

1.电感耦合等离子体质谱仪

电感耦合等离子体质谱仪（inductively coupled plasma mass spectrometry，ICP 发射光谱仪-MS）是以独特的接口技术将电感耦合等离子体（ICP 发射光谱仪）的高温电离特性与四极杆质谱仪的灵敏快速扫描的优点相结合而形成的一种新型的元素和同位素分析技术。该技术具有检出限极低、动态线性范围极宽、谱线简单、干扰少、分析精密度高、分析速度快以及可提供同位素信息等分析特性，是目前公认的多元素同时分析的最好技术，应用非常广泛。

构造包括进样系统、电感耦合等离子体离子源（ICP 发射光谱仪）、接口（采样锥和截取锥）、离子光学系统、四极杆质谱仪（MS）、检测器和内置于质谱仪中的真空泵系统，外部连接有循环冷却水装置、气路。整个仪器由计算机软件进行控制。

2.同位素稀释质谱法

同位素稀释质谱法（isotopie dilution mass spectrometry，ID-MS）是一种准确的化学成分定量分析方法，该方法是借助于同位素质谱的精密测量与化学计量的准确称重，来求得某一基体中的同位素、元素或分子个数。国际化学计量委员会的物质量咨询委员会（ICP 发射光谱仪 M-CCQM）在1995 年的会议上确认了同位素稀释-质谱法、精密库仑法、重量法、电位滴定法、凝固点下降法是具有可提供权威性的化学测量方法。其中，同位素稀释质谱法，是唯一能直接提供微量、痕量和超痕量的权威方法。

同位素稀释质谱法原理：在未知样品中加入已知量的浓缩同位素（即稀释剂），在稀释剂与样品中的天然丰度同位素达到混合平衡后，用质谱测量混合样品中同位素丰度比，待测元素含量可直接由测量比值计算出来。由于被测量的同位素比值精密度很高，重复性很好。因此，可获得高精度和准确度的浓度测量结果。在临床生化检验中一般作为决定性方法。

(五)蛋白质标志物的筛查和鉴定

1.基质辅助激光解吸电离飞行时间质谱

基质辅助激光解吸电离飞行时间质谱(MALDI-TOF-MS)是用基质辅助激光解吸电离作为离子化源、飞行时间(TOF)作为质量分析器组成的质谱仪。基质辅助激光解吸电离-TOF-MS 具有灵敏度高、准确度高及分辨率高等特点,为生命科学等领域提供了一种强有力的分析测试手段,并正扮演着越来越重要的作用。它可用于肽质量指纹谱分析(peptide mass fingerprinting,PMF)、肽序列标签分析(peptide sequence tag,PST)、蛋白质分子量的测定和寡核苷酸分析等。

2.表面增强激光解析电离飞行时间质谱

表面增强激光解析电离飞行时间质谱(SELDI-TOF-MS)主要由三部分组成,即蛋白质芯片、芯片阅读器和分析软件。芯片阅读器就是 SELDI-TOF-MS。

(1)蛋白质芯片:SELDI-TOF-MS 的核心技术。根据芯片表面修饰的不同可分为:化学表面芯片和生物表面芯片。化学表面芯片又可分为疏水(hydrophobic surface,HS)、亲水(normal phase,NP)、弱阳离子交换(weak cation exchange,WCX)、强阴离子交换(strong anion exchange,SAX)、金属离子螯合(immobilized metal affinity capture,IMAC)等。这些芯片可以根据蛋白质的化学特性,如疏水或亲水性及所带电荷而选择性地捕获特异蛋白质。其优点是:①直接用体液样本进行分析,如血清、尿、脑脊液等。②样品量少,只需 0.5~5.0 μL,或 2 000 个细胞即可检测。③高通量,操作自动化。④可发现低丰度、小分子量蛋白质,并能测定疏水蛋白质特别是膜蛋白质。生物表面芯片是利用特异的生物学反应从而分离某一特异蛋白质。可分为抗原-抗体、受体-配体、DNA-蛋白质、酶-底物等芯片。

其特点:①特异性高;②可以定量,如利用单克隆抗体芯片,由于结合至芯片上的抗体是定量的,故可以测定抗原量,但一般飞行质谱不能用于定量分析;③功能广,如利用单克隆抗体芯片,可鉴定未知抗原/蛋白质,以减少测定蛋白质序列的工作量,还可替代 Western blot 等。

蛋白质芯片上有 8~24 个上样点,根据检测目的不同选用不同种类的芯片。将样本加到芯片上以后,经过一段时间的结合反应,芯片能和复杂样本中的特定蛋白质结合,然后用缓冲液或水洗去不结合的非特异分子,就可获得保留的高分辨率的蛋白质谱,再加上能量吸收分子溶液,当溶液干燥后,就可以把芯片放到芯片阅读器中进行质谱分析。

(2)芯片阅读器:就是激光解析电离飞行时间质谱仪。在一定强度的激光打击下,结合在芯片上的蛋白质发生电离和解吸附,不同质量的带电离子在通过电场时被加速。由于这些离子的质量电荷比不同,它们在真空场中飞行的时间长短不一致,记录仪通过检测飞行时间的长短,得出质量电荷比。被测定的蛋白质以一系列峰的形式出现,绘制成质谱图,直接显示样本中各种蛋白质的分子量、含量等信息。整个测定过程可在几十分钟内完成,方法敏感、特异性高,不会破坏所测定的蛋白质的结构。该技术可检测微量蛋白质,检测极限为 1 fmol。

(3)分析软件:SELDI 软件能快速处理、分析大量的质谱图信息。将正常人与某种疾病患者的图谱比较,就能发现和捕获疾病的特异性相关蛋白质。

(六)微生物鉴定

LC-MS/MS 可对细菌的多种成分进行分析,包括蛋白质、脂类、脂多糖(LPS)和脂寡糖(LOS)、DNA、多肽及其他可被离子化的分子。菌体内某些成分,能给出唯一的 m/z 作为生物标志特异地鉴定细菌。通过对种间和株间特异保守峰,如 3-羧基脂肪酸(内毒素的标志物)、麦角固醇(真菌数量的标志物)、胞壁酸(肽聚糖的标志物)等进行分析,可以进行细菌识别。蛋白质在细菌体内的含量较高,常用于细菌属、种和株的鉴定。LPS 和 LOS 是革兰阴性菌的外部细胞膜成分,是细菌毒性的主要组成部分,其混合物易于提取,去除脂肪酸残基后肼解,对产物进行质谱分析,可用于血清型分类。

第二节 电 泳 技 术

一、电泳技术的基本原理和分类

(一)基本原理

带电颗粒在电场作用下向着与其电性相反的电极移动的现象称为电泳。不同的带电颗粒在同一电场中的运动速度不同,其泳动速度用迁移率(或称泳动度)来表示。

迁移率 μ 指带电颗粒在单位电场强度下的泳动速度。它与球形分子的半径(r)、介质黏度(η)、颗粒所带电荷(Q)有关。

(二)分类

根据电泳是在溶液还是在固体支持物中进行,可将电泳分为自由电泳和支持物电泳。自由电泳包括显微电泳(也称细胞电泳)、移界电泳、柱电泳、等速电泳等。区带电泳则包括滤纸电泳(常压及高压)、薄层电泳(薄膜及薄板)、凝胶电泳(琼脂、琼脂糖、淀粉胶、聚丙烯酰胺凝胶)等。临床检验中常用的是区带电泳。

二、影响电泳迁移率的外界因素

(一)电场强度

电场强度是指单位长度(cm)的电位降。电场强度越高,则带电颗粒泳动越快。当电压在 500 V 以下,电场强度在 2～10 V/cm 时为常压电泳。电压在 500 V 以上,电场强度在 20～200 V/cm 时为高压电泳。

(二)溶液的 pH

溶液的 pH 决定被分离物质的解离程度和质点的带电性质及所带净电荷量。例如蛋白质分子,它是既有酸性基团(—COOH),又有碱性基团(—NH₂)的两性电解质。在某一溶液中所带正负电荷相等,即分子的净电荷等于零,此时,蛋白质在电场中不再移动,溶液的这个 pH 为该蛋白质的等电点(pI);若溶液 pH 处于等电点酸侧,即 pH<pI,则蛋白质带正电荷,在电场中向负极移动;若溶液 pH 处于等电点碱侧,即 pH>pI,则蛋白质带负电荷,向正极移动。溶液的 pH 离 pI 越远,质点所带净电荷越多,电泳迁移率越大。因此在电泳时,应根据样品性质,选择合适的 pH 缓冲液。

(三)溶液的离子强度

电泳液中的离子浓度增加时会引起电泳颗粒迁移率的降低。其原因是离子强度影响电泳颗粒的电动势。另外,离子强度过低会导致缓冲能力减弱,也会影响泳动速度。一般最适合的离子强度在 0.02～0.20 之间。

(四)电渗现象

电场作用下液体对于固体支持物的相对移动称为电渗。其产生的原因是固体支持物多孔,且带有可解离的化学基团,因此常吸附溶液中的正离子或负离子,使溶液相对带负电或正电。因此,在电泳时,带电颗粒泳动的表观速度是颗粒本身的泳动速度和电渗携带颗粒的移动速度的矢量和。

(五)支持物的选择

一般要求支持物均匀,吸附力小,否则电场强度不均匀,影响区带的分离。

(六)焦耳热的影响

电泳过程中产生焦耳热,其大小与电流强度的平方成正比。热对电泳影响很大,温度升高时,迁移率增加,分辨率下降。可通过控制电压或电流,也可配备冷却装置以维持恒温。

三、电泳分析常用方法

(一)醋酸纤维素薄膜电泳

以醋酸纤维素薄膜为支持介质的电泳称为醋酸纤维素薄膜电泳。醋酸纤维素是将纤维素的羟基经过乙酰化而形成,是纤维素醋酸酯。由该物质制成的薄膜称为醋酸纤维素薄膜。醋酸纤维素膜经过冰醋酸乙醇溶液或其他透明液处理后可使膜透明化有利于对电泳图谱的光吸收扫描测定和膜的长期保存。

醋酸纤维素薄膜电泳具有操作简单、快速、价廉等特点,目前广泛用于分析检测血液、脑脊液、尿液中蛋白、酶等的分析检测中。

(二)琼脂糖凝胶电泳

以琼脂糖为支持物的电泳称为琼脂糖凝胶电泳。琼脂糖的结构单元是 D-半乳糖和 3,6-脱水-L-半乳糖。许多琼脂糖链依氢键及其他力的作用使其互相盘绕形成绳状琼脂糖束,构成大网孔型凝胶。目前,临床上常用琼脂糖作为电压支持物,用于分析血清蛋白、血红蛋白、脂蛋白、糖蛋白,以及乳酸脱氢酶、碱性磷酸酶等同工酶的分离和鉴定。

临床上常用的免疫电泳也是以琼脂糖为支持物。免疫电泳是将琼脂糖凝胶电泳和双向琼脂扩散结合起来,用于分析抗原组成的一种定性方法。此项技术既有抗原抗体反应的高度特异性,又有电泳分离技术的快速、灵敏和高分辨力。近年来,本法主要用于:血清蛋白组分的分析,如多发性骨髓瘤、肝病、全身性红斑狼疮等;抗原、抗体的纯度的检测;抗体各组分的研究等。也常用于检测血清中乙型肝炎表面抗原(HBsAg)、甲胎蛋白,各类免疫球蛋白的定性和半定量。

此外,以琼脂糖为支持物的电泳还可用于核酸的分离与鉴定。普通的琼脂糖凝胶电泳可以分离小于 20 kb 的 DNA。更大的 DNA 分子可用脉冲场凝胶电泳(pulsed field gel electrophoresis,PFGE)。

(三)聚丙烯酰胺凝胶电泳

聚丙烯酰胺凝胶是由丙烯酰胺单体和甲叉双丙烯酰胺交联剂在催化剂(如过硫酸铵)和加速剂作用下形成的凝胶,以此为支持物的电泳称为聚丙烯酰胺凝胶电泳(polyacrylamide gel electrophoresis,PAGE)。目前有不同类型的聚丙烯酰胺凝胶电泳。

1.连续和不连续聚丙烯酰胺凝胶电泳

根据其有无浓缩效应,将其分为连续系统和不连续系统。前者电泳体系中缓冲液 pH 及凝胶浓度相同,带电颗粒在电场作用下主要靠电荷效应和分子筛效应进行分离;在后一电泳体系中,缓冲液的离子成分、pH、凝胶浓度及电位梯度均不连续,带电颗粒在电场中不仅有电荷效应、分子筛效应,还有浓缩效应,因此其分离条带的清晰度和分辨率都比前者高。

2.变性和非变性聚丙烯酰胺凝胶电泳

在电泳的过程中,非变性聚丙烯酰胺凝胶电泳中的蛋白质能够保持完整状态,并依据蛋白质的分子量大小、蛋白质的形状及其所附带的电荷量而逐渐呈梯度分开。而变性聚丙烯酰胺凝胶电泳是在电泳体系中加入了十二烷基硫酸钠(SDS),SDS 是阴离子去污剂,它能断裂分子内和分子间的氢键,使分子去折叠,破坏蛋白分子的二、三级结构。因此,SDS-PAGE 仅根据蛋白质亚基分子量的不同分离蛋白质,而与所带电荷和形状无关。SDS-PAGE 也可分为连续和不连续两种。

3.聚丙烯酰胺梯度凝胶电泳

利用梯度装置形成聚丙烯酰胺凝胶由高到低的浓度梯度,即孔径梯度(pore gradient,PG),由此形成聚丙烯酰胺梯度凝胶电泳(PG-PAGE)。浓度越大,形成的孔径越小。蛋白质的最终迁移位置仅取决于其本身分子大小。

4.聚丙烯酰胺凝胶等电聚焦电泳

等电聚焦(isoelectric focusing,IEF)是一种利用有 pH 梯度的介质分离等电点不同的蛋白质的电泳技术。利用各种蛋白质等电点(pI)不同,以聚丙烯酰胺凝胶为电泳支持物,并在其中加入两性电解质载体,在电场的作用下,蛋白质在 pH 梯度凝胶中泳动,当迁移至其 pI=pH 处,则不再泳动,而浓缩成狭窄的区带,这种分类蛋白质的方法称为聚丙烯酰胺凝胶等电聚焦电泳(IEF-PAGE)。在 IEF 的电泳中,具有 pH 梯度的介质其分布是从阳极到阴极,pH 逐渐增大。由于其分辨率可达 0.01 pH 单位。因此特别适合于分离分子量相近而等电点不同的蛋白质组分。

IEF-PAGE 操作简单,一般的电泳设备就可进行,电泳时间短,分辨率高。应用范围广,可用于分离蛋白质和 pI 测定,也可用于临床检验。

5.聚丙烯酰胺凝胶双向电泳

即二维电泳(two-dimensional electrophor esis,2DE),由两种类型的 PAGE 组合而成。样品经第一向电泳分离后,再以垂直它的方向进行第二向电泳。双向电泳目前已经发展出多种组合。例如 IEF/SDS-PAGE,就是根据生物分子间等电点及相对分子质量不同的特点,建立了以第一向为 IEF-PAGE、第二向为 SDS-PAGE 的双向电泳技术。再如 IEF/PG-PAGE,第一向为 IEF-PAGE,第二向为 PG-PAGE。

由于双向电泳具有高分辨率,在蛋白质分离鉴定,特别是蛋白质组学研究中广泛应用。

6.毛细管电泳

毛细管电泳(capillary electrophor esis,CE)又称高效毛细管电泳(high performance capillary electrophor esis,HPCE),是一类以高压直流电场为驱动力,以极细管道为分离通道,依据样品中各组分的分子质量、电荷、淌度等差异而实现分离的液相分离技术。

毛细管电泳系统的基本结构包括高压电源、毛细管柱、进样系统、两个缓冲液槽、检测器、冷却系统和数据处理系统。根据其分离介质不同,毛细管电泳可分为不同类型,如毛细管区带电泳(capillary zone electrophor esis,CZE)、毛细管凝胶电泳(capillary gel electrophor esis,CGE)、胶束电动毛细管色谱(micellar electrokinetic capillary chromatography,MECC)、毛细管等速电泳(capillary isotachophor esis,CITP)、毛细管等电聚焦(capillary isoelectric focusing electrophor esis,CIFE)、毛细管电色谱(capillary electrokinetic chromatography,CEC)和亲和毛细管电泳(affinity capillary electrophoresis,ACE)等。

毛细管电泳在生物医学领域得到广泛应用,可用于多种有机、无机离子分析,药物测定,蛋白质、多肽、核酸分析,具有分析速度快、高灵敏度、高分辨率和高重复性等优点。

四、电泳染色方法

经醋酸纤维素薄膜、琼脂糖凝胶、聚丙烯酰胺凝胶等支持物电泳分离的各种生物分子需要通过染色使其在支持物相应位置上显示出谱带,从而检测其纯度、含量及生物活性。不同的分离物质选择不同的染色方法。

(一)蛋白质染色

蛋白质染色常采用染料,各种染料染色蛋白质的原理不同,灵敏度各异,使用时根据需要加以选择。对于糖蛋白、脂蛋白需要用特殊染料染色。

(二)同工酶染色

同工酶经电泳分离后可用不同染色法加以鉴定,常用的染色方法有以下几种。

1.底物显色法

利用酶促反应的底物本身无色,而反应后的产物显色,证实酶的存在。此法常用于水解酶的鉴定。例如酸性磷酸酶可将磷酸酚酞分解为磷酸盐和酚酞,酚酞在碱性条件下呈红色。

2.化学反应染色法

用各种化学试剂使酶促反应的产物或未分解的底物显色。例如,酸性磷酸酶可催化 α-萘酚磷酸盐生成磷酸盐和 α-萘酚,生成的 α-萘酚可用偶氮染料染色。

3.荧光染色法

无荧光的底物在酶促反应后产物呈荧光,或者使有荧光的底物转变成无荧光的产物。例如磷酸酶或糖苷酶可催化 4-甲基伞形基磷酸酯(或糖苷)生成 4-甲基伞形酮而呈现荧光。

4.电子转移染色法

以 NAD^+ 或 $NADP^+$ 为辅酶的脱氢酶,在顺向反应产生的 NADH 或 NADPH 可将氢原子转移至甲硫吩嗪(PMS),后者再将电子不可逆地转移给氯化硝基四氮唑蓝(NBT)类化合物,生成有色化合物,从而显示酶带。这种方法可显示各种脱氢酶的存在。

5.酶偶联染色法

这种方法主要用于酶促反应直接底物或产物均不显色,加入另一种指示酶则可使产物通过电子转移而显色。如用葡萄糖-6-磷酸脱氢酶(G-6-PD)为指示酶可用于己糖激酶、葡萄糖磷酸异构酶同工酶的显色,而乳酸脱氢酶为指示酶,可用于丙氨酸氨基转移酶、磷酸激酶、肌酸激酶等同工酶的显色。

第三节 色 谱 技 术

色谱法又称层析技术,是一种基于被分离物质的物理、化学及生物学特性的不同,使它们在某种基质中移动速度不同而进行分离和分析的方法。例如,物质在溶解度、吸附能力、立体化学特性及分子的大小、带电情况及离子交换、亲和力的大小及特异的生物学反应等方面的差异,可以利用其在流动相与固定相之间的分配系数不同,达到彼此分离的目的。

一、色谱法的相

(一)固定相

固定相是色谱法的一个基质。它可以是固体物质(如吸附剂、凝胶、离子交换剂等),也可以是液体物质(如固定在硅胶或纤维素上的溶液),这些基质能与待分离的化合物进行可逆的吸附、溶解、交换等作用。它对色谱法的效果起着关键的作用。

(二)流动相

在色谱法流程中,推动固定相上待分离的物质朝着一个方向移动的液体、气体或超临界体等,都称为流动相。柱色谱法中一般称为洗脱剂,薄层色谱法中称为展层剂。它也是色谱法分离中的重要影响因素之一。

（三）分配系数

分配系数是指在一定的条件下，某种组分在固定相和流动相中含量（浓度）的比值，常用 K 来表示，$K = Cs/Cm$（其中 Cs：固定相中的浓度，Cm：流动相中的浓度）。分配系数是层析中分离纯化物质的主要依据。

（四）迁移率

在一定条件下，在相同的时间内某一组分在固定相移动的距离与流动相本身移动的距离之比值。常用 Rf 来表示，Rf 大于或等于 1。可以看出，K 增加，Rf 减少；反之，K 减少，Rf 增加。

实验中还常用相对迁移率的概念。相对迁移率是指：在一定条件下，在相同时间内，某一组分在固定相中移动的距离与某一标准物质在固定相中移动的距离之比值。它可以小于等于 1，也可以大于 1。用 Rx 来表示。

不同物质的分配系数或迁移率是不同的。分配系数或迁移率的差异程度是决定几种物质采用层析方法能否分离的先决条件。很显然，差异越大，分离效果越理想。

分配系数主要与下列因素有关：被分离物质本身的性质；固定相和流动相的性质；层析柱的温度。

（五）分辨率

分辨率一般定义为相邻两个峰的分开程度，用 Rs 来表示，作为衡量色谱法柱分离总效能的综合指标。层析峰之间距离远，层析峰峰宽窄，代表分辨率高。

二、色谱法分类

色谱法根据不同的标准可以分为多种类型。

（一）根据固定相基质的形式分类

色谱法可以分为纸色谱法、薄层色谱法和柱色谱法。

1.纸色谱法

纸色谱法指以滤纸作为基质的色谱法。

2.薄层色谱法

薄层色谱法将基质在玻璃或塑料等光滑表面铺成一薄层,在薄层上进行色谱法分离。

3.柱层析

柱层析指将基质填装在管中形成柱形,在柱中进行色谱法分离。

纸层析和薄层色谱法主要适用于小分子物质的快速检测分析和少量分离制备,通常为一次性使用,而柱色谱法是常用的色谱法形式,适用于样品分析、分离。生物化学中常用的凝胶色谱法、离子交换色谱法、亲和色谱法、高效液相色谱等都通常采用柱色谱法形式。

(二)根据流动相的形式分类

色谱法可以分为气相色谱法和液相色谱法。

1.气相色谱法

气相色谱法是指流动相为气体的色谱法。气相色谱法测定样品时需要气化,大大限制了其在生化领域的应用。

2.液相色谱法

液相色谱法指流动相为液体的色谱法。根据其流动相的压力大小分为普通液相色谱法、高压液相色谱法和超高压液相色谱法。液相色谱法是生物领域最常用的色谱法形式,适用于许多生物样品的分析、分离。

(三)根据流动相和固定性的极性分类

可分为正相色谱与反相色谱。

1.正相色谱

正相色谱是指固定相的极性高于流动相的极性,因此,在这种色谱分离过程中非极性分子或极性小的分子比极性大的分子移动的速度快,先从柱中流出来。

2.反相色谱

反相色谱是指固定相的极性低于流动相的极性,在这种色谱法分离过程中,极性大的分子比极性小的分子移动的速度快而先从柱中流出。

一般来说,分离纯化极性大的分子(带电离子等)采用正相色谱(或正相柱),而分离纯化极性小的有机分子(有机酸、醇、酚等)多采用反相色谱(或反相柱)。

(四)根据分离的原理不同分类

色谱法主要可以分为离子交换色谱法、分配色谱法、吸附色谱法、凝胶过滤色谱法、亲和色谱法等。

1.离子交换色谱法

离子交换色谱法是以离子交换剂为固定相,根据物质的带电性质不同而进行分离的一种色谱技术。

2.分配色谱法

分配色谱法是根据在一个有两相同时存在的溶剂系统中,不同物质的分配系数不同而达到分离目的的一种色谱技术。

3.吸附色谱法

吸附色谱法是以吸附剂为固定相,根据待分离物与吸附剂之间吸附力不同而达到分离目的的一种色谱技术。

4.凝胶过滤色谱法

凝胶过滤色谱法是以具有网状结构的凝胶颗粒作为固定相,根据物质的分子大小进行分离的一种色谱技术。

5.亲和色谱法

亲和色谱法是根据生物大分子和配体之间的特异性亲和力(如酶和底物、抗体和抗原、激素和受体等),将某种配体连接在载体上作为固定相,而对能与配体特异性结合的生物大分子进行分离的一种色谱技术。亲和色谱法是分离生物大分子最为有效的色谱技术,具有很高的分辨率。

三、主要的色谱技术

(一)薄层色谱法

薄层色谱法(thin-layer chromatography,TLC)是将固定相与支持物制作成薄板或薄片,流动相流经该薄层固定相而将样品分离的色谱系统。按所用固定相材料不同,有吸附、分配、离子交换、凝胶过滤等薄层色谱法。其特点是样品用量少、分析快速、设备简单。

(二)柱色谱法

柱色谱法是最常用的色谱分离类型。普通柱层析装置简单,一般包括固定性、流动相、层析柱和检测器等。其过程包括:首先根据分离物质的特性,选择合适的固定性(离子交换剂、凝胶、亲和吸附剂等)和流动相;对固定性进行预处理;装柱;平衡;样品上柱及洗脱;洗脱液的检测分析等。

柱色谱法在临床生化检验中常用。例如用 Bio-Rex 70 阳离子交换树脂作为固定性,不同 pH 的磷酸盐缓冲液作为流动性检测糖化血红蛋白。如采用硼酸缓冲液作为流动性还可用于儿茶酚胺激素的测定。

(三)气相色谱法

气相色谱法(gas chromatography,GC)是一种特殊的柱色谱法,是用气体作流动相的色谱。气相色谱法由于所用的固定相不同,可以分为两种,用固体吸附剂作固定相的叫气固色谱法,用涂有固定液的单体作固定相的叫气-液色谱法。按色谱法分离原理来分,气相色谱法亦可分为吸附色谱法和分配色谱法两类,在气固色谱法中,固定相为吸附剂,气固色谱法属于吸附色谱法,气-液色谱法属于分配色谱法。

气相色谱法一般用气相色谱仪完成。其基本构造有两部分,即分析单元和显示单元。前者主要包括气源及控制计量装置、进样装置、恒温器和色谱柱。后者主要包括检测器和自动记录仪。色谱柱(包括固定相)和检测器是气相色谱仪的核心部件,应根据被分离物质的性质来选择合适的色谱柱和检测器。通常采用的检测器有热导检测器、火焰离子化检测器、氦离子化检测器、超声波检测器、光离子化检测器、电子捕获检测器、火焰光度检测器、电化学检测器、质谱检测器等。

气相色谱法主要用于以下几方面。①临床毒物的检测:包括药物、毒物、成瘾性物质、兴奋剂等;②激素类物质:如雌三醇、孕二醇、孕三醇、睾丸激素等;③其他生化物质,如血液、尿液等体液中的脂肪酸、氨基酸、甘油三酯、糖类、维生素多肽、寡核苷酸等小分子的分析鉴定。

(四)高效液相色谱法

高效液相色谱法(high-performance liquid chromatography,HPLC)是在经典液相色谱法基础上,引进了气相色谱的理论,通过高压输液系统,形成的分离能力强、测定灵敏度高分析检测技术。

典型的高效液相色谱仪包括输液系统、色谱柱与检测系统三部分。流动相用高压泵输入。HPLC中所用的检测器最多应用的是紫外吸收检测,灵敏度可达纳克水平。此外,还有荧光检测器、示差折光检测器、电化学检测器、质谱仪等。

HPLC应用范围极广,无论是极性还是非极性,小分子还是大分子,热稳定还是不稳定的化合物均可用此法测定。对蛋白质、核酸、氨基酸、生物碱、类固醇和类脂等尤为有利。

第四节　离 心 技 术

离心技术是根据颗粒在做匀速圆周运动时受到一个外向的离心力的行为而发展起来的一种分离技术。这项技术应用很广,诸如分离出化学反应后的沉淀物,天然的生物大分子、无机物、有机物,在生物化学以及其他的生物学领域常用来收集细胞、细胞器及生物大分子物质。

离心方式多样,目前使用得比较多的有沉淀离心法、差速离心法、密度梯度离心法、分析性超速离心法等。

一、沉淀离心法

沉淀离心法是目前应用最广的一种离心方法,一般是指介质密度约1 g/mL,选用一种离心速度,使悬浮溶液中的悬浮颗粒在离心力的作用下完全沉淀下来的方法。沉降速度与离心力和颗粒大小有关。

二、差速离心法

它利用不同的粒子在离心力场中沉降的差别，在同一离心条件下，沉降速度不同，通过不断增加相对离心力，使一个非均匀混合液内的大小、形状不同的粒子分步沉淀的方法。操作过程中一般是在离心后用倾倒的办法把上清液与沉淀分开，然后将上清液加高转速离心，分离出第二部分沉淀，如此往复加高转速，逐级分离出所需要的物质。主要是利用颗粒的大小、密度和形状差异进行分离。

三、密度梯度离心法

凡使用密度梯度介质离心的方法均称为密度梯度离心，或称区带离心。密度梯度离心主要有两种类型，即速度区带离心和等密度区带离心。

(一)速率区带离心法

根据大小不同、形状不同的颗粒在梯度液中沉降速度不同建立起来的分离方法。在离心前于离心管内先装入密度梯度介质（如蔗糖、CsCl 等），待分离的样品位于梯度液的上面，同梯度液一起离心。梯度液在离心过程中以及离心完毕后，取样时起着支持介质和稳定剂的作用，避免因机械振动而引起已分层的粒子再混合。

由于此法是一种不完全的沉降，沉降受物质本身大小的影响较大，一般是应用在物质大小相异而密度相同的情况。

(二)等密度区带离心法

根据颗粒密度的差异进行分离的方法。离心时，选择相应的密度介质和使用合适的密度范围是非常重要的。在等密度介质中的密度范围正好包括所有待分离颗粒的密度。样品可以加在密度梯度介质的上面，也可以与密度介质混合在一起，待离心后形成自成型的梯度。颗粒在这两种梯度介质中，经过离心，最终都停留在与其浮力密度相等的区域中，形成一个区带。等密度区带离心法只与样品颗粒的密度有关，而与颗粒的大小和其他参数无关。因此，只要转速、温度不变,则延长离心时间也不能改变这些颗粒的成带位置。

此法一般应用于物质的大小相近,而密度差异较大时。常用的梯度液是 CsCl。

四、分析性超速离心法

与制备性超速离心不同,分析性超速离心主要是为了研究生物大分子的沉降特性和结构,而不是专门收集某一特定组分。因此它使用了特殊的转子和检测手段,以便连续监视物质在一个离心场中的沉降过程。分析性超速离心机主要由一个椭圆形的转子、一套真空系统和一套光学系统所组成。该转子通过一个柔性的轴联接成一个高速的驱动装置,此轴可使转子在旋转时形成自己的轴。转子在一个冷冻的真空腔中旋转,其容纳两个小室:分析室和配衡室。配衡室是一个经过精密加工的金属块,作为分析室的平衡用。分析室的容量一般为 1 mL,呈扇形排列在转子中,其工作原理与一个普遍水平转子相同。分析室有上下两个平面的石英窗,离心机中装有的光学系统可保证在整个离心期间都能观察小室中正在沉降的物质,可以通过对紫外线的吸收(如对蛋白质和 DNA)或折射率的不同对沉降物进行监视。

分析性超速离心一般应用于测定生物大分子的相对分子质量、研究生物大分子的纯度和分析生物大分子中的构象变化。

第二章

红细胞检验

第一节　红细胞形态

一、检测原理

根据红细胞形态检查与血红蛋白测定、红细胞计数结果相结合,可粗略推断贫血原因,对贫血诊断和鉴别诊断有很重要的临床价值。将细胞分布均匀的血涂片进行染色(如瑞氏染色)后,根据各种细胞和成分各自的呈色特点,在显微镜下进行观察和识别。

二、方法学评价

血涂片观察一方面用于估计血细胞的相对数量,作为仪器质控方法之一;另一方面,通过形态学识别,初步判断贫血原因。但制片不当,常使细胞鉴别发生困难,甚至产生错误结论。

三、质量控制

(1)选择细胞分布均匀的区域。

(2)注意检查顺序的完整性:应先在低倍镜下估计细胞分布和染色情况,再用油镜观察血膜体尾交界处细胞形态,同时观察是否存在其他异常细胞,如幼稚或有核红细胞等,有时异常成分常集中分布在血涂片边缘,应注意观察。

四、参考值

瑞氏染色血涂片成熟红细胞形态为双凹圆盘形,细胞大小一致,平均直径7.2 μm,淡粉红色,中央 1/3 为生理性淡染区,胞质内无异常结构。

五、临床意义

(一)红细胞大小改变

1.小红细胞

直径<6 μm 的红细胞,正常人偶见。小红细胞血红蛋白合成障碍,生理性淡染区扩大,见于缺铁性贫血、地中海贫血。小红细胞血红蛋白充盈良好,生理性淡染区消失,见于遗传性球形细胞增多症。

2.大红细胞

直径>10 μm 的红细胞,为未完全成熟红细胞,体积较大,因残留脱氧核糖核酸(DNA),瑞氏染色后呈多色性或嗜碱性点彩。见于巨幼细胞性贫血、溶血性贫血、恶性贫血等。

3.巨红细胞

直径>15 μm 的红细胞,因叶酸、维生素 B_{12} 缺乏使幼稚细胞内 DNA 合成不足,不能按时分裂,脱核后成为巨大红细胞,血涂片还可见分叶过多的中性粒细胞。见于巨幼细胞性贫血。

4.红细胞大小不均

红细胞间直径相差 1 倍以上,大者可达 12 μm,小者仅 2.5 μm,与骨髓粗制滥造红细胞有关。见于严重的增生性贫血(如巨幼细胞性贫血)。

(二)红细胞内血红蛋白含量改变

1.正常色素性

红细胞呈淡红色,中央有生理性浅染区。见于急性失血、再生障碍性贫血和白血病等。

2.低色素性

红细胞中央生理性浅染区扩大,成为环形红细胞,提示血红蛋白含量明显减少。见于缺铁性贫血、地中海贫血、铁粒幼细胞贫血、某些血红蛋白病。

3.高色素性

红细胞中央浅染区消失,整个红细胞染成红色,胞体增大,平均红细胞血红蛋白含量升高,平均血红蛋白浓度正常。见于巨幼细胞性贫血。

4.多色性

多色性是指尚未完全成熟的红细胞,胞体较大,胞质内尚存少量嗜碱性物质——核糖核酸(RNA),红细胞染成灰红色或淡灰蓝色。见于骨髓造红细胞功能活跃(如溶血性或急性失血性贫血)。

5.细胞着色不一

同一血涂片同时出现低色素、正常色素性两种细胞。见于铁粒幼细胞贫血。

(三)红细胞形状改变

1.球形红细胞

细胞中央着色深、体积小、直径与厚度比<2.4∶1(正常值为3.4∶1),球形红细胞气体交换功能较正常红细胞弱,且容易导致破坏、溶解。见于遗传性和获得性球形细胞增多症(如自身免疫溶血性贫血、直接理化损伤)等。

2.椭圆形红细胞

细胞呈椭圆形、杆形,两端钝圆,长轴增大,短轴缩短,长是宽的3~4倍,长径为12.5 μm,横径为2.5 μm。其红细胞生存时间一般正常也可缩短,血红蛋白正常,与遗传性细胞膜异常基因有关,细胞成熟后呈椭圆形,置于高渗、等渗、低渗、正常血清内,其椭圆形保持不变。见于遗传性椭圆形细胞增多症(可达25%~75%)、大细胞性贫血(可达25%)、缺铁性贫血、骨髓纤维化、巨幼细胞贫血、镰形细胞性贫血、正常人(约占1%,不超过15%)。

3.靶形红细胞

细胞中央染色较深,外围为苍白区域,而边缘又深染,形如射击靶。有时,中央深染区呈细胞边缘延伸的半岛状或柄状。细胞直径比正常大,但厚度变薄,由于红细胞内血红蛋白化学成分发生变异和铁代谢异常所致。形成过程:红细胞中血红蛋白溶解成镰状或弓形空白区,随后弓形空白区两端继续弯曲延伸,形成环形透明带,细胞生存时间约为正常细胞的一半或更短。见于各种低色素性贫血(如地中海贫血)、阻塞性黄疸、脾切除后。

4.口形红细胞

细胞中央有裂缝,中央淡染区呈扁平状,似张开的口形或鱼口状,细胞有膜异常,Na^+通透性增加,细胞膜变硬,使脆性增加,细胞生存时间缩短。见于口形红细胞增多症、小儿消化系统疾病引起的贫血、酒精中毒、某些溶血性贫血、肝病和正常人($<4\%$)。

5.镰形红细胞

细胞呈镰刀状、线条状等,是含有异常血红蛋白 S 的红细胞,在缺氧情况下,溶解度减低,形成长形或尖形结晶体,使细胞膜发生变形。检查镰形红细胞时需加还原剂,如偏亚硫酸钠后观察。见于镰形红细胞贫血、镰状细胞特性样本。

6.棘红细胞

细胞表面有针状突起,间距不规则,长和宽不一。见于遗传性或获得性 β-脂蛋白缺乏症(高达 $70\%\sim80\%$)、脾切除后、酒精中毒性肝病尿毒症。需与皱缩红细胞(锯齿状红细胞)鉴别,皱缩红细胞边缘呈锯齿形,其排列紧密、大小相等、外端较尖。

7.裂红细胞

裂红细胞为红细胞碎片或不完整红细胞,大小不一、外形不规则,呈刺形、盔形、三角形、扭转形等,是细胞通过阻塞的、管腔狭小的微血管所致。见于弥散性血管内凝血、微血管病性溶血性贫血、重型地中海贫血、巨幼细胞性贫血、严重烧伤和正常人($<2\%$)。

8.缗钱状红细胞

红细胞互相连接如缗钱状,是因为血浆中某些蛋白(纤维蛋白原、球蛋白)升高,使红细胞正、负电荷发生改变所致。

9.有核红细胞(幼稚红细胞)

除 1 周内婴幼儿血涂片中可见少量有核红细胞外,其他则为病理现象,包括以下 4 项。

(1)溶血性贫血:严重的溶血性贫血、新生儿溶血性贫血、自身免疫性溶血性贫血、巨幼细胞性贫血,因红细胞大量破坏、机体相对缺氧,使红细胞生成素水平升高,骨髓红系增生,网织红细胞和部分幼稚红细胞提前释放入血,说明骨髓有良好的调节功能。

(2)造血系统恶性疾病或骨髓转移性肿瘤:各种急、慢性白血病及红白血病。由于骨髓充满大量白血病细胞而使幼红细胞提前释放,或因髓外造血所致,有核红细胞以中、晚幼红细胞为主。红白血病时可见更早阶段幼稚红细胞,并伴形态异常。

(3)慢性骨髓增生性疾病:如骨髓纤维化,血涂片可见有核红细胞,来自髓外造血和纤维化的骨髓。

(4)脾切除后:骨髓中个别有核红细胞能到达髓窦,当脾切除后,不能被脾脏扣留,从而进入外周血。

10.其他

(1)新月形红细胞:红细胞着色极淡,残缺不全,体积大,状如新月形,直径约为 20 μm,见于某些溶血性贫血(如阵发性睡眠性血红蛋白尿症)。

(2)泪滴形红细胞:红细胞形如泪滴样或梨状,因细胞内含有 Heinz 小体或包涵体,或红细胞膜被粘连而拉长所致。见于贫血、骨髓纤维化和正常人。

(3)红细胞形态不一:出现不规则的奇异形状,如豆状、梨形、蝌蚪状、麦粒状、棍棒形等。见于某些感染、严重贫血、巨幼细胞性贫血。

(四)红细胞内出现异常结构

1.嗜碱性点彩红细胞

瑞氏染色后,胞质内出现形态不一的蓝色颗粒(变性 RNA),属于未完全成熟红细胞,颗粒大小不一、多少不等,原因为重金属损伤细胞膜,使嗜碱性物质凝集,或嗜碱性物质变性,或血红蛋白合成中阻断原卟啉与铁结合。见于铅中毒。正常人血涂片中很少见到嗜碱性点彩红细胞(约占 1/10 000)。其他各类贫血见到点彩红细胞表明骨髓造血旺盛或有紊乱现象。

2.豪-乔小体(染色质小体)

成熟红细胞或幼红细胞胞质内含有一个或多个直径为 $1\sim2~\mu m$ 暗紫红色圆形小体,为核碎裂、溶解后的残余部分。见于脾切除后、无脾症、脾萎缩、脾功能低下、红白血病、某些贫血(如巨幼细胞性贫血)。

3.卡波环

在嗜多色性、碱性点彩红细胞胞质中出现紫红色细线圈状结构,呈环形、"8"字形,为核膜残余物、纺锤体残余物(电镜下,可见形成纺锤体的微细管着色点异常)、脂蛋白变性物。见于白血病、巨细胞性贫血、增生性贫血、铅中毒、脾切除后。

4.寄生虫

红细胞胞质内可见疟原虫、微丝蚴、杜氏利什曼原虫等病原体。

第二节 红细胞计数

一、检测原理

(一)手工显微镜法

用等渗稀释液将血液稀释一定倍数,充入血细胞计数池,在显微镜下计数一定体积内的红细胞数,经换算求出每升血液中红细胞数量。

(二)血液分析仪法

用电阻抗和(或)光散射原理。

二、方法学评价

(一)手工显微镜法

手工显微镜法是传统方法,不需要特殊设备,但操作复杂、费时。但可作为:①对照核实仪器法白细胞或血小板计数减少的情况;②受小红细胞干扰的血小板计数结果的校正。

(二)血液分析仪法

血液分析仪法是常用方法,比手工法精确(如电阻抗计数法的变异系数为2%,手工法则>11%),且操作简便、快速。当白细胞数量明显升高时,会干扰红细胞计数和体积测定而产生误差。另外,此方法成本高,环境条件要求高。

三、质量控制

(一)手工法

误差原因有以下4项。

1.标本

血液发生凝固,使细胞计数减少或分布不均。

2.操作

稀释、充池、计数不规范。

3.器材

微量吸管、计数板不标准。

4.固有误差(计数域误差)

估计细胞计数的95%可信限和变异系数,采用下列公式。标准差 $s=\sqrt{n}$;95%可信限=计数值±2秒;变异系数(CV)=$\dfrac{s}{n} \times 100\%$ = $\dfrac{\sqrt{n}}{n} \times 100\%$。

(二)仪器法

仪器法应严格按规程操作,并定期进行室内质控和室间质评。

四、参考值

(一)参考值

成年男性为 $(4 \sim 5.5) \times 10^{12}/L$;成年女性为 $(3.5 \sim 5.0) \times 10^{12}/L$;新生儿为 $(6.0 \sim 7.0) \times 10^{12}/L$。

(二)医学决定水平

红细胞计数高于 $6.8 \times 10^{12}/L$,应采取治疗措施;低于 $3.5 \times 10^{12}/L$,为诊断贫血的界限,应寻找病因;低于 $1.5 \times 10^{12}/L$,应考虑输血。

五、临床意义

(一)生理性变化

1.年龄与性别的差异

新生儿,由于出生前处于生理性缺氧状态,故红细胞明显升高,较成人约增加 35%,出生 2 周后逐渐下降,2 个月婴儿约减少 30%。男性在 6～7 岁时最低,随年龄增大而逐渐上升,25～30 岁达到高峰,30 岁后随年龄增大而逐渐下降,直到 60 岁尚未停止。女性也随年龄增大而逐渐上升,13～15 岁达到高峰,随后受月经、内分泌等因素影响而逐渐下降,21～35 岁维持最低水平,以后随年龄增大而逐渐上升,与男性水平相当。红细胞计数男女在 15～40 岁差别明显,主要是男性雄性激素水平较高,其中睾酮有促进红细胞造血的作用。

2.精神因素

感情冲动、兴奋、恐惧、冷水浴刺激等可使肾上腺素增多,导致红细胞暂时增多。

3.剧烈体力运动和劳动

安静时全身每分钟耗氧 0.3～0.4 L,运动时可达 2.0～2.5 L,最高可达 4.0～4.5 L,因需氧量增加,使红细胞生成素生成增加,骨髓加速释放红细胞,导致红细胞增多。

4.气压减低

高山地区居民和登山运动员因大气稀薄、氧分压低,在缺氧刺激下,红细胞代偿性增生,骨髓产生更多红细胞,导致红细胞升高。高海拔人群约增加 14%。

5.妊娠和老年人

妊娠中、后期,为适应胎盘循环需要,通过神经、体液调节,孕妇血浆容量明显增加,使血液稀释,导致红细胞减少,妊娠约减少 16%。老年人因造血功能明显减退,导致红细胞减少。

(二)红细胞和血红蛋白量减少

红细胞和血红蛋白量减少见于临床上各种原因的贫血。通过红细胞计数、血红蛋白测定或血细胞比容测定可诊断贫血,明确贫血程度。贫血原因分析应结合体检和进一步检查。按病因将贫血分成以下 4 种。

1.急性、慢性红细胞丢失过多

各种原因出血,如消化性溃疡、痔疮、十二指肠钩虫病等。

2.红细胞寿命缩短

各种原因溶血,如输血溶血反应、蚕豆病、遗传性球形细胞增多症等。

3.造血原料不足

如慢性失血者,铁重新利用率减少、铁供应或吸收不足,铁是制造血红蛋白的原料,原料不足使血红蛋白合成量减少;先天性或后天性红细胞酶缺陷者,铁不能被利用,堆积在细胞内外,使发育中细胞的铁发生功能障碍;红细胞过早死亡所致,如铁粒幼细胞贫血(红细胞小、中心淡染区扩大、血清铁和贮存铁增加、幼稚细胞核周有铁颗粒);某些药物,如异烟肼、硫唑嘌呤等;继发于某些疾病,如类风湿关节炎、白血病、甲状腺功能亢进症、慢性肾功能不全、铅中毒等。

4.骨髓造血功能减退

某些药物,如抗肿瘤药物、磺胺类药物等可抑制骨髓造血功能;物理因素,如 X 线、^{60}Co、镭照射等可抑制骨髓造血功能;继发于其他疾病,如慢性肾衰竭(因尿素、肌酐、酚、吲哚等物质潴留使骨髓造血功能受影响);原发性再生障碍性贫血。

(三)红细胞增多

1.原发性红细胞增多

如真性红细胞增多症、良性家族性红细胞增多症等。真性红细胞增多症是一种原因不明的红细胞异常增殖性疾病,红细胞计数为 $(7\sim10)\times10^{12}/L$,发生于 $40\sim70$ 岁年龄组,其外周血红细胞计数明显增多,白细胞和血小板计数升高,有时伴慢性髓细胞性白血病。

2.继发性红细胞增多

(1)心血管病:各种先天性心血管疾病,如房间隔缺损、室间隔缺损、法洛四联症。

（2）肺部疾病：肺气肿、肺源性心脏病、肺纤维化、硅沉着病和各种引起肺气体交换面积减少的疾病。

（3）异常血红蛋白病。

（4）肾上腺皮质功能亢进：可能与皮质激素刺激骨髓使红细胞生成偏高有关。

（5）某些药物，如肾上腺素、糖皮质激素、雄激素等。

（6）相对性红细胞增多：如呕吐、严重腹泻、多汗、多尿、大面积烧伤、晚期消化道肿瘤而长期不能进食等引起血液浓缩、血液中有形成分相对增多，多为暂时性增多。

六、操作方法

（一）血细胞计数板（改良牛鲍计数板）

血细胞计数板用优质厚玻璃制成。每块计数板由"H"形凹槽分为两个同样的计数池。计数池两侧各有一条支持柱，将特制的专用盖玻片覆盖其上，形成高 0.10 mm 的计数池。计数池内划有长、宽各 3.0 mm 的方格，分为 9 个大格，每个大格面积为 1.0 mm²，容积为 0.1 mm³。其中，中央大方格用双线分成 25 个中方格，位于正中及 4 角的 5 个中方格是红细胞和血小板计数区域，每个中方格用单线分为 16 个小方格。4 角的 4 个大方格是白细胞计数区域，用单线划分为 16 个中方格。根据 1941 年美国国家标准局规定，大方格每边长度允许误差为 ±1%，即（1±0.01）mm，盖玻片与计数池间隙深度允许误差为 ±2%，即（0.1±0.002）mm。

（二）盖玻片

盖玻片是专用的玻璃盖片，要求表面平整光滑，两面平整度在 0.002 mm 以内，盖玻片规格是 24 mm×20 mm×0.6 mm。

（三）微量吸管

微量吸管为一次性定量（10 μL 或 20 μL）毛细采血管，使用前应经水银称重法校正（误差应<±1%）。使用后，应经 2 g/L 过氧乙酸消毒 2 小时，然后依次用蒸馏水冲洗、95% 乙醇脱水、乙醚干燥。

(四)红细胞计数操作和注意事项

1.计数和计算

在 2 mL 红细胞稀释液中加血 10 μL,混匀后,充入计数池,静置 3～5 分钟,在高倍镜下,计数中央大方格内 4 角和正中 5 个中方格内的红细胞数。计数时需遵循一定方向逐格进行,以免重复或遗漏,对压线细胞采用数左不数右、数上不数下的原则。计算公式为:

$$红细胞/L = N \times \frac{25}{5} \times 10 \times 10^6 \times 200 = N \times 10^{10} = \frac{N}{100} \times 10^{12}$$

2.清洁

应保证计数板和盖玻片清洁。操作时,勿接触计数板表面,以防污染。使用后,依次用 95％乙醇、蒸馏水棉球、清洁绸布擦净。

3.充池

需一次完成充池,如充池过少、过多或有气泡、继续充液,应重新操作,充池后不能移动盖玻片。红细胞在计数池中若分布不均,每个中方格间相差超过20个应重新充池,两次红细胞计数相差不得超过 5％。

4.计数板

改良牛鲍计数板每年要鉴定 1 次,以免影响计数结果的准确性。

5.白细胞影响

通常白细胞总数较少,仅相当于红细胞的 1/1 000～1/500,对结果影响很小,可以忽略不计。但白细胞计数过高者($>100 \times 10^9$/L),红细胞计数结果应进行校正。校正方法有两种:一是直接将患者红细胞数减去白细胞数;二是在高倍镜下勿将白细胞计入,白细胞体积常比红细胞略大,中央无凹陷,细胞核隐约可见,无黄绿色折光。

6.红细胞稀释液

红细胞稀释液由 NaCl(调节渗透压)、Na_2SO_4(提高比密防止细胞粘连)、$HgCl_2$(防腐)和蒸馏水组成。枸橼酸钠稀释液由枸橼酸钠(抗凝和维持渗透压)、甲醛(防腐和固定红细胞)、氯化钠(调节渗透压)和蒸馏水组成。

第三节 红细胞平均指数

一、检测原理

(一)手工法

通过红细胞计数、血红蛋白量和血细胞比容值计算红细胞平均指数。

1.红细胞平均体积(MCV)

$$MCV = \frac{每升血液中血细胞比容}{每升血液中红细胞个数} = \frac{HCT}{RBC}(fL)$$，代表每个红细胞平均体积的大小。

2.红细胞平均血红蛋白含量(MCH)

$$MCH = \frac{每升血液中血红蛋白含量}{每升血液中红细胞个数} = \frac{Hb}{RBC}(\rho g)$$，代表每个红细胞内平均所含血红蛋白的量。

3.红细胞平均血红蛋白浓度(MCHC)

$$MCHC = \frac{每升血液中血红蛋白含量}{每升血液中血细胞比容} = \frac{Hb}{HCT}(g/L)$$，代表平均每升红细胞中所含血红蛋白浓度。

(二)血液分析仪

能直接导出 MCV 值，再结合直接测定的红细胞和血红蛋白(Hb)，计算出 MCH(Hb/RBC)和 MCHC(MCH×MCV)。

二、方法学评价

(一)MCV

当红细胞凝集时(如冷凝集综合征)、严重高血糖症(葡萄糖高于 60 g/L)可使 MCV 假性升高。

(二)MCH

高脂血症、白细胞增多症可使 MCH 假性升高。

（三）MCHC

受血细胞比容（血浆残留或出现异常红细胞）和血红蛋白（Hb）（高脂血症、白细胞增多症）的影响。

三、质量控制

（一）手工法

红细胞计数、血红蛋白、血细胞比容测定数据必须准确、可靠。

（二）血液分析仪法

利用人群红细胞平均指数相当稳定的原理，用 X_B 分析法或浮动均值法对血液分析仪进行质量控制。

四、参考值

不同人群红细胞指数的参考范围见表 2-1。

表 2-1　不同人群红细胞指数的参考范围

不同人群	MCV(fL)	MCH(pg)	MCHC(g/L)
新生儿	86～120	27～36	250～370
1～3 岁	79～104	25～32	280～350
成人	80～100	26～34	320～360
老年人	81～103	27～35	310～360

五、临床意义

红细胞平均指数可作为贫血形态学分类依据（表 2-2）。

表 2-2　贫血的红细胞形态学分类

贫血分类	MCV	MCH	MCHC	贫血包含类型
正细胞性贫血	正常	正常	正常	再生障碍性贫血、急性失血性贫血、某些溶血性贫血
大细胞性贫血	升高	升高	正常	各种造血物质缺乏或利用不良的贫血
单纯小细胞性贫血	减低	减低	正常	慢性感染、慢性肝肾疾病性贫血
小细胞低色素性贫血	减低	减低	减低	缺铁性贫血、铁利用不良贫血、慢性失血性贫血

小红细胞性贫血可低至 MCV 50 fL、MCH 15 ρg、MCHC 220 g/L；大红细胞性贫血可高至 MCV 150 fL、MCH 45 ρg，但 MCHC 正常或减低；MCHC 升高见于球形细胞增多症，但不超过 380 g/L。

红细胞平均指数仅代表红细胞平均值，有一定局限性。如溶血性贫血和急性白血病，虽属正细胞性贫血，但红细胞可有明显的大小不均和异形，大细胞性贫血，也可有小细胞存在，小细胞性贫血，也可有大红细胞，必须做血涂片检查才能较为准确地诊断。

第四节　血细胞比容

一、检测原理

血细胞比容是指在一定条件下，经离心沉淀压紧的红细胞在全血样本中所占的比值。

(一)离心法

离心法包括温氏法、微量法。离心法是将抗凝血置于孔径统一的温氏管或毛细玻管中，以一定转速离心一定时间后，计算红细胞层占全血的体积比。

(二)血液分析仪法

血液分析仪法原理是当细胞通过计数小孔时，形成相应大小的脉冲，脉冲的多少即为细胞数量，脉冲高度为细胞体积，通过红细胞平均体积(MCV)和红细胞计数(RBC)即求得血细胞比容，即 HCT＝MCV×RBC。

二、方法学评价

(一)手工法

有折射计法、黏度法、比密测定法、离心法和放射性核素法。

1.温氏法

采用中速离心，不能完全排除红细胞间残留血浆，测定结果偏高,已被淘汰。

2.微量法

采用高速离心,细胞间残留血浆比温氏法少(约2%),且样本用量小、操作简便,残留血浆为1%~3%。

(二)血液分析仪法

仪器法CV为1%,手工法CV为2%。仪器法应注意红细胞增多症或血浆渗透压异常时会出现误差。

三、质量控制

(一)手工法

抗凝剂量不准确、混匀不充分、离心速度不够会产生误差。红细胞形态异常(如小红细胞、大红细胞、椭圆形红细胞、镰形红细胞)或红细胞增多症可使血浆残留量增加6%。当红细胞增多时,血细胞比容明显升高,血浆残留也会增加。

(二)血液分析仪法

要注意血细胞比容是否与红细胞、MCV相关。

四、参考值

(1)温氏法:男性为0.40~0.50;女性为0.37~0.48。

(2)微量法:男性为0.47±0.04;女性为0.42±0.05。

五、临床意义

(一)升高

升高见于各种原因所致血液浓缩,如大量呕吐、大手术后、腹泻、失血、大面积烧伤、真性红细胞增多症、继发性红细胞增多症等。

(二)减低

减低见于各种贫血。但不同类型的贫血,血细胞比容减少程度与红细胞计数值不完全一致。

(三)输液评估

输液评估用于评估血浆容量有无增减或浓缩稀释程度,有助于控制补液量和了解体液平衡情况,是临床输血、输液治疗疗效观察的指标。

（四）计算平均值

计算平均值作为红细胞平均体积、红细胞平均血红蛋白浓度计算的基础数据。

（五）真红诊断指标

血细胞比容＞0.7，红细胞为（7～10）×10^{12}/L，Hb＞180 g/L 即可诊断。

六、操作方法

（一）温氏法

取乙二胺四乙酸二钾或肝素抗凝静脉血 2 mL，加入温氏管中，用水平离心机以 2 264 g（即有效半径22.5 cm，3 000 r/min）离心 30 分钟，离心后血液分为5层，自上而下分别为血浆层、血小板层、白细胞层和有核红细胞层、还原红细胞层（紫黑红色）、带氧红细胞层（鲜红色）。读取还原红细胞层柱高的毫米数，乘以0.01，即为每升血液中红细胞体积的升数。

（二）微量法

取抗凝全血或外周血，充入一次性毛细玻管（管长 75 mm，内径 0.8～1.0 mm，壁厚 0.20～0.25 mm，每支含肝素 2 U）的 2/3（50 mm）处，封口后，用水平式毛细管血细胞比容离心机，以 12 000 r/min（相对离心力≥10 000 g），离心5分钟，用专用读数板或刻度尺读取还原红细胞层和全层长度，计算血细胞比容值。

橡皮泥封管口底面应平整，以深入毛细血管内 2 mm 左右为宜。应做双份试验，结果之差应＜0.01。

第五节　血红蛋白测定

一、检测原理

（一）氰化高铁血红蛋白（HiCN）测定法

血液中除硫化血红蛋白外的各种 Hb（如氧合血红蛋白、碳氧血红蛋白或其他衍生物）均可被高铁氰化钾氧化为高铁血红蛋白，再和 CN^- 结合生成稳定的棕红色复合物——HiCN，其在 540 nm 处有一吸收峰，用分光光度计测定该处的吸光度，经换算即可得到每升血液中的血红蛋白浓度，或通过制备的标准曲线查得血红蛋白浓度。

(二)十二烷基硫酸钠血红蛋白测定法

血液中除硫化血红蛋白外的各种 Hb 均可与低浓度十二烷基硫酸钠血红蛋白作用，生成十二烷基硫酸钠血红蛋白棕红色化合物，用分光光度计测定波峰 538 nm 处吸光度，经换算可得到每升血液中的血红蛋白浓度。

二、方法学评价

Hb 测定方法大致分为：①根据 Hb 分子组成测 Hb（全血铁法）；②根据血液物理特性测 Hb（比密法、折射仪法）；③根据 Hb 与 O_2 可逆性结合的特性测 Hb（血气分析法）；④根据 Hb 衍生物光谱特征定量测 Hb（比色法）。

(一)HiCN 测定法

1966 年，HiCN 测定法被国际血液学标准化委员会推荐为参考方法。该法具有操作简单、显色快、结果稳定可靠、读取吸光度后可直接定值等优点。其致命的弱点是氰化钾试剂有剧毒，使用管理不当可造成公害。

(二)十二烷基硫酸钠血红蛋白测定法

该法具有操作简单、呈色稳定、准确性和精确性符合要求、无公害等优点。但由于摩尔消光系数尚未最后确认，不能直接用吸光度计算 Hb 浓度，而且十二烷基硫酸钠血红蛋白试剂本身质量差异较大，会影响检测结果。

(三)叠氮高铁血红蛋白法

该法优点与 HiCN 测定法相似，最大吸收峰为 542 nm，显色快、结果稳定，试剂毒性仅为 HiCN 测定法的 1/7，但仍存在公害问题。

(四)碱羟血红蛋白测定法

该法试剂简单、呈色稳定、无公害，吸收峰为 575 nm，可用氯化血红素作为标准品。但仪器多采用 540 nm 左右滤光板,限制了此法使用。

(五)溴代十六烷基三甲铵血红蛋白测定法

该法试剂溶血性强又不破坏白细胞,适用于仪器上自动检测 Hb 和白细胞。缺点是测定结果的准确度和精密度不佳。

(六)血细胞分析仪

优点是操作简单、快速,同时可获得多项红细胞参数,血红蛋白测定原理与手工法相似,但由于各型仪器使用溶血剂不同,形成 Hb 的衍生物不同。仪器需经 HiCN 标准液校正后才能使用。仪器法测定精度约为 1%。

三、质量控制

(一)样本

异常血浆蛋白质、高脂血症、白细胞数超过 $30 \times 10^9/L$、脂滴等可产生浊度,干扰 Hb 测定。

(二)采血部位

采血部位不同,结果不同,静脉血比毛细血管血低 10%～15%。

(三)结果分析

测定值假性升高的原因是稀释倍数不准、红细胞溶解不当、血浆中脂质或蛋白质量增加。

(四)HiCN 参考液

HiCN 参考液是制备标准曲线、计算 K 值、校准仪器和其他测定方法的重要物质。国际血液学标准化委员会公布了制备方法和规格。我国 HiCN 部级参考品质量标准为以下 9 条。

(1)图形扫描波峰为(540±1)nm,波谷为 504～502 nm。

(2)$A_{\lambda 540nm}/A_{\lambda 504nm}$ 为 1.590～1.630。

(3)$A_{\lambda 750nm} \leqslant 0.002$。

(4)无菌试验:普通培养和厌氧培养呈阴性。

(5)精密度:随机抽样 10 支测定,CV≤0.5%。

(6)准确度:以世界卫生组织 HiCN 参考品为标准进行测定,测定值与标示值之差≤±0.5％。

（7）稳定性：3 年内不变质，测定值不变。

（8）分装于棕色安瓿内，每支不少于 10 mL。

（9）标签应写明产品名称、批号、含量、有效期、生产日期、贮存法等。

（五）质控物

（1）柠檬酸葡萄糖抗凝全血：4 ℃可保存 3～5 周，用于红细胞、Hb 和白细胞质控。

（2）进口全血质控物：用于多参数血细胞分析仪红细胞、Hb 和白细胞质控。

（3）醛化半固定红细胞：4 ℃可保存 50～60 天，用于红细胞、Hb 质控。

（4）溶血液：用于 Hb 质控。

（5）冻干全血：可长期保存，用于 Hb 质控。

四、参考值

成年：男性 120～160 g/L；女性 110～150 g/L。新生儿 170～200 g/L。老年人（70 岁以上）：男性 94.2～122.2 g/L；女性 86.5～111.8 g/L。

五、临床意义

（一）生理性变化

1.年龄

随年龄增长，Hb 可升高或减低，和红细胞变化相似。

2.时间

红细胞和血红蛋白量有 1 天内波动，上午 7 时达高峰，随后下降。

（二）病理性变化

血红蛋白测定的临床意义和红细胞计数相似，但在贫血程度的判断上优于红细胞计数。需注意的是以下问题。

（1）某些疾病，血红蛋白和红细胞浓度不一定能正确反映全身红细胞的总容量。如大量失血时,在补充液体前,虽循环血容量缩小,但血液浓度很少变化,从血红蛋白浓度来看,很难反映出存在贫血。如水潴留时,血浆容量增大,即使红细胞容量正常,但血液浓度减低,从血红蛋白浓度来看,已存在贫血;反之,失水时,血浆容量缩小,即使血液浓度升高,但红细胞容量减少,从血红蛋白浓度来看,贫血不明显。

（2）发生大细胞性贫血或小细胞低色素性贫血时,红细胞计数与血红蛋白浓度不成比例。大细胞性贫血的血红蛋白浓度相对偏高,小细胞低色素性贫血的血红蛋白减低,但红细胞计数可正常。

六、HiCN 测定法操作

(一)测定

在 5 mL HiCN 转化液中加血 20 μL,充分混合,静置 5 分钟后,在波长 540 nm 处,光径(比色杯内径)1.000 cm,HiCN 转化液或蒸馏水调零,测定吸光度(A)。

(二)计算

HiCN 测定法操作计算公式如下:

$$HiCN(g/L) = \frac{A_{HiCN}^{\lambda 540}}{44} \times \frac{64\ 458}{1\ 000} \times 251 = A \times 367.7$$

根据公式直接计算。式中 A 为样本吸光度,44 为毫摩尔消光系数,64 458/1 000 为 1 mol/L Hb 溶液中所含 Hb 克数,251 为稀释倍数。绘制标准曲线。采用 HiCN 参考液(50 g/L,100 g/L,150 g/L,200 g/L),在分光光度计上,波长 540 nm 处,测定各种参考液的吸光度,以参考液血红蛋白含量为横坐标,吸光度为纵坐标,绘制标准曲线,或求出换算常数(K):$K = \frac{\sum Hb}{\sum A}$。然后,根据样本吸光度(A)在标准曲线查出血红蛋白浓度,或用 K 值计算:$Hb(g/L) = K \times A$。

(三)HiCN 贮存

转化液应贮存在棕色有塞玻璃瓶中,不能贮存在塑料瓶中,否则会使 CN^- 丢失,测定结果偏低。HiCN 转化液在 4 ℃ 一般可保存数月,不能在 0 ℃ 以下保存,因为结冰可使高铁氰化钾还原,使试剂失效。

(四)干扰

HiCN 转化液是一种低离子强度、pH 近中性的溶液(7.2 ± 0.2)。样本中白细胞过高或球蛋白异常升高时，干扰检测结果。解决方法是白细胞过高者，离心后取上清液比色；球蛋白异常升高（如肝硬化者）者，比色液中加入少许固体氯化钠或碳酸钾，混匀后溶液澄清再比色。

(五)氰化钾试剂

氰化钾试剂是剧毒品，测定后的废液首先以水稀释废液（1∶1），再加次氯酸钠 35 mL/L，充分混匀，放置 15 小时以上，使 CN^- 氧化成 CO_2 和 N_2 挥发，或水解成 CO_3^{2-} 和 $NH4^+$，再排入下水道。废液不能直接与酸性溶液混合，因为氰化钾遇酸可产生剧毒的氰氢酸气体。

第三章

白细胞检验

第一节　白细胞形态

一、检测原理

血涂片经染色后,在普通光学显微镜下做白细胞形态学观察和分析。常用的染色方法有瑞氏染色法、吉姆萨染色法、May-Grünwald 法、Jenner 法、Leishman 染色法等。

二、方法学评价

(一)显微镜分析法

对血液细胞形态的识别,特别是异常形态,推荐采用人工方法。

(二)血液分析仪法

血液分析仪法不能直接提供血细胞质量(形态)改变的确切信息,需进一步用显微镜分析法进行核实。

三、临床意义

(一)正常白细胞形态

瑞氏染色正常白细胞的细胞大小、核和质的特征见表 3-1。

(二)异常白细胞形态

1.中性粒细胞

(1)毒性变化:在严重传染病、化脓性感染、中毒、恶性肿瘤、大面积烧伤等情况下,中性粒细胞有下列形态改变。大小不均(中性粒细胞大小相差悬殊)、中毒颗粒(比正常中性颗粒粗大、大小不等、分布不均匀、染色较深、呈黑色或紫黑色)、空泡(单个或多个,大小不等)、杜勒小体(是中性粒细胞胞质因毒性变而保留的嗜碱性区域,呈圆形、梨形或云雾状,界限不清,染成灰蓝色,直径$1\sim2~\mu m$,亦可见于单核细胞)、退行性变(胞体肿大、结构模糊、边缘不清晰、核固缩、核肿胀、核溶解等)。上述变化反映细胞损伤的程度,可以单独出现,也可同时出现。

表 3-1　外周血 6 种白细胞形态特征

细胞类型	大小(μm)	外形	细胞核		细胞质	
			核形	染色质	着色	颗粒
中性杆状核粒细胞	$10\sim15$	圆形	弯曲呈腊肠样,两端钝圆	深紫红色,粗糙	淡橘红色	量多,细小,均匀布满胞质,浅紫红色
中性分叶核粒细胞	$10\sim15$	圆形	分为 $2\sim5$ 叶,以 3 叶多见	深紫红色,粗糙	淡橘红色	量多,细小,均匀布满胞质,浅紫红色
嗜酸性粒细胞	$11\sim16$	圆形	分为 2 叶,呈眼镜样	深紫红色,粗糙	淡橘红色	量多粗大,圆而均匀,充满胞质,鲜橘红色
嗜碱性粒细胞	$10\sim12$	圆形	核结构不清,分叶不明显	粗而不均	淡橘红色	量少,大小和分布不均,常覆盖核上,蓝黑色
淋巴细胞	$6\sim15$	圆形或椭圆形	圆形或椭圆形,着边	深紫红色,粗块状	透明淡蓝色	小淋巴细胞一般无颗粒,大淋巴细胞可有少量粗大不均匀、深紫红色颗粒
单核细胞	$10\sim20$	圆形或不规则形	不规则形,肾形,马蹄形,或扭曲折叠	淡紫红色,细致疏松呈网状	淡灰蓝色	量多,细小,灰尘样紫红色颗粒弥散分布于胞质中

毒性指数:计算中毒颗粒所占中性粒细胞(100 个或 200 个)的百分率。1 为极度,0.75 为重度,0.5 为中度,<0.25 为轻度。

(2)巨多分叶核中性粒细胞:细胞体积较大,直径 $16\sim25~\mu m$,核分叶常在 5 叶以上,甚至在 10 叶以上,核染色质疏松。见于巨幼细胞贫血、抗代谢药物治疗后。

(3)奥氏小体:细胞质中出现呈紫红色细杆状物质,长 $1\sim6~\mu m$,1 条或数条,见于急性白血病,尤其是颗粒增多型早幼粒细胞白血病,可见数条到数十条呈束奥氏小体。急性单核细胞白血病可见 1 条细长的奥氏小体,而急性淋巴细胞白血病则不出现奥氏小体。

(4)Pelger-Hüet 畸形:细胞核为杆状或分两叶,呈肾形或哑铃形,染色质聚集成块状或条索网状。为常染色体显性遗传,也可继发于某些严重感染、白血病、骨髓增生异常综合征、肿瘤转移、某些药物(如秋水仙胺、磺基二甲基异噁唑)治疗后。

(5)Chediak-Higashi 畸形:细胞质内含有数个至数十个包涵体,直径为 $2\sim5~\mu m$,呈紫蓝、紫红色。见于 Chediak-Higashi 综合征,为常染色体隐性遗传。

(6)Alder-Reilly 畸形:细胞质内含有巨大的、深染的嗜天青颗粒,呈深紫色。见于脂肪软骨营养不良、遗传性黏多糖代谢障碍,为常染色体隐性遗传。

(7)May-Hegglin 畸形:细胞质内含有淡蓝色包涵体,为常染色体显性遗传。

2.淋巴细胞

(1)异型淋巴细胞:在淋巴细胞性白血病、病毒感染(如传染性单核细胞增多症、病毒性肺炎、病毒性肝炎、传染性淋巴细胞增多症、流行性腮腺炎、水痘、巨细胞病毒感染)、百日咳、布鲁氏菌病、梅毒、弓形虫感染、药物反应等情况下,淋巴细胞增生,出现某些形态学变化,称为异型淋巴细胞。分为 3 型。①Ⅰ型(空泡型、浆细胞型):胞体比正常淋巴细胞稍大,多为圆形、椭圆形、不规则形。核为圆形、肾形、分叶状,常偏位。染色质粗糙,呈粗网状或小块状,排列不规则。胞质丰富,染深蓝色,含空泡或呈泡沫状。②Ⅱ型(不规则型,单核细胞型):胞体较大,外形常不规则,可有多个伪足。核形状及结构与Ⅰ型相同或更不规则,染色质较粗糙致密。胞质丰富,呈淡蓝或灰蓝色,有透明感,边缘处着色较深,一般无空泡,可有少数嗜天青颗粒。③Ⅲ型(幼稚型):胞体较大,核为圆形、卵圆形。染色质细致呈网状排列,可见1~2个核仁。胞质为深蓝色,可有少数空泡。

(2)放射线损伤后淋巴细胞形态变化:淋巴细胞受电离辐射后出现形态学改变:核固缩、核破碎、双核、卫星核淋巴细胞(胞质中主核旁出现小核)。

(3)淋巴细胞性白血病时形态学变化:在急、慢性淋巴细胞白血病中出现各阶段原幼细胞,并有形态学变化。

3.浆细胞

正常浆细胞直径为8~9 μm,胞核圆、偏位,染色质为粗块状,呈车轮状或龟背状排列;胞质为灰蓝色、紫紫色,有泡沫状空泡,无颗粒。如外周血出现浆细胞,见于传染性单核细胞增多症、流行性出血热、弓形虫病、梅毒、结核病等。异常形态浆细胞有以下3种。

(1)Mott细胞:浆细胞内充满大小不等、直径2~3 μm的蓝紫色球体,呈桑葚样。见于反应性浆细胞增多症、疟疾、黑热病、多发性骨髓瘤。

(2)火焰状浆细胞:浆细胞体积大,胞质红染,边缘呈火焰状。见于IgA型骨髓瘤。

(3)Russell小体:浆细胞内有数目不等、大小不一、直径2~3 μm的红色小圆球。见于多发性骨髓瘤、伤寒、疟疾、黑热病等。

第二节　单核细胞计数

单核细胞占白细胞总数的3%~8%,骨髓多能造血干细胞分化为骨髓干细胞和粒-单核祖细胞之后进而发育为原单核细胞、幼单核细胞及单核细胞,后者逐渐释放至外周血中。循环血内的单核细胞并非终末细胞,它在血中的停留只是暂时的,3～6 天后进入组织或体腔内,可转变为幼噬细胞,再成熟为巨细胞。因此,单核细胞与组织中的巨噬细胞构成单核巨噬细胞系统,而发挥防御功能。

一、原理

单核细胞具有强烈的非特异性酯酶活性,在酸性条件下,可将稀释液中 α-醋酸萘酯水解,产生 α-萘酚,并与六偶氮副品红结合成稳定的红色化合物,沉积于单核细胞内,可与其他白细胞区别。因此,将血液稀释一定倍数,然后滴入计数盘,计数一定范围内单核细胞数,即可直接求得每升血液中单核细胞数。

二、参考值

参考值为$(0.196\pm0.129)\times10^9/L$。

三、临床意义

(一)单核细胞增多

1.生理性增多

正常儿童外周血中的单核细胞较成人稍多,平均为 9%,出生后 2 周的婴儿可呈生理性单核细胞增多,可达 15% 或更多。

2.病理性增多

单核巨噬细胞系统的防御作用是通过以下 3 个环节来完成的。

(1)对某些病原体,如 EB 病毒、结核分枝杆菌、麻风分枝杆菌、沙门菌、布鲁氏菌、疟原虫和弓形虫等,均有吞噬和杀灭的作用。

(2)能清除损伤或已死亡的细胞,在炎症组织中迅速出现多数中性粒细胞与单核细胞,前 3 天中性粒细胞占优势,以后或更晚则以单核细胞为主,由于单核细胞和巨噬细胞吞噬残余的细菌和已凋亡的粒细胞,使炎症得以净化。

(3)处理抗原,在免疫反应的某些阶段,协助淋巴细胞发挥其免疫作用等。

临床上单核细胞增多常见于:①某些感染,如亚急性感染性心内膜炎、疟疾、黑热病等;急性感染的恢复期可见单核细胞增多;在活动性肺结核,如严重的浸润性的粒性结核时,可致血中单核细胞明显增多,甚至呈单核细胞类白血病反应,白细胞占总数常达 $20×10^9/L$ 以上,分类时单核细胞可达 30% 以上,以成熟型为主,但亦可见少数连续单核巨噬细胞。②某些血液病及粒细胞缺乏症的恢复期,常见单核细胞一过性增多,恶性组织细胞病、淋巴瘤时可见幼单核细胞增多,成熟型亦见增多。骨髓增生异常综合征时,除贫血、白细胞计数减少之外,白细胞分类时常见单核细胞增多。

(二)单核细胞减少

单核细胞减少的意义不大。

第三节　淋巴细胞计数

成人淋巴细胞约占白细胞的 1/4,为人体主要免疫活性细胞。淋巴细胞来源于多能干细胞,在骨髓、脾、淋巴结和其他淋巴组织生成中发育成熟者称为 B 淋巴细胞,在血液中占淋巴细胞的 20%～30%。B 淋巴细胞寿命较短,一般仅 3～5 天,经抗原激素活后分化为浆细胞,产生特异性抗体,参与体液免疫。在胸腺、脾、淋巴结和其他组织,依赖胸腺素发育成熟者称为 T 淋巴细胞,在血液中占淋巴细胞的 60%～70%。寿命较长,可达数月,甚至数年。T 淋巴细胞经抗原体致敏后,可产生多种免疫活性物质,参与细胞免疫。此外,还有少数自然杀伤细胞、N 细胞(裸细胞)、D 细胞。但在普通光学显微镜下,淋巴细胞各亚群形态相同,不能区别。观察淋巴细胞的数量变化,有助于了解机体的免疫功能状态。直接计数比间接推算的结果更为可靠。

一、原理

用淋巴细胞稀释液将血液稀释一定倍数,同时破坏红细胞并将白细胞胞质染淡红色,使核与胞质清晰可辨。结合淋巴细胞形态特点,在中倍和低倍镜下容易识别。稀释后滴入计数盘中,计数一定范围内淋巴细胞数,即可直接求得每升血液中淋巴细胞数。

二、参考值

(1)成人:$(1.684 \pm 0.404) \times 10^9/L$。

(2)学龄前儿童:$(3.527 \pm 0.727) \times 10^9/L$。

第四章

凝血检验

第一节　*D*-二聚体检验

　　D-二聚体是反映机体高凝状态和继发性纤溶的标志物,在血栓性疾病的早期排除性诊断、弥散性血管内凝血(disseminated intravascular coagulation,DIC)的诊断与监测、溶栓治疗监测与疗效评价、恶性肿瘤等疾病的预后判断等方面具有重要的临床价值。

　　在凝血级联反应过程的后期,可溶性纤维蛋白多聚体经凝血因子ⅩⅢa交联后形成不溶性纤维蛋白凝块,进而触发纤维蛋白溶解过程,产生一系列降解片段,其中*D*-二聚体是交联纤维蛋白的特异性降解产物。1975年,Gaffney等首先提出*D*-二聚体可作为凝血活化和纤维蛋白降解的标志物;1983年,Rylatt等利用单克隆抗体测定*D*-二聚体,随后乳胶凝集法定性检测开始应用于临床;20世纪90年代,敏感度更高的乳胶增强免疫分析技术和酶联免疫吸附试验(enzyme linked immunosorbent assay,ELISA)在诊断中的优势逐渐显现并最终成为目前被临床接受的主流检测方法。作为静脉血栓栓塞症(venous thromboembolism,VTE)排除诊断的重要依据,血浆*D*-二聚体检测与临床风险评估、静脉加压超声和全下肢超声波检查共同构成了深静脉血栓的标准诊断流程,广泛应用于国内外临床实践中。此外,由于血浆*D*-二聚体水平与凝血活化的规模、血栓数量和纤维蛋白负荷密切相关。因此,对该指标的动态监测,有助于评估血栓风险人群高凝状态变化趋势、判断血栓再发生风险以及监测抗凝溶栓治疗的效果。

一、检测指征

VTE 的排除诊断；动、静脉血栓和微血栓风险的动态监测；抗凝治疗和溶栓疗效监测；DIC 的实验室诊断。

二、试验方法与原理

(一)酶联免疫吸附试验

包被于固相载体的抗 D-二聚体单克隆抗体与待检血浆中的 D-二聚体结合，加入酶标抗体后形成夹心复合物，复合物中的标记酶与其特异性底物发生作用，颜色深浅与标本中 D-二聚体浓度呈正比。

(二)酶联免疫荧光试验(enzyme-linked fluorescent assay, ELFA)

采用酶联免疫分析夹心两步法和最后的荧光检测相结合的分析方法测定纤维蛋白降解产物(fibrin degradation product, FbDP)。利用包被抗 FbDP 单克隆抗体的固相管将样品吸出，抗原与包被在固相管上的抗 FbDP 抗体结合为复合物，随后将此复合物加入有碱性磷酸酶标记的抗 FbDP 单克隆抗体共轭物的微孔中进一步反应，形成"夹心"结构。底物(磷酸 4-甲基伞形烷)循环进出 SPR。共轭物酶催化水解底物为荧光产物(4-甲基伞形酮)，在 450 nm 处测量其荧光强度。荧光强度与标本中抗原的浓度成正比。

(三)微粒凝集定量检测法

D-二聚体乳胶试剂是包被着特异性抗 D-二聚体单克隆抗体的聚苯乙烯乳胶微粒，微粒体积均匀，处于悬浮状态。血浆、乳胶试剂和缓冲液混合后，包被抗体的乳胶微粒发生聚集，聚集程度与标本中 D-二聚体浓度呈正比。在 405 nm 波长处进行比浊测定。

(四)微粒凝集定性检测法

用抗 D-二聚体特异性抗体包被的乳胶微粒与血浆混合，包被抗体的乳胶微粒与 D-二聚体形成肉眼可见的凝集物。

(五)胶体金法

基于固相载体夹心免疫分析方法。将血浆标本加入检测卡微孔内,血浆中 D-二聚体分子与包被在薄膜中的 D-二聚体特异性单克隆抗体结合。加入 D-二聚体单克隆抗体与胶体金的偶联液,膜中 D-二聚体与偶联液中的金标 D-二聚体单克隆抗体形成夹心式反应,剩余偶联液用洗涤液冲走。标本中存在0.1 mg/L以上的 D-二聚体时,检测膜显色,颜色深浅与标本中 D-二聚体浓度成正比。

(六)化学发光法

采用两步法免疫测定,使用磁性微粒作为固相和化学发光检测系统来定量测定枸橼酸盐抗凝血浆中的 D-二聚体。首先,标本、包被磁性微粒的抗 D-二聚体抗体、反应缓冲液相互混合,标本中存在的 D-二聚体片段可与包被磁性微粒的抗 D-二聚体抗体结合,然后进行磁性微粒分离和洗涤,再加入异氨基苯二酰肼标记的抗 XDP 抗体。第二步,进行孵育,然后进行新的磁性分离和洗涤后,加入两个触发剂并引发化学发光反应,光学系统会检测光能量,光能量与标本中的 D-二聚体浓度呈正比。

三、临床意义

(一)VTE 的排除诊断

VTE 的排除诊断需要结合临床可能性(Wells 评分或 Geneva 评分),依据具有 VTE 排除诊断功能的 D-二聚体试剂的检测结果进行判断。

(1)初发下肢深静脉血栓(deep venous thrombosis,DVT)低度和中度临床可能性的患者,推荐首先进行 D-二聚体检测,如阳性,可进行近端静脉加压超声检查(compression venous ultrasonography, CUS)。如阴性,不推荐继续进一步检查。

(2)近端 CUS 首次检查结果为阴性的中度临床可疑 DVT 患者,推荐 1 周内复查 CUS 和(或)进行 D-二聚体检查。

(3)不推荐 D-二聚体用于临床高度怀疑 DVT 患者的排除诊断。如临床高度可疑患者首次近端 CUS 检查为阴性,推荐立即进行 D-二聚体检测,阳性患者进行全下肢超声检查。

(4)对于怀疑复发性下肢 DVT 患者,首先推荐进行 D-二聚体或近端 CUS 检查以评估情况。如阴性,不推荐进一步检查。

（5）在没有合并高血压和中风的患者群中,血浆 D-二聚体测定联合临床可能性评估可以排除约 30% 的疑似 PE 的急诊患者。但在临床高度怀疑 PE 的急诊患者中,D-二聚体由于阴性预测值较低而不推荐首先使用。

（二）血栓后综合征预测

D-二聚体水平升高与血栓后综合征（post thrombotic syndrome, PTS）关系密切。接受抗凝治疗的 VTE 患者停用口服抗凝药后,血浆 D-二聚体水平的升高提示 VTE 再发生的风险显著增加,而且上调医学决定水平可提高 D-二聚体对 VTE 风险的预测性能。

（三）高凝状态与静脉血栓风险

外科手术、创伤、慢性心力衰竭、恶性肿瘤、脓毒症、肾脏疾病、2 型糖尿病、口服避孕药、遗传性抗凝系统缺陷、妊娠晚期和病理妊娠等均可导致高凝状态、附血管壁或血浆中游离纤维蛋白的形成。血浆 D-二聚体水平升高程度与纤维蛋白栓子大小、栓子数量和凝血系统活化动员的规模密切相关。

有充分的证据显示,男性 VTE 患者抗凝治疗后,血栓复发的风险是女性的 1.75 倍,D-二聚体阳性的患者 VTE 复发风险是阴性患者的 2 倍,同时具备男性和 D-二聚体升高这两种因素的患者风险更高。女性 VTE 患者治疗后 D-二聚体检查呈阴性时,近端 DVT 或 PE 风险较低,因此可作为确定是否延长抗凝治疗的重要依据。存在争议的是,治疗后 D-二聚体检查呈阴性的男性患者,近端 DVT 或 PE 复发风险并未显著降低,D-二聚体水平变化对男性患者治疗方案的选择并不能产生明显影响。

（四）动脉血栓

动脉粥样硬化疾病患者血浆 D-二聚体升高与急性心肌梗死和缺血性卒中风险显著相关。周围动脉闭塞患者出现高水平 D-二聚体时,提示短期内（90 天内）心血管不良事件风险增加。急性冠脉综合征发生后,血浆 D-二聚体水平可迅速升高,其中 ST 段抬高型心肌梗死患者最为显著,而且 D-二聚体持续处于高水平常提示预后不良。此外,在心、脑血管事件发生后,血浆 D-二聚体水平与 t-PA 抗原含量呈负相关,华法林抗凝治疗有效时,可以降低血浆 D-二聚体的水平。

(五)弥散性血管内凝血

D-二聚体水平是反映 DIC 时继发性纤溶亢进的敏感指标,恶性实体肿瘤、白血病、脓毒症、创伤、子痫前期和大面积烧伤等均可导致 DIC 发生。由于凝血系统显著活化和继发性纤溶功能亢进,D-二聚体水平可持续性升高,并与病情发展和严重程度密切相关,其敏感性和特异性高于血小板计数、纤维蛋白原和 FDP 等筛选试验,因此已成为 DIC 实验室诊断的重要指标。

(六)鉴别纤溶亢进类型

原发性纤溶亢进时由于纤溶酶降解纤维蛋白原,引起 FDP 升高,一般不会引起 D-二聚体水平的升高。因此,D-二聚体与 FDP 联合使用,可鉴别原发性和继发性纤溶亢进。

(七)溶栓治疗的实验室监测

溶栓治疗时,纤维蛋白降解速度及规模均显著增加,血浆 D-二聚体水平通常在溶栓治疗 48 小时后升高 2 倍以上,治疗失败者无明显升高现象。

(八)陈旧性血栓

无论血栓负荷大小,血管内如无新形成的纤维蛋白,血浆 D-二聚体水平不会发生明显变化。

四、结果分析及影响因素

(1)急性静脉血栓形成时发生凝血和纤溶系统活化,血浆 D-二聚体水平显著升高,由于该试验具有很高的阴性预测值,因此可以帮助临床排除不典型的急性 VTE。另一方面,纤维蛋白可在多种病理情况下大量生成,如癌症、感染、出血、创伤、外科术后和坏疽等,导致患者血浆 D-二聚体的阳性预测值降低,在此类患者群中,D-二聚体的排除诊断效果降低,需要调整医学决定水平以改善诊断的敏感性和特异性。

（2）建议针对不同患者群和诊断目的（排除诊断或风险评估）制定相应的医学决定水平。除 D-二聚体排除诊断 VTE 的医学决定水平与其参考区间基本重叠外，D-二聚体针对不同临床目的和人群可有多个医学决定水平，大多数情况下，这些医学决定水平显著高于参考区间。实验室特别要提示临床医师关于参考区间与医学决定水平之间的概念差异。

（3）引起血浆 D-二聚体水平升高的纤维蛋白类型包括，血管内形成较大的血栓栓子、较小的附血管壁纤维蛋白凝块和游离于血浆中的纤维蛋白网状结构。除病理因素外，一过性应激反应、焦虑症和某些药物可能会促进血管内纤维蛋白形成。

（4）D-二聚体的半寿期为 6～8 小时，每 24 小时清除速率为 6%。

（5）不同 D-二聚体测定方法间尚未实现标准化，检测数据不具可比性，如需对患者进行连续监测，建议采用来自同一实验室及相同检测系统的数据。

第二节　血小板检验

血小板由骨髓巨核细胞膜延伸而裂解生成并释放入血，健康成人以每天 $40 \times 10^9/L$ 的速度更新，寿命为 7～11 天，浓度水平为 $(125～350) \times 10^9/L$。血小板主要参与人体止血、炎症和免疫反应等多种生理病理过程，其生成受到血小板生成素、生长因子、炎性因子等因素调控，衰老的血小板主要在脾和肝脏网状内皮系统被破坏。在一期止血过程中，血小板通过其表面糖蛋白Ib/Ⅸ/Ⅴ（GPIb/Ⅸ/Ⅴ）复合物与血管性血友病因子（von Willebrand factor，vWF）结合，介导高剪切力下血小板黏附到受损的血管内皮下结构；而 GPⅡb/Ⅲa 则通过与纤维蛋白原或 vWF 结合实现血小板聚集，同时血小板还通过脱颗粒释放胞内促凝物质放大活化效应。血小板质量和数量的异常均可导致出血性或血栓性疾病，因此血小板数量和功能的检测对临床出血性疾病诊断以及评估临床抗血小板治疗的效果具有重要的临床价值。然而由于血小板相关检测复杂且费时费力，到目前为止仍没有统一的检测标准及结果解释。

血小板减少是临床常见的出血性疾病的病因，根据减少的机制可分为血小板生成不足和血小板破坏增加两类。血小板计数是目前最常采用且最简单的检测方法，主要采用自动化血细胞计数仪，对于难以解释的血小板减少症患者应采用显微镜直接计数法，并进行外周血涂片观察血小板形态及大小，以排除操作不当或先天性血小板病引起的血小板减少。为明确血小板减少的病因，通过骨髓检查明确血小板生成减少性疾病及排除血小板破坏增加性疾病；网织血小板比例测定可辅助诊断血小板破坏增加引起的血小板减少；血小板相关抗体及血小板特异性抗体的检测对免疫性血小板减少症的诊断有重要的辅助价值。

出血时间（Duke 法）是最早采用的评价血小板功能的方法，该法简单易行，但试验结果易受到操作者主观影响及受试者状况的影响且具有创伤性，已不推荐使用。目前，在临床及研究领域中应用最多的检测方法是 20 世纪 60 年代起开始的比浊法检测血小板聚集功能，是血小板聚集功能分析的"金标准"，但由于耗时、技术要求较高等缺点限制了其在临床的广泛应用，主要在经验丰富的实验室开展。20 世纪 80 年代发展的全血检测血小板功能法（电阻抗法）能简单且快速地用于血小板功能筛查，但并没有被广泛应用。采用全血检测的 PFA-100 能模拟人体内的高剪切力状态并具有需血量小等优点，在血小板功能的筛查方面已得到了认可。流式细胞仪用于检测血小板膜糖蛋白质量缺陷具有无可比拟的优势。血小板释放功能检测最常用的指标是三磷酸腺苷（adenosine triphosphate，ATP），亦可采用酶标法检测血小板内其他内容物。

一、血小板计数

血小板计数（platelet count，Plt）是指计量单位体积血液中血小板的数量。正常情况下，循环血液中血小板的数量相对稳定。但在某些生理或病理情况下,血小板计数可增多或减少,因此血小板计数是反映血小板生成与消耗(破坏)之间平衡的试验。由于血小板体积小,容易发生黏附、聚集和变性破坏,常对计数的准确性产生影响,目前血小板计数的主要方法包括血细胞分析仪法和目视显微镜计数法。

(一)试验方法

血细胞分析仪可直接检测血小板数目并提供血小板直方图来反应血小板体积大小的分布情况。仪器法检测血小板数目具有高精密度的优势,但不能完全将血小板与其他体积类似的物质(如细胞碎片或杂质)区别开来,尤其血小板直方图异常时仍需采用显微镜计数加以校正。因此,显微镜计数(特别是相差显微镜)仍然是公认的参考方法。

(二)参考区间

仪器法中国汉族人群成人 PLT 的参考区间为 $(125\sim350)\times10^9/L$。由于 PLT 结果受到地域、人群、年龄、标本类型和检测方法等多方面因素的影响,各实验室引用参考区间时应进行验证,必要时建立本实验室的参考区间。

(三)临床意义

1.生理变异

健康人的血小板数量比较稳定,在 2 天 24 小时中没有大的波动,亦无性别与年龄的明显差别。应激状态下,血小板数量可短暂升高。

2.血小板计数减少

常见于血小板破坏过多,如免疫性血小板减少症(immune thrombocyte penia,ITP)、脾功能亢进及体外循环等;血小板消耗过多,如弥散性血管内凝血、血栓性血小板减少性紫癜、溶血性尿毒症综合征、败血症及粟粒性结核等;血小板生成障碍,如白血病、再生障碍性贫血、溶血性贫血、骨髓增生异常综合征、骨髓纤维化等;亦可见于遗传性血小板减少症,如湿疹血小板减少伴免疫缺陷综合征(Wiskott-Aldich syndrome,WAS)、MYH9 相关性血小板减少症、灰色血小板综合征、巨血小板综合征、地中海血小板减少症、植物固醇血症及先天性无巨核细胞血小板减少症等。

3.血小板计数显著增多

主要见于骨髓增殖能力增强,如原发性血小板增多症、真性红细胞增多症、慢性粒细胞白血病及肿瘤骨髓转移(有溶骨性变化时)等。在脾切除术后,血小板计数也能呈现一过性增多。反应性血小板增多症,常见于急慢性炎症、缺铁性贫血、癌症、缺氧及创伤后,尤其儿童急性感染后常见。原发病经治疗情况改善后,血小板数量会很快下降至正常水平。

(四)结果分析及影响因素

1.采血方面的影响

必须一针见血,标本采集后与抗凝剂迅速混匀。末梢血采集时针刺深度至少 2 mm,使血液自然流出,不要过度挤压。

2.放置时间的影响

静脉血在放置 24 小时后,血小板多发生黏附聚集并形成较大聚集团块,可造成血细胞分析仪计数误差,数量假性降低,因此应尽量缩短运输和储存的时间。

3.血小板形态异常

血小板体积过大或过小均会影响检测结果。形态异常可使血小板直方图有不规则峰型出现,体积分布低而宽,部分图形尾巴上翘,此时应采用显微镜直接计数法检测。

4.EDTA 诱导的血小板减少现象

乙二胺四乙酸(EDTA)可使一些血标本中的血小板发生聚集,造成"假性血小板减少"现象,可采用血涂片观察并使用其他抗凝剂(枸橼酸钠)进行鉴别。

5.其他干扰因素

某些溶血性疾病时发生血管内溶血,血液标本中出现红细胞碎片,这些碎片易被血细胞分析仪误识别为血小板。慢性粒细胞性白血病经过治疗后,血液中出现大量白细胞碎片,可干扰血小板计数。严重缺铁性贫血患者,如血小板平均体积(meam platelet volume,

MPV)＜60 fL 时,一些完整的小型红细胞体积可＜30 fL,也会影响血小板计数的准确性。

二、网织血小板检测

网织血小板(reticulated platelets,RP)是从骨髓中释放入血的新生血小板,与成熟血小板相比,网织血小板体积更大,RNA 含量多,蛋白质合成能力强。随着血小板的成熟,胞质内 mRNA 逐渐消失,体积逐渐变小。网织血小板计数可以比较精确地反映骨髓内血小板生成情况。目前,主要通过流式细胞仪和血细胞分析仪两种方法进行测定。

(一)试验原理与方法

网织血小板中含有丰富的 RNA,荧光染料噻唑橙(thiazole orange,TO)具有透过活细胞膜特异性结合 DNA/RNA 的特性,当其与DNA 或 RNA 结合后,发射荧光的能力可增大 3 000 倍。采用荧光标记的血小板膜糖蛋白单克隆抗体标记血小板,通过流式细胞仪检测 TO 阳性血小板的百分率和荧光强度。荧光强度可反映血小板内部的 RNA 含量,即网织血小板成熟情况。

全自动血细胞分析仪检测网织血小板是在流式分析的基础上,通过设门构建网织红细胞和网织血小板的检测通道,并利用分析软件对网织血小板进行识别和计量,从而得到网织血小板的比例和绝对值,并在散点图上标以不同颜色以便区分。

(二)参考区间

采用血细胞全自动分析仪 Sysmex XE-2100 建立的网织血小板计数的参考区间如下。①网织血小板百分比:男性为 1.07％～6.90％,女性为0.58％～6.00％。②网织血小板绝对值:男性为$(2.60～13.00)×10^9/L$,女性为$(1.55～11.85)×10^9/L$。不同检测系统间存在差异,建议每个实验室制定自己的健康人参考区间或对制造商提供的参考区间进行充分验证。采用流式细胞术检测,因影响因素较多,每个实验室需建立各自的参考区间。

(三)临床意义

网织血小板计数升高见于免疫性血小板减少症、血栓性血小减少性紫癜和溶血性尿毒症综合征等血小板破坏与消耗增加类的疾病;网织血小板计数降低见于再生障碍性贫血、骨髓增生异常综合征和白血病等血小板生成减少类疾病。

1.鉴别血小板减少症

在血小板破坏增多或生成不足所致的疾病中,网织血小板的比例会有显著变化,并可与其他血小板生成不足性疾病(如脾功能亢进等)相鉴别。研究发现ITP患者血小板破坏增加,骨髓生成血小板加快,外周血中新生血小板增多,使网织血小板比例升高,而在有些患者中可高达50%~60%,在临床上可作为ITP诊断的重要指标。脾功能亢进虽有血小板减少,但网织血小板比例接近正常。

2.反映骨髓抑制后血小板生成能力的恢复

再生障碍性贫血、白血病及肿瘤浸润等患者由于骨髓增殖受抑,血小板总数减少,而网织血小板比例基本正常。化学治疗(简称化疗)后,在血小板计数上升前4~5天,网织血小板比例即开始明显升高。因此,网织血小板比血小板计数能更敏感地反映血小板再生情况。

3.原发性血小板增多症(primary thrombocytosis,PT)

PT未并发血栓形成时,网织血小板比例与健康人水平相当;PT并发血栓形成时,网织血小板比例显著高于健康人,可能是与网织血小板对凝血酶原受体激动肽等多种活化诱导剂的刺激有较强反应性有关。

(四)结果分析及影响因素

标本放置时间不宜过长,应尽量使用新鲜标本进行检测。利用流式细胞仪进行检测时,在孵育过程中,网织血小板随TO浓度的增加(和)或孵育时间的增加呈非饱和性增加,其原因可能与TO的亲脂性有关,各个实验室应该建立自己的标准操作流程及参考区间,以达到对临床的辅助诊断目的。

三、血小板形态学检查

(一)试验原理与方法

血小板的形态与功能密切相关,通过血小板形态检查,有助于对疾病进行鉴别以及发病机制的研究。血液分析仪作为一种筛查手段,当细胞数量、比例、分布参数或直方图等发生异常或为临床疑似血液系统疾病时,有必要进行血涂片检查。在某些病理情况下,分析软件不能拟合血小板分布状态时,亦须通过血涂片和人工显微镜血小板计数以明确诊断。

正常血小板体积小,呈圆、椭圆或不规则形,直径 $1.5 \sim 3.0~\mu m$,胞质呈灰蓝或粉红色,内含较多紫红色颗粒,中心有颗粒区,周围透明的胞质称透明区,无细胞核。血小板可散在,亦可呈聚集状态,聚集的血小板数量不等。在血涂片中血小板由于被激活,使颗粒易集中在胞体中央并可见伪足伸出,活化的血小板则呈不规则形,表面有大量星芒状突起,彼此间常发生黏附和聚集。

(二)临床意义

1.大小的变化

病理情况下,血小板可出现明显体积变化,大血小板直径可 $>3.3~\mu m$,主要见于 MYH9 相关性血小板减少症、灰色血小板综合征、巨血小板综合征、地中海血小板减少症、植物固醇血症。在 ITP、慢性粒细胞白血病及某些反应性骨髓增生旺盛的疾病可偶见畸形且偏大的血小板。小血小板常见于 Wiskott-Aldich 综合征。

2.形态的变化

正常人外周血中的血小板多为成熟型,也可见少量形态不规则或畸形血小板,但所占比值一般较低。当骨髓巨核细胞增生旺盛时,尤其是重症 ITP 或慢性粒细胞白血病时,可以见到大量蓝色的、巨大的血小板。巨血小板综合征患者的血小板计数常轻度减少,伴巨大血小板,直径可达 $8~\mu m$,其嗜天青颗粒集中在血小板中央,形成假核状或淋巴细胞样,为本病的形态学特征。急性 ITP 患者血小板形态大致正常,慢性患者可见异形、巨大血小板等改变。血栓性血小板减少性紫癜患者血小板计数减少,亦可见大血小板,并可见较多的红细胞碎片,呈盔形、新月形、小球形等。植物固醇血症患者血小板计数常轻度减少,同时伴偏大至巨大血小板,血小板内容物被周边一圈空泡包围,且口型及靶型红细胞也多见。灰色血小板综合征患者可见血小板内颗粒缺乏、呈苍白状。

3.血小板分布情况

功能正常的血小板在外周血涂片上可聚集成小团或成簇。原发性血小板增多症,血小板聚集成团甚至占满整个油镜视野,其中可见小型、大型、巨型及畸形血小板,偶见巨核细胞碎片。再生障碍性贫血时,涂片中血小板明显减少。EDTA 诱导的血小板减少可见EDTA 抗凝静脉血涂片中血小板聚集成团,而指尖血涂片血小板分布正常。血小板无力症患者血涂片中的血小板形态与数量未见异常,但血小板散在分布,几乎见不到聚集的血小板。

四、血小板功能检测

血小板功能检测包括、血小板聚集功能、血小板释放功能试验等。在抗凝血标本中加入血小板聚集诱导剂,如胶原、二磷酸腺苷(adenosine diphosphate,ADP)等,模拟体内环境以间接判断体内血小板功能状态。由于试验结果受到取血、操作、设备、试剂等多种因素影响,各项血小板功能试验结果在室内和室间均存在较大差异,国内尚未建立完善的标准操作规范。因而在解释试验结果时需注意排除相关干扰因素,各实验室需建立自己的操作流程和参考区间。多种整体反应血小板功能状态的试验方法已逐步应用于临床,在出血性疾病筛查和抗血小板治疗监测中得到推广。

(一)血小板聚集试验

血小板聚集试验是被广泛应用的血小板功能检测方法,有比浊法、阻抗法(全血法)、光散射法等,目前仍以比浊法最常用。血小板聚集诱导剂主要包括 ADP、胶原、花生四烯酸(arachidonic acid,AA)和瑞斯托霉素(ristocetin,R)等。虽然比浊法简便易行且应用更广泛,但易受患者采血前状态、血液采集过程、富血小板血浆

(platelet rich plasma,PRP)制备过程、检测和分析过程等多种因素的影响,至今仍未标准化。2013年,国际血栓与止血学会公布了比浊法检测血小板聚集功能操作指南。

1.试验原理与方法

(1)试验原理:PRP在连续搅拌条件下,加入血小板聚集诱导剂,诱导剂与血小板膜上相应的受体结合,使血小板活化并导致血小板发生聚集,PRP悬液的浊度降低、透光度增加。光电系统将光浊度的变化转换为电讯号的变化,在记录仪上予以记录,根据描记曲线计算出血小板聚集的速率。由于在血小板聚集过程中需要血小板膜糖蛋白、纤维蛋白原与Ca^{2+}的参与,因而血小板聚集率可反映血小板数量和功能状态、血浆纤维蛋白原含量和vWF水平等。

(2)检测方法如下。

标本采集:从肘静脉顺利取血4.5 mL,注入含0.5 mL枸橼酸钠(0.129 mol/L)的硅化或塑料试管中。

标本处理及检测:①以200 g离心10分钟,取出上层血浆即为PRP,将剩余血液以1 500 g离心15分钟,上层较为透明的液体即为乏血小板血浆(platelet pool plasma,PPP)。②将PRP及PPP分别加入2支比浊管内,以PPP管调零,并加搅拌磁棒(1 000 r/min),在37 ℃预热3分钟。③将<1/10体积的诱导剂加入PRP中,同时开始搅拌(1 000 r/min),记录至少5分钟聚集波型。④测量最大聚集距PRP基线的高度(h_1)及PPP基线之间的高度(h_0),通过公式$MAR=h_1/h_0\times100\%$,获得最大血小板聚集率。

诱导剂的选择:不同的诱导剂检测不同种类的血小板异常,初始检测时不必使用全部的诱导剂,可应用常规诱导剂在标准剂量下检测血小板聚集情况,有异常时再进一步检测。一般情况下,如果低浓度的诱导剂不聚集,再进行高浓度的诱导剂检测;而对于怀疑2B型或血小板型血管性血友病的患者在常规1.2 mg/mL瑞斯托霉素聚集正常时,需进行低浓度(0.5~0.7 mg/mL)瑞斯托霉素检测;如果花生四烯酸聚集降低,需采用血栓素A_2的类似物U46619来区分阿司匹林样缺陷还是血栓烷受体缺陷。

2.参考区间

使用不同种类、不同浓度的血小板聚集诱导剂,最大血小板聚集率的参考区间有显著差别,多数人在50%～100%,各实验室需建立自己的健康人参考区间。

3.临床意义

(1)血小板聚集率降低:见于血小板无力症、巨大血小板综合征、α-贮存池病、低(无)纤维蛋白原血症、尿毒症、肝硬化、维生素 B_{12} 缺乏症和服用血小板抑制药等。

(2)血小板聚集率升高:见于高凝状态和血栓性疾病,如急性心肌梗死、心绞痛、糖尿病、脑血管疾病、深静脉血栓形成、先天性心脏病、高 β-脂蛋白血症、抗原-抗体复合物反应、人工瓣膜、口服避孕药和吸烟等。

4.结果分析及影响因素

血小板聚集试验最易受到采血及制备过程等多种因素的影响,在结果分析时需注意排除各种影响因素,必要时重新采集标本重复测定。

(1)药物的影响:阿司匹林、氯吡格雷、替罗非班、替格瑞洛、双嘧达莫、肝素和部分口服抗凝剂均可抑制血小板聚集。各种药物间的机制、半衰期均存在差异,因此监测时间也不同,如100 mg阿司匹林作用可持续1周,停药7天以上,血小板聚集试验才可能恢复至正常水平。

(2)标本采集的影响:采血过程应顺利,避免反复穿刺而将组织液混入血液或混入气泡。前3～4 mL 血液不能用于聚集实验,采集血标本应放入塑料试管或硅化的玻璃管中避免血小板活化。标本应在室温下静置15分钟,且采血后4小时内完成试验,时间过长会降低血小板的聚集强度和速度。采血后,标本应放在15～25 ℃室温下为宜,低温会致使血小板激活。

(3)标本 pH 的影响:血浆标本 pH 处于6.8～8.5时可获得最佳聚集效果。

(4)标本制备的影响:PRP 在制备过程中不应采用带制动的离

心机,对于巨大血小板患者可采用自然沉降法获取 PRP。PRP 中如混有红细胞或标本溶血及血脂过高等因素均可降低透光度,影响血小板聚集率,应在报告中注明。血小板数量过低亦可影响血小板聚集,应在报告中注明。

(5)诱导剂影响:诱导剂应妥善保存,ADP 配制成溶液后宜在－20 ℃冰箱贮藏,一般半年内不会降低活性;肾上腺素的存储和使用过程应避光。

(二)血小板三磷酸腺苷释放功能检测

1.试验原理与方法

(1)试验原理:血小板中多数腺嘌呤核苷酸储存在致密颗粒中,其中 ATP 的储存率为 40%,ADP 的储存率为 60%。血小板受诱导剂刺激活化时,致密颗粒中 ATP、ADP 被释放至细胞外,诱导剂刺激后血小板细胞外液中 ATP 含量变化可反映血小板的释放功能。荧光素-荧光素酶和 ATP 同时存在情况下会发射荧光,光强度与 ATP 浓度平行。血小板释放反应中产生的 ADP 在磷酸烯醇丙酮酸作用下转变为 ATP,通过荧光强度的测定可计算出血小板释放的 ATP 和 ADP 总量。

(2)检测方法:以 Chrono-log 血小板聚集仪为例,利用荧光法与血小板聚集同步测定。①标本采集与处理:以 0.129 mol/L 枸橼酸钠抗凝全血制备 PRP。②绘制标准曲线:在本底液调零后,反应杯中加入不同浓度的 ATP 标准品,检测并将测定结果绘制成反应曲线。③样本检测:在本底液调零后,加入相应的诱导剂(如 ADP),进行检测并保存检测结果,软件记录释放曲线,根据峰值与 ATP 标准品曲线计算 ATP 释放量。

2.参考区间

每个实验室需建立各自的参考区间,以 ADP(浓度为 3.6 μmol/L)作为诱导剂时,ATP 释放量为(1.8 ± 0.8)μmol/10^{11} 个血小板。

3.临床意义

常规检测时,需同时测定正常人血小板 ATP 释放量作为参照。血小板 ATP 释放量减少见于骨髓增生异常综合征、ITP、多发性骨髓瘤、霍奇金病以及服用抗血小板药物。α-贮存池病时,ATP释放减少,血小板聚集二相波消失,为贮存池病最为突出的特征。

4.结果分析及影响因素

采血及制备PRP的过程是否规范化、对照样本的选择、环境因素刺激血小板活化等均可干扰检测结果。

(三)血小板功能分析仪

PFA-100型血小板功能分析仪可用于快速和准确评估血小板功能。该检测仪可模拟体内初期止血过程,敏感反映高剪切力下血小板的止血功能,既可用于检测与血小板黏附、聚集、血小板栓子形成相关的初期止血障碍疾病(如vWD和血小板病的筛选),也可用于评估抗血小板药物疗效(如抗血小板药物治疗监测和外科手术前初期止血功能的评价)。而对于凝血因子缺乏性疾病如血友病A、血友病B及无纤维蛋白原血症,PFA-100测定结果正常。该试验用血量少,耗时短(3~5分钟),可代替出血时间测定作为筛选试验。由于仍属于功能筛选试验,且PFA-100的仪器与配套试剂较贵,该试验提供的信息有限。

1.试验原理与方法

(1)试验原理:该装置使抗凝全血按一定速率通过涂有胶原和肾上腺素或ADP的小孔,使血小板暴露在剪切力及相关诱导剂环境下,血小板发生聚集逐步填充并堵塞小孔,血流停止。中央小孔完全被血小板栓子阻塞所需要的时间即为闭合时间(closure time,CT)。

(2)检测方法:取枸橼酸钠抗凝血0.8 mL加到装有一次性试管的槽内(要求采集4小时内的血样),预温至37 ℃,然后利用真空吸力使血样通过直径200 μm的不锈钢毛细管和直径为150 μm的硝酸纤维膜微孔,膜上包被胶原蛋白和肾上腺素或ADP。在5 000~6 000/s的高切变和诱导剂的作用下,血小板产生聚集,形成栓子,阻碍血流。检测堵塞微孔所需的时间。

2.临床意义

（1）血小板数目及 vWF 含量的异常：CT 与血小板数目呈负相关，当血小板计数＜$50×10^9$/L 时，CT 通常延长，当血小板计数＜$10×10^9$/L 时，CT 明显延长甚至不闭合。CT 与血浆 vWF 的水平呈负相关，O 型血人群由于血中 vWF 含量较其他血型低，因此 CT 延长 10%～20%。

（2）血小板质量异常：胶原/肾上腺素（C/EPI）和胶原/二磷酸腺苷（C/ADP）诱导的 CT 均延长，除血小板减少的因素外，遗传性血小板病（如血小板无力症、Bernard-Soulier 综合征、灰色血小板综合征）、血管性血友病也是常见原因。C/EPI 的 CT 延长也见于其他遗传性血小板病（如 WAS、MYH9 相关疾病）。

（3）抗血小板药物的影响：拮抗血小板膜糖蛋白 aIIbβ3 类药物，如阿昔单抗、依替巴肽、替罗非班，该类药物应用后 C/EPI 和 C/ADP 的 CT 明显延长，与血小板无力症相似。阿昔单抗停药 12 小时后，依替巴肽停药 4～6 小时后，CT 方可恢复正常。应用抑制 COX-1 活性类的非甾体抗炎药（阿司匹林等），95% 的健康人应用后 C/EPI 的 CT 延长，而 C/ADP 的 CT 无变化。而冠脉及外周动脉病变的患者服药后，只有 20%～50% 的患者表现为 C/EPI 的 CT 延长。阿司匹林停药 6 天后，CT 才能恢复正常，布洛芬停药 24 小时即可恢复正常。

（4）监测 DDAVP 的疗效：1 型 vWD 患者应用 DDAVP 治疗后可明显缩短 C/ADP 和 C/EPI 的 CT，且随血浆 vWF 水平的升高而缩短。因此，可用于监测 1 型 vWD 患者对 DDAVP 的反应。

（5）其他：CT 反映血小板及其他参与止血过程的成分的整体功能状态。因此，当测定结果高于参考区间时，需要做进一步实验室检查以明确原因，同时结合病史、用药史、临床表现和其他实验室检查。

3.结果分析及影响因素

分析前多种因素会影响检测结果，应注意控制和排除，如：①多种药物可影响血小板功能，因此应询问患者用药史。②食物中脂肪或脂肪酸可能抑制血小板功能,检测前提醒患者清淡饮食。③标本溶血会降低血细胞比容,释放 ADP,影响闭合时间。

检测过程中的注意事项:①血沉较快的患者可能会发生血细胞分层,需充分混匀抗凝全血或需多次重复。②在检测过程中应注意是否有微血栓或气泡混入,微血栓和气泡会对检测结果产生影响。

五、血小板膜糖蛋白检测

血小板膜糖蛋白分为质膜糖蛋白和颗粒膜糖蛋白,前者主要包括 GPⅠb/Ⅸ/Ⅴ、GPⅡb/Ⅲa、GPⅠa/Ⅱa等,后者主要包括 CD62p 和 CD63。CD62p 又称 P-选择素或 GMP140,仅表达于未活化的血小板颗粒膜上;血小板活化后,CD62p 分子在质膜呈高表达。CD63 在静止血小板仅分布于溶酶体膜,血小板活化后随颗粒脱落而表达在血小板膜表面。因此,CD62P 和 CD63 在质膜上高表达被视为血小板活化的分子标志物。过去常采用放射免疫法及 SDS-聚丙烯酰胺凝胶电泳法测定,费时费力。目前,多使用流式细胞术测定血小板膜糖蛋白表达情况,操作简单方便,对诊断遗传性血小板病有较高价值。

(一)试验原理与方法

1.试验原理

采用荧光素标记的抗血小板膜糖蛋白特异性单克隆抗体作为探针,与血小板膜糖蛋白特异性结合,结合的量与血小板膜糖蛋白含量呈正比。

2.检测方法

(1)采集 EDTA 或枸橼酸钠抗凝的全血,准备荧光素标记的血小板 CD62p、CD63、CD42、CD41 和 CD61 等待测指标的抗体。

(2)加样步骤:①向样本管 1 中依次加入 10 μL 荧光素标记的抗体(具体见抗体说明)、100 μL磷酸盐缓冲液(phosphate buffer solution,PBS)和 5 μL 待测全血;②向样本管 2 中依次加入 10 μL 荧光素标记的抗体、100 μL PBS 和 5 μL 正常人全血;③向对照管中依次加入 10 μL 荧光素标记的同型对照抗体、100 μL PBS 和 5 μL 待测全血。④轻轻混匀,室温避光孵育15分钟。

（3）加入 1 mL PBS(含 1.0% 多聚甲醛)终止反应,用流式细胞仪进行分析。

（4）根据前向角散射(FS-LOG)与侧向角散射(SS-LOG)圈定血小板。以对照管设定阳性阈值,测定5 000～10 000 个血小板的荧光阳性百分率及平均荧光强度(mean flourscence indensity,MFI)。

(二)参考区间

设定健康人标本平行对照,不同检测体系血小板荧光表达率及MFI 不同,每个实验室需建立各自的标准。

(三)临床意义

1.血小板功能缺陷

GPIb 缺乏,见于巨大血小板综合征;GPⅡb/Ⅲa 缺乏,见于血小板无力症;活化后 CD62p 表达降低或缺乏,见于血小板贮存池缺陷病。

2.血栓前或血栓性疾病

CD62p、CD63 表达增加是血小板活化的特异性标志。急性冠脉综合征、急性脑卒中、糖尿病、高血压、外周动脉血管病均可见血小板活化显著增加。

(四)结果分析及影响因素

血液标本采集与样本处理过程中可能导致血小板的体外激活,引起糖蛋白表达升高,出现假阳性结果。

六、血小板自身抗体检测

血小板自身抗体是机体免疫系统所产生的针对血小板膜糖蛋白 GPⅠb/Ⅸ、GPⅡb、GPⅢa 和GPⅠa/Ⅱa等抗原的自身抗体,这些抗体与血小板膜上的相应抗原结合后使血小板被单核巨噬系统大量破坏,表现为血小板数量减少和皮肤黏膜出血。目前,血小板自身抗体检测主要包括血小板相关抗体检测及血小板特异性自身抗体检测,前者敏感性可达 90%,但特异性较差,不能区分真正的抗血小板抗体与血小板表面非特异性吸附的抗体。血小板抗原单克隆抗体固相化法(MAIPA 法)与改良抗原捕获 ELISA 法可特异性检测抗血小板自身抗体,但其灵敏度较低,操作复杂烦琐,限制了其在临床的普及应用。

(一)血小板相关抗体检测

1.试验原理与方法

(1)试验原理:血小板相关抗体大多数为 IgG,荧光素标记的抗人 IgG 能够与血小板相关抗体特异性结合,血小板表面 IgG 越多,结合的荧光标记抗体越多,通过检测荧光强度能够定量检测血小板相关抗体。

(2)检测方法如下。①血小板样本的制备:取正常人 EDTA 抗凝静脉血离心 5 分钟,取 PRP,用血小板洗涤液 TEN 洗涤 3 次,调整血小板浓度至 $1 \times 10^8/mL$ 备用。取待测血浆 50 μL,加入洗涤血小板 50 μL,室温孵育 60 分钟,用 TEN 洗涤 3 次。②血小板相关抗体标记测定:向上述制备的样本中加入 10 μL FITC 标记的羊抗人 IgG 工作液,在室温下避光孵育 15 分钟,加入 800 μL PBS 进行流式检测。选择波长 488 nm 氩离子激发光,以 FSC-SSC 调整前向角和侧向角电压,选出血小板群。调整仪器处于正常状态,以荧光强度反映血小板表面 IgG 含量,测定荧光标记阳性血小板的百分率。

2.参考区间

不同实验室应建立各自血小板表面 IgG 百分率及荧光强度的参考区间。

3.临床意义

(1)血小板相关抗体增加见于各种原因的免疫性血小板减少症,对疾病的诊断、疗效及预后有一定价值。本法虽较敏感,但特异性差,对区分原发性或继发性免疫性血小板减少症无意义。

(2)血小板生成减少的患者(如再生障碍性贫血)该指标不升高。皮质类固醇可影响结果,在停药 2 周后检测更具有准确性。

(二)血小板特异性自身抗体检测(MAIPA 法)

1.试验原理与方法

(1)试验原理:洗涤过的正常人血小板与患者血浆孵育,患者自身抗体与正常人血小板糖蛋白结合。裂解血小板,将上清液加入预先包被抗鼠 IgG 和被捕获的相应特异性抗体的高吸附板上,用过氧化物酶标记的抗人 IgG 检测结合在糖蛋白上的自身抗体,用显色剂显色。

（2）检测方法如下。①试验用酶标板制备:用碳酸盐缓冲液稀释羊抗鼠 IgG,包被酶标板氧化每孔100 μL,4 ℃过夜。次日用含2%牛血清蛋白的 PBS 封闭,4 ℃过夜。第 3 天取出甩干后放置冰箱,待用。将不同的鼠源抗血小板膜糖蛋白单克隆抗体分别加入上述已准备的酶标板中,每孔 50 μL,置于37 ℃条件下孵育 60 分钟,用洗涤液（含 0.01 mol/L Tween-20 的 PBS）洗板3次。②标本检测:收集 O 型正常人洗涤血小板,调整血小板浓度为 1×10^9/mL,每管加入约 1×10^8 个血小板及 110 μL ITP 患者血浆,混匀后,置于室温条件下孵育 60 分钟。用含 0.5%乙二胺四乙酸钙二钠（EDTA-Na$_2$）的 PBS 洗涤血小板 3 次,加入血小板裂解液每管 110 μL,震荡混匀,置于 4 ℃条件下孵育 30 分钟。10 000 r/min,离心30 分钟,取上清稀释,加入已制备酶标板中,置于 37 ℃条件下孵育 60 分钟,用洗涤液洗板 3 次。每孔加入辣根过氧化物酶（horseradish peroxidase,HRP）标记的抗人酶标二抗 100 μL,置于 37 ℃条件下孵育60 分钟后,用洗涤液洗涤 6 次。加入四甲基联苯胺显色,用 3 mol/L H$_2$SO$_4$终止,在490 nm波长条件下测定吸光度。

2.参考区间

每次检测需设立 4 例健康人血浆作为正常对照,并计算其检测结果（OD 值）的均值和标准差,以均值＋3 倍标准差为参考区间上限,OD 值大于上限者为阳性。

3.临床意义

（1）TP 辅助诊断:正常人抗血小板自身抗体检测阴性,ITP 患者常呈阳性,且为针对单个或多个血小板膜糖蛋白自身抗体阳性。该方法虽特异性较高,但敏感性不足,是诊断 ITP 的主要参考指标。

（2）ITP 患者的疗效与预后判断:如 ITP 患者抗 GP I b/IX 自身抗体阳性,则疗效相对较差或易复发。发病半年内抗血小板自身抗体不能转阴者,多数易转为慢性 ITP。

（3）血小板同种抗体的辅助诊断：血小板同种抗原 PLA、Yuk 及 Bak 系统均位于 GPⅡb/Ⅲa 上，故此法亦适用于血小板同种抗体的检测，是诊断新生儿同种免疫性血小板减少症与输血后紫癜的主要指标。

第三节　抗凝蛋白检验

对抗凝蛋白研究的历史比凝血因子更为悠久，早在 20 世纪初，研究者们就已经开始了对凝血酶生成抑制的观察，直至目前，关于抗凝蛋白及其作用机制仍在不断深入探索之中。在各种病生理因素的影响下，抗凝血系统通过多种抗凝途径实现对凝血因子的灭活和抑制，以有效防止血栓形成。当抗凝血系统出现先天性或获得性抗凝蛋白缺陷时，可导致血栓风险或静、动脉血栓形成。抗凝血系统的组成成分包括抗凝血酶（antithrombin，AT）、蛋白 C（protein C，PC）、蛋白 S（protein S，PS）、蛋白 C 抑制物、凝血酶调节蛋白（thrombomodulin，TM）、组织因子途径抑制物（tissue factor pathway inhibitor，TFPI）、内皮细胞蛋白 C 受体（endothelial protein C receptor，EPCR）、蛋白 Z 和依赖蛋白 Z 的蛋白酶抑制剂、肝素和肝素辅因子Ⅱ、α_1-抗胰蛋白酶、α_2-巨球蛋白、C_1 酯酶抑制物和蛋白酶连接素Ⅰ等。近年来，抗凝血系统在抗炎、抗凋亡、细胞保护和免疫调节等领域的研究逐步深入，对抗凝蛋白的认知已经从基础的病理生理机制逐渐拓展至新型药物的研发，因此预期未来相关的实验室检测将在多种慢性疾病的病情监测和疗效评估中产生积极意义。

一、抗凝血酶检测

AT 是血浆中重要的生理性抗凝蛋白质，主要由肝脏合成，在血管内皮细胞、巨核细胞以及其他脏器（如心、脑、脾、肺、肾和肠）也可少量生成。AT 不但是凝血酶的主要抑制物，还可以中和凝血途径中的其他丝氨酸蛋白酶,如凝血因子Ⅸa、Ⅹa、Ⅺa和Ⅻa等。AT的抗凝机制是其活性位点被丝氨酸蛋白酶裂解,使AT构象发生改变并与丝氨酸蛋白酶以共价结合形式形成不可逆的1∶1复合物。肝素可与AT的赖氨酸残基结合,改变其蛋白质构象,使其更易与凝血因子结合。肝素-抗凝血酶复合物对FⅦa有缓慢的抑制作用,而对FⅦa-Ca^{2+}-TF复合物的抑制速度则显著加快。

(一)检测指征

AT检测主要用于获得性或遗传性缺陷的诊断、早期DIC的监测、静脉血栓高风险人群的筛查、抗凝血酶替代疗法的监测、肝素类药物和磺达肝癸钠等耐药原因的确认、感染性和变应性炎症的病情监测。

(二)试验原理与方法

AT检测应采用0.105 mol/L枸橼酸钠抗凝的血浆标本,血清标本在血凝块形成的过程中可使AT降低约30%。

1.抗凝血酶活性检测(AT∶A,发色底物法)

(1)方法1:在待检血浆中加入过量的凝血酶,凝血酶与血浆中的AT形成1∶1的复合物,剩余的凝血酶作用于发色底物显色肽S2238,裂解出显色基团对硝基苯胺(paranitroaniline,pNA),显色程度与剩余凝血酶的量呈正相关,而与血浆AT∶A呈负相关。

(2)方法2:在有过量肝素的条件下,将FⅩa试剂与待测血浆混合孵育。剩余FⅩa作用于发色底物,裂解出显色基团pNA,在405 nm波长下检测,显色程度与血浆AT∶A呈负相关。

2.抗凝血酶抗原含量检测(AT∶Ag,ELISA法)

将抗AT抗体包被在固相板上,标本中的AT与固相的抗AT抗体特异性结合,再加入酶标记的抗AT抗体,形成抗体-抗原-酶标记抗体复合物,加入显色基质后,根据显色深浅判断标本中AT的含量,显色强度与标本中的AT含量呈正相关。

(三)参考区间

健康人AT∶A参考区间在不同检测系统间存在差异,多为80%～128%。新生儿和<1岁的幼儿的AT∶A低于成人,16岁前可略高

于成人。近年来国内的相关研究显示,AT:A 在女性人群随年龄增长而逐步增加,在 50 岁后男性人群明显下降。目前临床上主要的检测系统均提供健康人群参考区间,但由于人体止凝血功能受到地域、人群、年龄和饮食结构等多方面因素的影响,因此建议每个实验室制定自己的健康人参考区间或对制造商提供的参考区间进行充分验证。

(四)临床意义

1.遗传性抗凝血酶缺乏症

Lane 等在 1997 年将遗传性抗凝血酶缺乏症分为两个类型,其中Ⅰ型特征为 AT 抗原含量(AT:Ag)和 AT 蛋白功能平行下降,Ⅱ型特征为 AT:Ag 正常,但 AT 蛋白功能异常。根据蛋白功能异常的不同特点,Ⅱ型缺乏症又进一步分为 RS、HBS 和 PE 等三个亚型。

遗传性 AT 缺陷患者常在手术、创伤、感染、妊娠期或产褥期发生或反复发生静脉血栓。临床表现主要为静脉血栓形成,部位多在下肢深部静脉,其次为髂静脉、肠系膜静脉,其中约有半数患者发生肺栓塞,少数患者发生缺血性脑卒中,偶见其他类型动脉血栓(如腹主动脉血栓)。明确诊断需要进行实验室检测,一般在尚未进行抗凝、溶栓治疗或在抗凝治疗停止后半个月检查适宜。

2.获得性抗凝血酶缺乏症

(1)合成减少:由于肝脏是合成 AT 的主要器官,因此肝硬化、重症肝炎、肝癌晚期、急性肝衰竭及营养不良时,抗凝血酶活性与含量均降低,其异常程度通常与疾病严重程度相关,可在伴有或不伴有其他风险因素的情况下诱发静、动脉血栓形成。

(2)消耗性减少:高凝状态和血栓性疾病时,凝血系统的过度活化可大量消耗血浆中的 AT,常见于脓毒症、弥散性血管内凝血(disseminated intravascular coagulation,DIC)、急性静脉血栓形成、恶性肿瘤、普外科手术和骨科大手术后、重度子痫前期、产后和口服避孕药时。脓毒症合并 DIC 患者的血浆中 AT:A 持续处于低水平提示不良预后,AT:A 越低,病死率越高。采用抗凝血酶替代治疗,可缓解患者 AT 持续下降的状态,也能降低脓毒症和中毒性休克患者的病死率,但同时出血风险会有不同程度的增加。

（3）丢失过多:肾病综合征时,由于 AT 的分子量较小,易从尿液中随清蛋白流失,患者尿中清蛋白排出量越大,血浆中 AT 丢失越多,故可成为促进肾静脉和深静脉血栓形成的重要风险。渗出性胃肠疾病、高血压所致慢性肾功能不全、大面积烧伤和多发性创伤失血等原因也会造成血浆中 AT 经由不同途径的大量丢失,进而导致严重的高凝状态或血栓形成。

（4）生理性降低:在出生后的最初几天,AT:A 会出现生理性下降,约为正常水平的 30%。早产儿肝脏合成 AT 能力不足,降低更为显著。

（5）药物引发的减少:门冬酰胺酶、肝素类药物和磺达肝癸钠、口服避孕药和雌激素、部分抗肿瘤药物（如环磷酰胺、甲氨蝶呤、丝裂霉素、贝伐单抗、沙利度胺和来那度胺）等均可因不同机制降低血浆 AT:A 水平。

（6）肝素耐药:肝素是 AT 的辅因子,可提高 AT 灭活凝血酶速率 1 000～2 000 倍,当体内 AT:A 降低时,中等剂量肝素治疗的效果将受到明显影响,并且 APTT 的监测效果也会随之变差。因此在普通肝素抗凝治疗过程中出现疑似"肝素抵抗"现象时应进行 AT:A 的检测。当 AT:A>80%,肝素可发挥正常的抗凝功能,APTT 可实现有效监测;当血浆 AT:A 为 50%～60% 时,肝素抗凝效果降低,APTT 与肝素用量之间的相关性显著降低;AT:A<30% 时,肝素无法发挥抗凝效果,APTT 与肝素用量之间几乎无相关性。此外,由于低分子肝素、磺达肝癸钠选择性结合于 AT,增强 AT 对凝血因子Ⅹa 的灭活作用,因此其抗凝效果也会受到 AT 缺陷的影响。

3.AT:A 升高

在变应性哮喘、血友病 A、血友病 B、胆汁淤积和使用黄体酮类药物时,可见 AT:A 升高。

（五）结果分析及影响因素

1.AT 缺陷与止凝血失衡

A 处于 50%～70% 的水平,就可以引起凝血-抗凝血平衡一定程度的失调,血栓形成风险增加。由于 AT 的消耗比生成更快,所以 AT 的消耗性降低或凝血酶-抗凝血酶复合物浓度的升高是凝血异常活化的标志。更重要的是,AT 缺陷不仅导致血栓风险增加,还可对病程发展产生重要影响。

2.AT 与 DIC

DIC 多继发于脓毒症、创伤或产科合并症,常出现 AT 显著降低或快速进行性下降的现象,其机制包括抗凝血酶消耗过度、被弹性蛋白酶水解、合成减少、血管壁漏出和肾脏丢失等。在 DIC 时,A 持续处于低水平提示病情未得到有效控制。由于 AT:A 水平与脓毒症患者病死率明显相关,因此被认为是预测脓毒症患者临床结局的独立评价指标。此外,大面积烧伤患者血浆 AT:A 显著降低是提示28 天内死亡风险增加的重要指标。

3.AT 检测的影响因素

AT:A 检测可受到获得性因素的影响,如某些生理性因素或急性炎症(感染性炎症或变应性炎症)等,出现一过性降低或升高。因此不应仅凭一次检测结果作为 AT 缺陷的诊断依据。在静脉血栓事件的急性期,血浆 AT:A 可因消耗出现短暂降低,此时的检测结果不宜作为鉴别遗传性 AT 缺陷的依据。肝素类药物抗凝治疗可能会干扰 AT:A 的检测结果,建议停用肝素类药物至少 24 小时后进行检测。

二、蛋白 C 检测

Stenflo 在 1976 年从牛血浆中分离出了一种维生素 K 依赖的蛋白质,由于属于离子交换层析中的第三洗脱峰,故称为蛋白 C(protein C,PC)。PC 是一种由肝脏合成的血浆糖蛋白,以双链无活性的酶原形式存在于血浆中。在 Ca^{2+} 存在的情况下,凝血酶-凝血酶调节蛋白复合物在微血管和小血管的内皮细胞表面,将重链氨基末端裂解一段小肽,使 PC 快速激活。在大血管的内皮细胞表面,内皮细胞蛋白 C 受体(endothelial protein C receptor,EPCR)在 Ca^{2+} 和 G1a 区的参与下,使 PC 的活化得到加强。由于 EPCR 主要在大血管表面高水平表达,而在毛细血管上低表达甚至缺如,因此大血管中 PC 的活化更大程度上与 EPCR 有关。活化蛋白 C(activated protein C,APC)具有 3 种主要抗血栓功能,包括对 F Ⅴ a 和 F Ⅷ a 产生水解作用,通过灭活血小板表面 F Ⅴ a 进而抑制 F Ⅹ a 的凝血酶原活化作用,刺激组织型纤溶酶原激活物(tissue plasminogen activator,t-PA)的释放及中和纤溶酶原活化抑制物(plasminogen activator inhibitor,PAI)。PC 缺陷合并其他血栓风险因素时,可使静脉血栓栓塞风险明显增加。此外,APC 还被认为具有独立于抗凝血机制的细胞保护和抗炎功能。临床上,血浆 PC 活性降低可见于多种慢性疾病中(如2 型糖尿病、动脉粥样硬化、心肌梗死、慢性肠道炎性疾病、慢性肾病和尿毒症等),目前许多研究正在探索基因重组 APC 对慢性疾病进行治疗,由于前期研究中 APC 引发的出血风险较高,因此如何将 APC 的抗凝特性与细胞保护功能进行剥离已经成为亟待解决的问题。

(一)检测指征

PC 检测主要用于获得性或遗传性缺陷的诊断、静脉血栓高风险人群的筛查、口服香豆素类抗凝剂引起的皮肤坏死原因确认、雌激素替代治疗和口服避孕药时血栓风险的监测、PC 替代治疗的监测、感染性和变应性炎症的监测。

(二)试验原理与方法

1.蛋白 C 活性检测(PC∶A)

(1)发色底物法:从蝮蛇毒液中提取的 Protac 为 PC 特异性的激活剂。将血浆与激活剂进行混合孵育,激活后的 PC(APC)作用于特异性发色底物 Chromozym-PCA,释放出对硝基苯胺(pNA)而显色,405 nm 波长下进行动态检测,颜色深浅与 PC∶A 呈线性正相关。

(2)凝固法:为基于 APTT 的试验方法,主要是测定 PC 对 F Ⅴ a 和 F Ⅷ a 的灭活能力。由于 F Ⅴ 和 F Ⅷ 的激活可被 APC 抑制,因此 PC 的抗凝活性能使 APTT 延长。为避免干扰,标本需要稀释并与缺乏 PC 的血浆混合,加入 APTT 试剂后,再加入一种来源自铜头蝮蛇毒素的提取酶进行孵育以激活 PC,测定凝固时间,从抗凝时间标准曲线上读取结果。

2.蛋白C抗原含量检测(PC：Ag)

(1)ELISA法：将抗PC抗体包被在固相板上，标本中的PC与固相的抗PC抗体特异性结合，再加入酶标记的抗PC抗体，形成抗体-抗原-酶标记抗体复合物，加入显色基质后，显色强度与标本中的PC：Ag呈正相关。

(2)免疫火箭电泳法：将待检血浆在含有抗人PC抗体的琼脂糖凝胶中电泳，血浆中的PC抗原与相应的抗体形成特异性的火箭电泳样免疫沉淀峰，该峰与血浆中PC：Ag浓度成正比。

(三)参考区间

健康人PC：A参考区间在不同检测系统间存在差异，多为70%～140%。新生儿和<1岁幼儿的PC：A低于成人，青少年阶段达到成人水平。近年来国内的相关研究显示，女性血浆PC：A低于男性，在不同性别人群均随年龄增长而增加，在50岁后男性人群呈下降趋势。目前临床上主要的检测系统均提供健康人群参考区间，但由于人体止凝血功能受到地域、人群、年龄和饮食结构等多方面因素的影响，因此建议每个实验室制定自己的健康人参考区间或对制造商提供的参考区间进行充分验证。

(四)临床意义

1.遗传性蛋白C缺乏症

根据PC的功能和水平的异常特征，遗传性蛋白C缺乏症可分为两个类型，其中Ⅰ型的特征为血浆PC活性与含量平行下降；Ⅱ型特征为PC：Ag正常，但PC：A异常。根据不同活性检测方法，Ⅱ型缺乏症又进一步分为Ⅱa和Ⅱb两个亚型。

遗传性蛋白C缺乏症与静脉血栓发生和再发生密切相关。遗传性蛋白C缺陷合并其他血栓风险诱因(如恶性肿瘤、大手术、妊娠晚期、口服避孕药、肝病、炎性肠病或甲状腺功能亢进等)或年龄增加时，患者血栓形成风险显著增加。

2.获得性蛋白C缺乏症

各类型肝脏疾病时，PC合成减少。DIC时由于微循环中凝血活性增强以及血管内皮损伤,PC：A 显著降低。由脓毒症或肿瘤引起的急性呼吸窘迫综合征时,PC 活性和浓度降低。口服华法林可引起不同程度的 PC 缺陷,导致患者发生皮肤坏死。

3.PC：A 升高

可见于变应性哮喘以及慢性疾病时的代偿性增加。

(五)结果分析及影响因素

1.PC 的其他生物功能

除抗凝机制外,APC 还具有抗炎、抗凋亡和稳定内皮屏障的作用。近年来的研究显示,PC 系统的功能状态与变应性哮喘病生理发展过程相关。轻度变应性哮喘患者支气管肺泡表面的 APC 水平在支气管过敏发作 4 小时后显著低于健康对照组。在气道表面 APC 降低的同时,哮喘患者血浆中 PC 的活性反而显著升高,该现象被推测可能是机体的代偿反应,有助于减轻患者气道的变应性炎症。国内近期的研究发现,不同病情阶段哮喘患者血浆中的 PC 活性普遍升高,其变化趋势与疾病控制水平相关。

2.PC 检测的影响因素

PC：A 检测可受到获得性因素的影响,如某些生理性因素或急性炎症(感染性炎症或变应性炎症)等,出现一过性降低或升高。因此不应仅凭一次检测结果作为 PC 缺陷的诊断依据。在静脉血栓事件的急性期,血浆 PC：A 可因消耗出现短暂降低,此时的检测结果不宜作为鉴别遗传性 PC 缺陷的依据。口服华法林抗凝治疗可导致血浆 PC 活性水平降低,如需要了解患者 PC：A 的真实水平,应在停药至少 2 周后进行检测。

三、蛋白 S 检测

蛋白 S(protein S,PS)是 1977 年在美国西雅图(Seattle)被研究人员发现并成功分离的,故以该城市名称的第一个字母“S”命名。PS 是由肝细胞和血管内皮细胞合成的依赖维生素 K 的蛋白质,是 PC 的辅因子。男性血浆含量高于女性 $10\% \sim 15\%$。PS 是经过一系列转译修饰后的复杂蛋白质分子,抗凝血功能是其生物学作用的核心。PS 本身不能灭活 F Ⅴ a 和 F Ⅷ a,但可加速 APC 对 F Ⅴ a 和 F Ⅷ a 的灭活作用。PS 也可以与 F Ⅴ a 和 F Ⅹ a 可逆性结合,从而直接抑制凝血酶原激活物的活性。在凝血因子 Ⅴ a 的三个剪切位点 (Arg306、Arg506 和 Arg679)中,APC 对 Arg306 的作用更依赖于蛋白 S 的存在。在血浆中,60% 的 PS 与 C_4 结合蛋白(C_4 bp)结合并失去了 APC 辅因子活性,其余 40% 为游离型蛋白 S(free protein S,FPS),具备 APC 辅因子功能。蛋白 S 缺陷与静脉血栓栓塞密切相关,在亚洲人群中,遗传性 PS 缺陷是发病率较高的易栓症类型。除抗凝血功能外,PS 还参与损伤应答过程的调节,包括凋亡细胞吞噬的调节、细胞保护和激活先天免疫。由于 PS 兼具抗凝和抗炎两种功能,目前正被作为独立于 APC 抗凝机制的新型药物进行深入研发,且颇具临床应用前景。

(一)检测指征

PS 检测主要用于获得性或遗传性缺陷的检测、口服香豆素类抗凝剂引起的皮肤坏死原因的确认、雌激素替代治疗和口服避孕药时血栓风险的监测。

(二)试验原理与方法

1.蛋白 S 活性检测(PS：A,凝固法)

采用血浆中 FPS 增强外源性 APC 抗凝作用的原理,通过延长 APTT、PT 或 Russell 蝰蛇毒时间反映 FPS 的功能活性。标本需稀释并与缺乏 PS 的血浆混合。测定加入凝血激活物和 APC 后的血浆凝固时间。

2.蛋白 S 抗原含量检测(PS：Ag,免疫火箭电泳法)

血浆中总 PS 包括 FPS 和与 C_4 bp 结合的 PS(C_4 bp-PS)。在待检血浆中加入一定量的聚乙二醇 6 000,将 C_4 bp-PS 沉淀下来,上清液中含 FPS。免疫火箭电泳法在琼脂糖凝胶板上可同时检测总 PS 和 FPS。

3.游离型蛋白 S 抗原含量检测(FPS：Ag,乳胶免疫分析)

FPS：Ag 的测定基于对两种乳胶试剂聚集所产生的浑浊度进行分析。其中一种是 C_4 bp 包被的乳胶试剂,在 Ca^{2+} 存在的条件下,与待检血浆中的 FPS 有高度的亲和反应;与 C_4bp 包被乳胶试剂结合的 FPS 再次与包被了直接抗人 FPS 单克隆抗体的乳胶试剂发生聚集,聚集程度与样本中的 FPS：Ag 直接相关。

(三)参考区间

健康人参考区间在不同检测系统间存在差异,性别和年龄对 PS 有显著影响。女性的总 PS 和 FPS 水平低于男性,女性 PS：A 多为 $60\%\sim140\%$,男性多为 $75\%\sim150\%$;女性 FPS：Ag 多为 $95.0\%\pm15.4\%$,男性多为 $111.0\%\pm19.4\%$。近年来国内的相关研究显示,血浆 PS：A 在 50 岁前的人群中随年龄变化不明显;50 岁后男性呈下降趋势,女性呈上升趋势,男女性之间 PS：A 水平逐步接近。因此在制定参考区间时应注意年龄和性别差异。建议每个实验室制定自己的健康人参考区间或对制造商提供的参考区间进行充分验证。

(四)临床意义

1.遗传性蛋白 S 缺乏症

遗传性蛋白 S 缺乏症的病因是由 FPS 含量和活性降低所致。根据血浆中总 PS 含量、FPS 含量和活性的不同异常特征,本症可分为三个类型(表 4-1)。

表 4-1 **遗传性蛋白 S 缺乏症分型**(Bertina 分型)

类型	PS 抗原含量		FPS 活性
	总 PS	FPS	
I	↓	↓	↓
II	正常	正常	↓
III	正常	↓	↓

遗传性蛋白 S 缺乏症可导致静脉血栓发生,在＜40 岁的年轻患者群中,也常见动脉血栓形成,如心肌梗死、脑梗死和肠系膜动脉血栓等,严重缺陷患者可同时并发多部位动、静脉血栓。

2.获得性蛋白 S 缺乏症

(1)合成减少:肝脏疾病、肠梗阻可引起 PS 降低。

（2）消耗性减少：DIC 时 PS 可降低或正常。急性呼吸窘迫综合征时 FPS 降低。消耗性 PS 缺陷亦可见于自身免疫性疾病或 HIV 感染。

（3）丢失过多：PS 缺陷还被发现与肾病综合征相关，与 C_4bp 结合的 PS 不能从肾小球滤过，而 FPS 可从尿中大量丢失，导致血浆中具有活化功能的 PS 水平显著降低，使肾病综合征患者血栓风险显著增加。

（4）生理性降低：新生儿的 PS 处于低水平。在妊娠期，血浆 PS：A 和 FPS：Ag 降低，妊娠晚期时甚至接近遗传性 PS 缺陷患者的水平。

（5）药物引发的减少由于 PS 也是维生素 K 依赖性蛋白质，所以口服双香豆素类抗凝药物时，可见 PS 不同程度的降低。应用雌激素可使 PS 释放减少；口服避孕药可引起 PS 活性显著降低；绝经前妇女有生理性降低。

（五）结果分析及影响因素

1.PS 与 C_4bp

PS 与 C_4bp 相互间作用具有非常高的亲和力，FPS 相当于 PS 超过 $C_4bp\beta+$ 的剩余摩尔浓度，PS 与 C_4bp 结合后将丧失作为 APC 辅因子的活性，因此建议对特定患者 PS 的分析，应同时进行 FPS：Ag 的检测。

2.PS 与哮喘

病情未控制的变应性哮喘患者的 PS：A 升高，其病理机制与患者气道的变应性炎症相关，与血浆抗凝血功能无关。

3.PS 检测的影响因素

PS：A 和 FPS：Ag 测定可受到获得性因素的影响，如某些生理性因素或急性炎症（感染性炎症或变应性炎症）等，出现一过性降低或升高。因此不应仅凭一次检测结果作为 PS 缺陷的诊断依据。在静脉血栓事件的急性期，血浆 PS：A 和 FPS：Ag 可因消耗出现短暂降低，此时的检测结果不宜作为鉴别遗传性 PS 缺陷的依据。口服华法林抗凝治疗可导致血浆 PS：A 水平降低，如需要检测患者 PS：A，应在停药至少 2 周后进行。血小板可引起 PS：A 假性降低,因此检测时应采用乏血小板血浆。此外,体内雌激素水平可对PS：A产生影响。

四、组织因子途径抑制物检测

组织因子途径抑制物(tissue factor pathway inhibitor,TFPI)是体内控制凝血启动阶段的一种天然抗凝蛋白质,它对组织因子途径(即外源性凝血途径)具有特异性抑制作用,由于血浆中大部分TFPI存在于脂蛋白组分中,故早期曾称为外源途径抑制物(extrinsic pathway inhibitor,EPI)或脂蛋白相关的凝血抑制物(lipoprotein associated coagulation inhibitor,LACI)。TFPI主要由血管内皮细胞合成,平滑肌细胞和巨核细胞亦可少量合成。大多数的TFPI(50%～80%)结合在内皮细胞表面,在肝素化后释放入血循环中。TFPI在血浆中有两种形式,其中80%为脂蛋白结合TFPI,20%为游离TFPI,只有游离TFPI与抗凝活性相关。TFPI也被发现存在于血小板(占总TFPI的5%～10%),在血小板活化过程中释放。成熟的TFPI有氨基末端酸性区域、3个Kunitz结构域及一个羧基末端碱性区域。TFPI通过截短形式的Kunitz1和3结构域与FⅩa,FⅦa和TF在Ca^{2+}的参与下形成四联复合物以抑制外源性凝血途径的活性。尽管FⅩa不是必需的,但如无FⅩa的参与,TFPI对FⅦa-TF的抑制则需要更大的浓度。此外TFPI可直接抑制FⅩa,对凝血酶原酶复合物中的FⅩa作用更强。

(一)检测指征

TFPI检测主要用于大手术或创伤后的血栓风险评估、妊娠晚期血栓风险评估、先兆子痫病情监测、脓毒症合并DIC风险监测和预后评估。

(二)试验原理与方法

1.TFPI活性检测(发色底物法)

血浆标本与定量TF-FⅦa和FⅩa进行孵育,剩余TF-FⅦa-FⅩa作用于高特异性的发色底物,裂解出发色基团对硝基苯胺(pNA),在405 nm波长下进行吸光度测定,并与TFPI活性标准曲线比较。

2.总 TFPI 抗原检测（ELISA）

将抗人 TFPI 单克隆抗体作为捕获抗体包被于微孔内壁,将血浆标本和过氧化物酶标记的抗总 TFPI 单克隆抗体加入包被的微孔中。被测血浆中总 TFPI 在被包被于微孔的单克隆抗体捕获的同时,也与标记过氧化物酶的单克隆抗体结合,在一步反应中形成夹心复合物。过氧化物酶与底物邻苯二胺结合,在规定时间内显示过氧化尿素的存在。用强酸终止反应,产生的颜色强度与血浆标本中总 TFPI 浓度呈正相关。

3.游离 TFPI 抗原检测（ELISA）

将抗人 TFPI 单克隆抗体作为捕获抗体包被于微孔内壁,将血浆标本和过氧化物酶标记的抗游离 TFPI 单克隆抗体加入包被的微孔中。被测血浆中游离 TFPI 在被包被微孔的单克隆抗体捕获的同时,也与标记过氧化物酶的单克隆抗体结合,在一步反应中形成夹心复合物。过氧化物酶与底物邻苯二胺结合,在规定时间内显示过氧化尿素的存在。用强酸终止反应,产生的颜色强度与血浆标本中游离 TFPI 浓度呈正相关。

4.TFPI 截短形式抗原检测

将稀释的血浆标本加入包被有捕获抗体（抗 Kunitz 1 结构域单克隆抗体）的微孔中进行孵育,加入抗 Kunitz 1 或 Kunitz 3 结构域多克隆抗体,与各种形式的 TFPI 进行反应。以辣根过氧化物酶标记抗体催化底物四甲基联苯胺反应,溶液最初呈蓝色,加入 0.5 mol/L 硫酸增加灵敏度,反应液最终呈黄色。在 450 nm 波长下进行吸光度测定,根据全长形式 TFPI 标准曲线求得标本中 TFPI 浓度。

（三）参考区间

男性血浆 TFPI 水平高于女性,游离 TFPI 的差异更为显著。在正常血浆中,截短形式 TFPI 约为总 TFPI 的 40%。女性总 TFPI 为（76.0±25.0）ng/mL,男性为（86.0±31.6）ng/mL,平均为（81.2±30.4）ng/mL。女性游离 TFPI 为（8.0±3.8）ng/mL;男性为（11.4±4.2）ng/mL;平均为（10.0±4.8）ng/mL。年龄增加对血浆 TFPI 含量有影响（水平升高）,因此老年人群需制定相应的参考区间和医学决定水平。由于 TFPI 水平受到地域、人群、年龄、代谢和饮食结构等多方面因素的影响,因此建议每个实验室制定自己的健康人参考区间或对制造商提供的参考区间进行充分验证。

(四)临床意义

遗传性的 TFPI 缺陷可导致血栓风险增加。创伤、手术或脓毒症合并 DIC 时,血浆 TFPI 含量降低,但其水平的突发性上升与病死率增加相关。慢性肾衰竭时,血浆 TFPI 水平升高。恶性实体肿瘤患者应用普通肝素或低分子肝素后,血浆 TPFI 含量与活性升高。

(五)结果分析及影响因素

TFPI 是血液凝固初始阶段重要的天然抗凝蛋白,而 PS 可作为 TFPI 的辅酶,使 TFPI 介导的 F Ⅹ a 抑制率提高 10 倍;此外由于 PS 与带负电荷的磷脂有高亲和力,可增加 TFPI 与活化血小板表面的亲和力,提高 TFPI 的局部浓度,因此有助于将形成的血栓凝块局限于血管损伤部位。TFPI 水平与总胆固醇和 LDL 胆固醇水平密切相关,近 80% 的 TFPI 与 LDL 呈结合状态。他汀类药物已被发现可以降低高脂血症和冠状动脉疾病患者总 TFPI 水平(并不降低游离 TFPI),但总体数据显示,这种影响是相对轻微的。

第五章

排泄物检验

第一节 粪 便 检 验

一、颜色

颜色可根据观察所见报告,如黄色、灰白色、绿色、红色和柏油样等。

正常粪便因粪胆素而呈棕黄色,但可因饮食、药物或疾病影响而改变粪便颜色。灰白色见于钡餐后、服硅酸铝、阻塞性黄疸、胆汁减少或缺乏。绿色见于食用含叶绿素的蔬菜后及含胆绿素时。红色见于下消化道出血、食用西红柿、西瓜等。柏油样便见于上消化道出血等。酱色便常见于阿米巴痢疾、食用大量咖啡和巧克力等。

二、性状

性状可报告为软、硬、糊状、泡沫样、稀汁样、血水样、血样、黏液血样、黏液脓样、米泔水样和有不消化食物等。

正常时为有形软便。球形硬便可见于便秘。黏液稀便可见于肠壁受刺激或发炎时,如肠炎、痢疾和急性血吸虫病等。黏液脓性血便多见于细菌痢疾。酱色黏液(可带脓)便多见于阿米巴痢疾。稀汁样便可见于急性肠胃炎,大量时见于假膜性肠炎及隐孢子虫感染等。米泔水样便并有大量肠黏膜脱落,见于霍乱、副霍乱等。扁平带状便可能因直肠或肛门狭窄所致,如直肠癌和直肠息肉等。

三、粪便潜血试验

消化道少量出血(<5 mL),粪便无可见血液,显微镜检查也未查见红细胞,而用免疫法、化学法等其他检查方法能证实粪便有潜血的试验,称为粪便潜血试验。目前,FOBT 方法主要有两类:免疫(化学)法和化学法。

(一)检验原理

1.免疫法

粪便免疫化学潜血试验(fecal immunochemical test,FIT)或粪便免疫法潜血试验(immunological fecal occult blood test,iFOBT)均以抗人完整血红蛋白和球蛋白抗体为原理检测潜血。

曾有许多免疫法 FOBT,如免疫单向扩散法、对流免疫电泳、酶联免疫吸附试验、免疫斑点法、放射免疫扩散法、反向间接血凝法等。此外,还有半自动、全自动的仪器检测 FOBT。

单克隆抗体免疫胶体金法检测原理:胶体金是由氯化金和枸橼酸合成的胶体物质,呈紫红色。胶体金与羊抗人血红蛋白单克隆抗体(羊抗人 Hb 单抗)吸附在特制的乙酸纤维膜上,形成一种有标记抗体的胶体金物质,再在试带的上端涂上包被抗体(羊抗人 Hb 多抗)和羊抗鼠 IgG 抗体。检测时,将试带浸入粪悬液中,悬液通过层析作用,沿着试带上行。如粪便中含有血红蛋白(Hb),则在上行过程中与胶体金标记羊抗人 Hb 单抗结合,待行至羊抗人 Hb 多抗体线时,形成金标记抗人 Hb 单抗-粪 Hb 羊抗人 Hb 多抗复合物,在试带上显现一条紫红色线;试带上无关的金标记鼠 IgG 随粪悬液上行至羊抗鼠 IgG 处时,与之结合形成另一条紫红色线,为阴性对照线(质控线)。

2.化学法

常用 FOBT 有邻甲联苯胺法、愈创木酯法、四甲基联苯胺等,基本检测原理相似,传统手工操作繁琐的 FOBT 化学法已被目前简便快速的化学试带法所替代。

化学法检测原理:血红蛋白中的亚铁血红素有类似过氧化物酶

的活性,能催化过氧化氢作为电子受体,使无色的受体氧化为有色的复合物(如邻甲联苯胺法:邻甲偶氮苯显蓝色)。

(二)检验方法学

1.免疫法

以单克隆抗体免疫胶体金法为例,操作如下。

(1)器材和试剂:配套免疫法 FOBT 试剂盒。

(2)操作:主要步骤如下。

取粪便标本:用采便容器上的采便棒从 6 个不同部位的粪便标本处取样,达到所取粪便全部覆盖采便棒远端螺旋状槽沟。

制备粪便混悬液:将盖拧紧,动采便容器,使粪便与溶液成均匀悬液状。

取出试条:撕开铝锚袋,取出试带。

加试剂:折断采便器尖端,在样品孔中滴 3 滴(或取 1 mL 滴到盛有蒸馏水的小试管内),将试带箭头所指端插入试管内,1~5 分钟内判断结果。

判断结果。①阳性:在阅读窗口,可见控制线(C)、反应线(T)区均出现紫红色带。②阴性:在阅读窗口,紫红色带只出现于控制线区(C),而未出现于反应线区(T)。③无效:控制线(C)和反应线(T)均无未出现紫红色带,提示试带可能失效,应找出原因重新测试。

2.化学法

(1)以手工邻联甲苯胺法为例,如下。

器材和试剂:①10 g/L 邻联甲苯胺(o-tolidine,注意:不是用于血糖测定的邻甲苯胺,o-toluidine)溶液:取邻甲联苯胺 1 g,溶于冰醋酸及无水酒精各 50 mL 混合液,置棕色瓶中,于4 ℃冰箱保存(可达12 周)。②3‰过氧化氢液。③竹签、消毒棉签(或滤纸,或白瓷板)。

操作主要步骤如下:①取粪便标本。用竹签取少量粪便,涂于消毒棉签上或白瓷板上。②加试剂。加邻甲苯胺冰醋酸溶液 2 滴于粪便上,再加过氧化氢液 2 滴。

判断结果。①阴性:加试剂 2 分钟后仍不显色。②阳性:加试剂 2 分钟内显色;③1+,加试剂 10 秒后,由浅蓝色渐变蓝;④2+,加试剂后,初显浅蓝褐色,渐呈明显蓝褐色;⑤3＋,加试剂后,即呈蓝褐色;⑥4＋,加试剂后,即呈蓝黑褐色。

（2）以手工愈创木酯法（guaiac fecal occult blood test,gFOBT）为例,如下。

器材和试剂:①愈创木酯饱和溶液:取愈创木酶粉末 2 g,溶于95％酒精100 mL内。②冰醋酸。③3％过氧化氢。

操作主要步骤如下:取将少量粪便涂于白瓷板或玻片上,滴加愈创木酯饱和溶液、冰醋酸及过氧化氢各 1 滴。结果判断如下。①阳性:30 秒内,显蓝色或蓝绿色。②阴性:30 秒后,显色或显其他颜色。

（三）方法学评价

1.免疫法

灵敏度和特异性:灵敏度高,为 0.2 mg Hb/g 粪便,对大肠出血敏感性好。免疫法潜血试验只对人血红蛋白敏感,不受饮食、动物（如鸡、牛、马、猪、羊、兔等）血红蛋白（500 μg/mL）、辣根过氧化物酶（200 μg/mL）和药物的干扰。目前认为,免疫法特异性等于或好于愈创木酯法,且无须禁食。免疫法最适用筛检下消化道大肠癌（潜血）,而对上消化道出血不敏感。常见干扰因素如下。

（1）生理因素:生理性胃肠道排出血液 0.5～1.5 mL/d,马拉松长跑运动员可达 4 mL/d,故试验可阳性。

（2）药物因素:如阿司匹林（2.5 g）可使消化道出血达 2～5 mL/d,故试验可阳性。其他试验阳性的药物,如皮质类固醇、非类固醇抗炎药如吲哚美辛、布洛芬、舒林酸,引起肠炎药物如甲基多巴和多种抗生素。

（3）标本因素:造成试验假阴性的因素,可见于患者消化道大量出血（粪便血红蛋白浓度过高,即抗原过剩）时,虽粪便外观已明显呈柏油样,而免疫法潜血试验结果呈阴性或弱阳性,出现后带（post-zone）现象。假阴性还见于上消化道出血血红蛋白经肠道消化酶降解变性、丧失免疫原性、或单克隆抗体与血红蛋白抗原不匹配所致。此外,不推荐采集直肠指检或便池标本作 FOBT。

（4）器材和试剂因素：多见于 FOBT 试剂盒失效而使试验呈假阴性。

（5）操作因素：直接用低温（$<15\ ℃$）保存的标本做试验，结果可呈假阴性。

2.化学法

检测灵敏度和特异性：各种化学法 FOBT 的检测灵敏度、特异性和临床应用特点不一。化学法适用于诊断上消化道出血，结果更可靠。常见干扰因素如下。

（1）标本因素：假阴性，因粪便标本中 Hb 破坏。假阳性，粪便中非消化道出血如齿龈、鼻、月经出血等。

（2）食物因素：假阳性，来自含血红蛋白的动物血、鱼、肉、肝，含过氧化物酶的新鲜蔬菜（萝卜、西红柿、菠菜、韭菜、芹菜、油菜、木耳、花菜、黄瓜、辣根、苹果、柑橘、香蕉、白菜等）。

（3）药物因素：假阳性，因使用铁剂、铋剂，药物如阿司匹林、皮质类固醇、非类固醇抗炎药、甲基多巴、华法林、多种抗生素、秋水仙素、萝芙木碱、中药。假阴性，因服用大量维生素 C 或其他具有还原作用的药物，及食用柑橘类（$250\ mg/d$）食物。

（4）器材和试剂因素：假阳性，因器材（试管、玻片、滴管等）污染铜离子、铁离子、消毒剂（氯、碘）、溴、硼酸、过氧化物酶。假阴性，因过氧化氢浓度低或过氧化氢陈旧失效、试剂保存温度和湿度不当，如冷冻、受光、受热和受潮。

（5）操作过程因素：假阴性，因试验反应时间不足、显色判断不准。

3.其他方法

（1）血红蛋白卟啉荧光定量试验法：优点是无化学法受外源过氧化物酶、免疫法受血红蛋白降解影响检测结果的缺点，检测可自动化；但仍受外源性肉类血红素、卟啉类物质和服用阿司匹林的干扰，且试验方法复杂、需在实验室进行分析而应用有限。

（2）核素铬（^{51}Cr）法：灵敏度和特异性高于化学法，但费时、价高、有放射性，不适宜对人群筛检；与其他检查技术共用，可定位出血来源。灵敏度＞5 mL/d血。

（3）转铁蛋白（transferrin，Tf）法：灵敏度 2 mg/L，稳定性比潜血试验 Hb 测定高，如联合检测 Tf 和 Hb，则假阴性减低。

FOBT 是临床上减低结直肠癌死亡率、普遍可行的非侵入性筛检方法，但灵敏度和特异性有限。目前，已用灵敏度和特异性较高的分子生物学方法筛检粪便 DNA，来反映结直肠癌的基因突变（主要与 APC、$p53$、$K\text{-}ras$ 等基因有关）。

（四）质量保证

1.分析前

因息肉和癌症均可间歇性出血，如用化学法 FOBT，患者必须在试验前 3 天和试验当天停用引起消化道出血的药物，禁食含动物血的肉、鱼、肝和大量含过氧化物酶的蔬菜，禁用造成 FOBT 阴性的维生素 C 和柑橘类（250 mg/d）食物。连续 3 天（每天 2 份标本）检测 FOBT，可减少因肿瘤间歇性出血、做 1 次检查造成试验假阴性的概率。如临床上可行，试验前 7 天和试验当天，应避免服用非类固醇抗炎药、华法林等药物。

粪便标本应新鲜，1 小时内检查完毕。避免使用过多或过少粪便标本量，避免化学物质污染和非消化道的齿龈出血、鼻出血、月经血等混入标本。因消化道出血常间歇性，血液常隐藏于粪便内，故须指导患者从同 1 份标本的几个不同部位取样，混匀后做 FOBT，达到最大限度地阳性检出率。注意 FOBT 试剂盒有效期。

2.分析中

按试剂盒说明书强调规范操作，做好质量控制。如加热器材破坏过氧化物酶；做阴性、阳性质控对照试验；判断化学法使用过氧化氢试剂的有效性（将过氧化氢滴血片上，产生泡沫或滴加于重铬酸钾硫酸液显褐色，均表示有效，否则必须重新配制）；避免试剂因失效造成假阴性；保证试验反应温度。因尚无自动 gFOBT 分析方法，故解释阳性结果的色泽变化常较困难，尤其对缺乏经验者而言。

3.分析后

与临床沟通,应核实 FOBT 结果与临床诊断的符合率,提高 FOBT 的临床诊断性能。

(五)参考范围

化学法或免疫法:阴性。

(六)临床意义

FOBT 主要用于消化道出血、消化道肿瘤的筛检和辅助鉴别诊断。

1.FOBT 阳性常见疾病

消化道恶性肿瘤(特别是结直肠癌);消化性溃疡、胃炎(特别与酒精、阿司匹林或吲哚美辛相关)、胆道出血、肠结核、憩室病、消化道息肉、缺血性肠病、马-韦食管黏膜撕裂症,肠道炎症性损害如溃疡性结肠炎、克罗恩病、志贺菌病、阿米巴病、伤寒、肠套叠、食管裂孔疝、回归热、钩虫病;创伤、急性白血病、血友病、遗传性毛细血管扩张症、维生素 C 缺乏症、弹性假黄瘤、结节性多动脉炎、过敏性紫癜、淀粉样病、特纳综合征、尿毒症、放射疗法、神经纤维瘤、多发性特发性出血性肉瘤、静脉曲张出血。粪便表面如见少量鲜血,常因痔疮、肛裂、肛瘘、直肠炎、直肠息肉所致,此标本 FOBT 显然呈阳性。

2.结直肠癌(colorectal cancer,CRC)的早期筛检

FOBT 是较好的提示早期结直肠癌恶性肿瘤的简便筛检方法。有试验表明,筛检结肠癌($n=24$):诊断灵敏度,FIT 法 87.5%,gFOBT 法 54.2%;筛检腺瘤($n=61$),诊断灵敏度,FIT 法 42.6%,gFOBT 法 23.0%;阳性预测值,FIT 法 41.9%,gFOBT 法 40.4%。

目前,临床医学和检验医学界以循证检验医学的原则,对 FOBT 的临床意义进行了评价。主要内容有以下方面。筛检对象:年龄为 50~75 岁;筛检方法:推荐首选筛检结直肠癌的方法是用高灵敏度的免疫法(FIT)或高灵敏度的愈创木酯法(gFOBT)潜血试验;筛检时间:每年 1 次。

美国癌症学会(ACS)、美国胃肠病协会(AGA)建议对年龄>50 岁男女选用以下方法之一筛检结直肠癌:每年 1 次 FOBT,每 5 年 1 次乙

状结肠镜检查,每年 1 次 FOBT 加每 5 年 1 次乙状结肠镜检查,每 5 年 1 次对比钡剂灌肠检查,每 10 年 1 次结肠镜检查。

《美国胃肠病学会(ACG)结直肠癌筛查指南》首推用 FIT 法每年 1 次筛检早期结直肠癌。对于一级亲属有腺瘤家族史或年龄 ≥60 岁时发生结肠癌或进展性腺瘤的人群,要求:①只有 1 个一级亲属在≥60 岁时发生结直肠癌或进展性腺瘤(腺瘤≥1 cm 或高度异常增生或有绒毛成分),推荐筛查频率与普通危险人群相同(从 50 岁开始,每 10 年 1 次)。②只有 1 个一级亲属年龄<60 岁时被诊断为结直肠癌或进展性腺瘤,或者 2 个一级亲属患结直肠癌或进展性腺瘤,推荐从 40 岁开始筛查,或比家族中最早确诊结直肠癌的年龄提前 10 年开始,每 5 年进行 1 次结肠镜检查。③仅患有小管状腺瘤的单个一级亲属,并不增加结直肠癌风险,故筛检方式与普通危险群类似。

粪便 DNA 检测以发现肿瘤和进行性息肉为主要目的,灵敏度 52%~91%,特异性为 93%~97%,均优于粪便潜血检查;同时无须多次留取标本,避免非特异性干扰因素和间断出血对检查结果的影响。然而,因其检测费用显著高于粪便潜血试验。

对 FOBT 的最新评价:检查和治疗结直肠癌的金标准是"结肠镜检查加癌前期息肉切除";结直肠癌筛检项目包括 FOBT 检查、乙状结肠镜或 FOBT 单独检查、结合双对比钡剂灌肠检查、粪便 DNA 检测、CT 结肠镜检查等。目前认为,现有结直肠癌检查项目和方法虽不足以最有效筛检结直肠癌,且各权威组织的建议和指南也不一致,但均认为 FOBT 仍是一个有价值筛检方法。《美国结直肠癌筛查指南》建议无论是 gFOBT 法或免疫化学法,均应首选高灵敏度的 FOBT 法,推荐对无症状人群做 gFOBT 筛查。《英国临床循证指南》建议对有症状的患者不必做 gFOBT 试验,而应提醒临床医师让患者直接做肠镜直视检查。

关于 gFOBT。①传统 gFOBT 优点:价廉,有阴、阳性对照,Cochrane 综述表明 gFOBT 筛检结直肠癌可减少结直肠癌病死率相对危险性的 16%。gFOBT 缺点:灵敏度低、非人血液、食用过氧化酶活性高的蔬菜可致试验假阳性。②新 gFOBT 试验如 HemoccultⅡ灵敏度 80％,特异性 94％。③gFOBT 筛检结直肠癌总灵敏度 51％～100％,特异性 90％～97％,阳性预测值2.4％～17.0％。④gFOBT 阳性并不一定是结直肠癌,也可由上消化道出血所致。

关于 FIT 法 FOBT:①美国、欧洲等多种指南提倡用 FIT 法筛检结直肠癌,有定性法和定量法两种。②FIT 定性分析优点:比 gFOBT 检出更多结直肠肿瘤;检测粪便标本只需 1～2 份,提高了患者接受试验的依从性;无饮食干扰问题;对下消化道出血更特异,检测简便可靠,有阳性质控;有自动 FIT 定性检测系统,荷兰大规模(研究 20 623 例)随机对照粪便潜血试验显示,自动 FIT 法筛检结直肠癌的阳性检出率(5.5％)高于 gFOBT 法(2.4％);高精密度、高检测量有助于大规模筛查结直肠癌;可设置检测血红蛋白浓度临界值,满足临床筛检结直肠癌最适阳性率的需求(血红蛋白检测临界值升高,临床筛检结直肠癌特异性升高,而灵敏度减低;血红蛋白检测临界值减低,则筛检晚期腺瘤性息肉的能力增强,肠镜检查证实 FIT 法能发现更多腺瘤和癌症患者。③FIT 定性分析缺点:费用高;分析时间比 gFOBT 长;FIT 筛检出的假阳性可使大批患者继续不必要、有一定风险的结肠镜检查。

我国临床研究表明:50 岁以上成人应为 FOBT 筛检对象,采用连续性FOBT,对早期检测结直肠癌可靠。孙建珍等认为,联合化学法和免疫法检测粪便潜血,既可消除化学法的假阳性问题,又可筛出化学法假阴性;FOBT 组合检测的结果如下。①免疫化学法(＋)、化学法(＋):提示消化道出血。②免疫化学法(＋)、化学法(－):提示消化道少量出血,大部分为下消化道出血。③免疫化学法(－)、化学法(＋):主要提示上消化道少量出血,但应了解患者的饮食情况和服药情况,以便排除假阳性反应。④免疫化学法(－)、化学法(－):仅凭任何 1 次检测结果不能排除消化道出血。

3.消化性溃疡与肿瘤出血的鉴别

通常消化道溃疡阳性率可达 50％～77％,多呈间歇性阳性;消化道溃疡治疗后,粪便颜色趋正常,但潜血试验可持续阳性 5～7 天,故临床判断出血是否完全停止,以 FOBT 结果为最可靠指标。消化道癌肿(胃癌、结肠癌等)阳性率可达 87%～95%,出血量虽少常呈持续性阳性。

4.寻找贫血原因

FOBT 也用于临床探查贫血原因。有贫血症状、血红蛋白和血细胞比容减低者,可做 FOBT 有助于发现消化道溃疡出血所致的贫血原因。

四、脂肪检查

正常人普通膳食时,粪便中的脂肪主要来源于食物,少部分来源于胃肠道分泌、细胞脱落和细菌代谢。粪便脂肪包括结合脂肪、游离脂肪酸和中性脂肪。摄入的脂肪 95% 以上被吸收,从粪便中排出的脂肪甚少。不同病因粪便脂肪增加的种类不尽一致,如胰腺分泌障碍时,中性脂肪增加,而肠吸收障碍时为脂肪酸增加。

粪便脂肪测定分为定性测定和定量测定两类。脂肪定量可分为重量法及滴定法两种。以下介绍滴定法卡梅粪便脂肪定量。

(一)检验方法学

1.原理

用中性酒精提取粪便中脂肪酸,以麝香草酚蓝为指示剂,用已知浓度的碱溶液滴定,测定后用氢氧化钠异丁醇溶液,将脂肪皂化,再用盐酸滴定皂化后剩余的碱量,计算粪便内中性脂肪含量。

2.器材和试剂

(1)器材:三角烧瓶、蒸发皿等。

(2)试剂。①(6.8 mol/L)250 mg/L 盐酸溶液:2.5% 盐酸(比重1.013)1 L 中加入氯化钠 250 g。②96% 酒精:含有 0.4% 异戊醇。③96% 酒精:中性对麝香草酚蓝指示剂(麝香草酚蓝 2 g 溶于 50% 酒精 100 mL 中)。④石油醚,沸点40～60 ℃。⑤0.1 mol/L 氢氧化钾异丁醇溶液。

3.操作

(1)加盐酸:取粪便 5 g,置三角烧瓶内,加入盐酸溶液 22 mL,

煮沸 1 分钟后静置冷却。

（2）蒸发石油醚层：加入含异戊醇的乙醚 40 mL，石油醚 50 mL，加橡皮塞用力振荡 1 分钟。

（3）留取脂肪：取石油醚层 25 mL，置于蒸发皿内，将石油醚蒸发至干。

（4）加碱滴定：加 2 mL96%中性酒精，溶解脂肪酸，再加麝香草酚蓝数滴，用 0.1 mol/L 氢氧化钾异丁醇溶液滴定，用去量为 A。

（5）加液混合：加入 0.1 mol/L 氢氧化钾异丁醇溶液 10 mL，轻轻煮沸 15 分钟，加入加热的 96%中性酒精 10 mL，混匀。

（6）加酸滴定：用 0.1 mol/L 盐酸溶液滴定过量的碱，用去量为 C。空白：滴定 0.1 mol/L 氢氧化钾异丁醇溶液 10 mL，所需 0.1 mol/L 盐酸溶液量为 B。

（7）计算：公式如下。

脂肪酸/100 g 粪便 = $(A \times 284 \times 1.04 \times 2 \times 100)/1.0000Q = 5.907A/Q$

中性脂肪/100 g 粪便 = $[(B\text{-}C) \times 297 \times 1.01 \times 2 \times 100]/1.0000Q = 5.999(B\text{-}C)/Q$

（Q：为检测用粪便量克数；1.01、1.04：为矫正石油醚量；284：为脂肪酸相对分子质量；297：为中性脂肪相对分子质量）

（二）方法学评价

粪便脂肪常用的检查方法有粪便脂肪定量测定和显微镜定性检查法，后者虽简单易行，但准确率低，只能用作消化吸收不良的筛检试验，而不作为诊断的依据。粪便脂肪定量测定：虽是脂肪泻的确定性试验，但也不能鉴别脂肪泻的原因。

1.检测方法

（1）称量法：是用乙醚从粪便中提取脂肪，将乙醚蒸发后称其重量；其优点是方法简便，缺点为粪便中如存在矿物油类和其他可溶于乙醚的物质，也被同时合并测量。

（2）滴定法：是先加强碱使脂肪皂化（结合脂肪酸），经酸水解后，用乙醚提取脂肪酸，再碱滴定，或根据脂肪皂化所需要的碱量计算脂肪量;其缺点是用固定的硬脂肪酸相对分子质量进行计算,而实际摄入食物中所含脂肪酸,是由种种相对分子质量构成的。利用脂肪定量还能计算脂肪吸收率,估计消化吸收功能,要求在测定前2～3天给予脂肪含量为100 g/d的标准膳食,自测定日起,仍继续给予标准膳食连续3天,收集24小时粪便,测定总脂肪量。

脂肪吸收率(%)=[(膳食总脂肪量－粪便总脂肪量)/膳食总脂量]×100%

2.干扰因素

(1)标本因素:粪便中脂肪测定标本的计算,分为湿式标本重量计算及干燥标本重量计算,无论用哪种计算法,若为随机取样检查是不标准的,因而必须收集3～5天的粪便,混匀后(因脂肪在粪便中分布不均匀)取样测定。留取标本过程中,应将粪便标本置于冰箱中保存。避免使用灌肠、泻剂和含有矿物油的粪便标本。

(2)食物因素:进食脂肪量过少时,即便消化吸收障碍,排出粪便中的脂肪量也可在5 g以下。进食无脂肪时,因肠黏膜上皮细胞脱落及肠内细菌的存在,每天也从粪便中排出脂肪约2 g。故定量检查时,患者须按标准脂肪餐进食。

(三)质量保证

分析前留全部粪便,且3天中粪便总量应≥300 g。因脂肪在粪便中分布不均匀,故必须混匀后留取标本。

(四)参考范围

每天试验餐中含脂肪80～100 g时,粪便内脂肪排出量<6 g。成人或儿童(年龄>3岁)脂肪吸收率≥95%。

(五)临床意义

粪便脂肪测定主要了解人体的消化或吸收功能,间接诊断消化道疾病。健康人脂肪吸收率达95%以上;每天进食含脂肪100 g的试验餐后,粪便排出脂肪量应<6 g/d,若>6 g提示吸收异常,称为脂肪泻。粪便脂肪定量检查用以证实脂肪泻,是诊断吸收不良的前提。粪便脂肪增加的原因:肝、胆道疾病,如肝内外胆道梗阻则胆汁缺乏、病毒性肝炎、肝硬化等,使脂肪乳化能力降低。胰腺疾病,如慢性胰腺炎、胰腺癌、胰腺囊性纤维化,因胰脂酶缺乏,使脂肪消化能力降低。肠道疾病,如乳糜泻等,使脂肪吸收能力减低。乳糜泻时粪内脂肪每天排出量可达 $10\sim30$ g,胰腺功能不全和空肠旁路术后可达 50 g。

五、检验方法学

(一)直接涂片

粪便直接涂片显微镜检查,是粪便检查中最重要、最常用的检查法。其目的的主要是观察虫卵、原虫等;各种消化产物如结缔组织与弹力纤维、淀粉颗粒、肌肉纤维等;各种体细胞如上皮细胞、白细胞、红细胞等。

1.原理

将粪便标本悬液制成涂片,在普通光学显微镜下观察判断是否有过多的细胞、食物残渣、结晶及病原体等。

2.器材和试剂

普通载玻片、玻璃盖片、竹签,普通光学显微镜;生理盐水。

3.操作

(1)制备涂片:在干净载玻片上,加生理盐水 $1\sim2$ 滴,用竹签取外观带病理成分(含黏液、脓、血部分的粪便)或从成形便表面、深处及多处取粪便适量,混匀,涂成面积占载玻片 2/3、厚度以能透视辨认出涂片下字迹为佳的涂片标本。

(2)加盖玻片:加合适的盖玻片 1 张。

(3)镜下观察:在镜下按"从上至下、从左至右"的有序视野(一个视野挨着一个视野,既不重复、也不遗漏)观察标本中各种细胞等有形成分,共 10 个视野。先低倍镜观察寄生虫卵、原虫和食物残渣;再高倍镜观察细胞、确认寄生虫卵、结晶等。

虫卵、原虫检查:如发现疑似包囊,则在涂片的盖玻片边缘处加 1 滴碘液,在高倍下仔细识别,如仍不能确定,再另取标本作标本浓缩法检查。虫卵报告方式:未找到时报告"未找到虫卵",找到时,报告所见虫卵名称并注明数量,以低倍或高倍视野计算,现建议逐步实施定量化报告。

细胞检查:注意红细胞、白细胞、上皮细胞、巨噬细胞等。而嗜酸性粒细胞须直接涂片干后瑞氏染色可见。

植物细胞检查:须与寄生虫、人体细胞相鉴别,并应注意有无肌纤维、结缔组织、弹力纤维、淀粉颗粒、脂肪小滴球(后者须染色检查)等。

结晶检查:须特别注意有无夏科-雷登结晶。

细菌检查:正常菌群消失或比例失调可因大量应用抗生素所致,除涂片染色找细菌外,应用细菌培养和鉴定法检查。

(二)脂肪染色

定性检查粪便脂肪由结合脂肪酸、游离脂肪酸和中性脂肪组成。常用粪便脂肪定性检查如下。

1.原理

苏丹Ⅲ饱和溶液能将中性脂肪染上红色。

2.器材和试剂

基本同粪便"直接涂片显微镜检查"。苏丹Ⅲ饱和染液(将苏丹Ⅲ 1~2 g,溶于 100 mL 的 70%乙醇溶液中)。

3.操作

取少量粪便涂于载玻片上,滴苏丹Ⅲ饱和溶液 1~2 滴,混匀,加盖玻片镜检。结果判断:中性脂肪呈橘红色或红色球状脂肪小滴,脂肪酸结晶与结合脂肪酸不着色。

4.鉴别粪便脂肪

可用 2 张玻片定性鉴别粪便脂肪。

(1)第 1 张玻片检查中性脂肪:在玻片粪便悬液中加 95%酒精数滴,加染液后,观察脂肪滴。用苏丹Ⅲ染色,粪便悬液的中性脂肪(三酰甘油)呈橘红~红色而易于识别。

(2)第 2 张玻片检查总脂肪量:粪便悬液用乙酸酸化(使皂盐水解呈脂肪酸)并加热(加热使脂肪酸吸收染料),估计总脂肪成分(中性脂肪、脂肪酸和脂酸盐,即皂盐)。

(3)鉴别:正常粪便中性脂肪滴少于 60 个/HP。总脂肪成分包括中性脂肪、脂肪酸和脂酸盐(皂盐),因正常粪便也存在脂肪酸及其盐类,故与第1张玻片相比,在第2张玻片上可见染成橘红色的脂肪滴。出现脂肪滴的数量和直径很重要,正常粪便脂肪滴直径<4 μm(约1/2红细胞直径);脂肪滴数量增多或直径增大(40～80 μm)常见于脂肪泻。

鉴别:如第1张玻片中性脂肪量正常,第2张玻片总脂肪量增加,则表明肠吸收不良,即增加的脂肪就是不被小肠吸收的脂肪酸和皂盐;如第1张玻片中性脂肪增加,就表明吸收不良。

六、方法学评价

(1)灵敏度和特异性脂肪定性与定量相关性良好,但仍应作化学法定量确证脂肪泻。

(2)干扰因素:涂片时应注意标本的选择。成形粪便,应分别从粪便的深部和表面多部位取材,若粪便含有黏液、血液等病理成分时,则应取异常部分涂片检查。用竹签挑取粪便少许,混悬于载玻片上的生理盐水内,根据检查目的的不同,更可加入碘液等染料。涂片须厚度适宜,覆以盖玻片后,将全片有系统的镜检。通常先用低倍镜观察,必要时再以高倍镜详细检查。

在测定粪便脂肪前,患者应正常饮食,注意避免使用轻泻药、矿物油、铋剂、镁剂及尿液污染的粪便标本,否则会干扰检查。

七、质量保证

(一)分析前

应按不同粪便检验目的的各自要求采集标本,共同的原则是不能污染粪便标本以外的其他任何物质,保证检验的真实性。

(二)分析中

为提高阳性检出率,制备涂片时,除了规范操作之外,应提倡制备数张涂片进行镜检;镜检时,至少每张涂片观察10个视野,并保证有序移动视野,不遗漏、不重复;为提高镜检时对细胞等形态的识别力,还可作瑞氏染色。应特别注意检查寄生虫虫卵等病原体,如阳性结果即为临床诊断最直接的可靠证据。

第二节　尿　液　检　验

一、尿液理学检验

(一)尿量

使用量筒或其他带刻度的容器直接测定尿量。

个体尿量随气候、出汗量、饮水量等不同而异。一般健康成人为$(1.0\sim1.5)L/24\ h$，即$1\ mL/(h\cdot kg)$；小儿如按体重(kg)计算尿量，则较成人多$3\sim4$倍。

1.增多

(1)生理性：饮水过多，饮浓茶、咖啡、酒精类或精神紧张等。

(2)病理性：常见于糖尿病、尿崩症、慢性肾炎和神经性多尿等。

2.减少

(1)生理性：饮水少和出汗多等。

(2)病理性：常见于休克、脱水、严重烧伤、急慢性肾炎、心功能不全、肝硬化腹水、流行性出血热少尿期、尿毒症和急慢性肾衰竭等。

(二)尿液颜色

根据观察到的尿颜色进行报告。

1.正常尿颜色

因尿含尿色素可呈淡黄色。尿液浓缩时，颜色可呈深黄色，并受某些食物及药物的影响。

2.病理性尿颜色

凡观察到尿液呈无色、深黄色、浓茶色、红色、紫红色、棕黑色、绿蓝色、乳白色等，均应报告。浓茶样深红色尿可见于胆红素尿；红色尿见于血尿、血红蛋白尿；紫红色尿见于卟啉尿；棕黑色尿见于高铁血红蛋白尿、黑色素尿；绿蓝色尿见于胆绿素尿和尿蓝母；乳白色尿可能为乳糜尿、脓尿。

(三)尿液透明度

根据尿的外观理学性状,将尿液透明度分为"清晰透明、微浑、浑浊、明显浑浊"4个等级。

浑浊尿的鉴别步骤如下。①加热:浑浊消失,为尿酸盐结晶;②加入醋酸数滴:浑浊消失且产生气泡,为碳酸盐结晶;浑浊消失但无气泡,为磷酸盐结晶;③加入2%盐酸数滴:浑浊消失,为草酸盐结晶;④加入10%氢氧化钠数滴:浑浊消失,为尿酸结晶;呈现胶状,为脓尿;⑤在1份尿液中,加入乙醚1份和酒精2份,振荡,浑浊消失,为脂肪尿;⑥尿液经上述处理方法后:仍呈浑浊,多为菌尿。

二、尿液干化学分析

(一)尿液干化学分析仪

尿液干化学分析仪由机械系统、光学系统和电路系统3部分组成。采用反射光度法原理对配套尿干化学试带进行检测,发生化学反应产生颜色变化的试带,被波长不同的发光二极管照射后,产生反射光,反射光由光电管接受,光信号转化成为电讯号,电讯号传送至模拟数字转换器,转换成数值,经微处理控制器处理,自动显示结果。

使用尿液干化学分析仪应注意如下问题。

1.检验人员有合格的能力

检验人员必须经规范培训合格才能上岗,上岗前必须仔细阅读仪器说明书,了解仪器的测定原理,熟悉操作方法、校正方法、仪器日常维修和保养要求等。

2.仪器校正带校准

部分仪器开机后虽会自动校正,但应每天用仪器自带的校正带进行测定,观察测定结果与校正带标示结果是否一致,只有完全一致才能证明仪器处于正常运转状态,同时记录测定结果。

3.保持仪器洁净

如尿液污染,应立即进行清除。

4.执行日常保养

按厂商规定,定期对仪器光学部分和机械部分进行保养。

5.使用配套专用试带

不同型号仪器应使用各自相应的尿试带。

6.操作温度

检测时,仪器、尿干化学试带和标本的最佳温度为 20～25 ℃。

(二)尿液干化学分析试带

1.试带法常用检验项目

(1)原理:尿液干化学试带是以滤纸为载体,将各种试剂成分浸渍后干燥,作为试剂层,固定在塑料底层上,并在表面覆盖一层起保护作用的尼龙膜,通常能检测 8～11 项尿化学试验。

(2)注意事项。①标本要求:测定尿 pH、葡萄糖、酮体、潜血、胆红素、亚硝酸盐时,标本必须新鲜。②试带保存:尿葡萄糖、胆红素试带易失效,应避光保存于室温干燥处。③尿蛋白质:通常,试带法检测结果为阴性时,应再用加热醋酸法或磺基水杨酸法复查,以免漏诊阳性结果。④尿潜血:由于红细胞易于沉淀,所以测试前标本必须混匀。为防止强氧化剂或某些产过氧化物酶细菌的干扰,可将尿液煮沸 2 分钟,再用试带进行检测。

(3)临床意义。

尿酸碱度:肉食者多为酸性,食用蔬菜水果可致碱性。久置腐败尿或泌尿道感染、脓血尿均可呈碱性。磷酸盐、碳酸盐结晶多见于碱性尿;尿酸盐、草酸盐、胱氨酸结晶多见于酸性尿。酸中毒及服用氯化铵等酸性药物时尿可呈酸性。

尿蛋白质:分为短暂性蛋白尿,如功能性(发热、运动、充血性心力衰竭和癫痫发作等)和体位性(仅见于直立性体位),或持续性蛋白尿,如肾前性(免疫球蛋白重链和轻链分泌、肌红蛋白尿和血红蛋白尿等)、肾性(IgA 肾病、肾毒性药物所致小分子蛋白尿和进展性肾病等)和肾后性(如尿路感染、前列腺或膀胱疾病和阴道分泌物污染等)。

尿葡萄糖:阳性见于糖尿病、肾性糖尿病、甲状腺功能亢进等。内服或注射大量葡萄糖及精神激动等也可致阳性反应。

尿酮体:阳性见于妊娠剧吐、长期饥饿、营养不良、剧烈运动后。严重未治疗的糖尿病酸中毒患者,酮体可呈强阳性反应。

尿潜血：尿潜血来自两种情况。①尿红细胞：无论试验前红细胞是否破坏，只要红细胞达到一定浓度，试带检测时均可出现潜血阳性。主要见于肾小球肾炎、尿路结石、泌尿系统肿瘤、感染等。②尿血红蛋白：即含游离血红蛋白的血红蛋白尿。正常人尿液中无游离血红蛋白。当体内大量溶血，尤其是血管内溶血，血液中游离血红蛋白可大量增加。当超过 $1.00 \sim 1.35$ g/L 时，即出现血红蛋白尿。此种情况常见于血型不合输血、阵发性睡眠性血红蛋白尿、寒冷性血红蛋白尿症、急性溶血性疾病等。还可见于各种病毒感染、链球菌败血症、疟疾、大面积烧伤、体外循环、肾透析、手术后所致的红细胞大量破坏等。

尿胆红素：阳性见于肝实质性及阻塞性黄疸。溶血性黄疸时，一般尿胆红素阴性。

尿胆原：阴性见于完全阻塞性黄疸。阳性增强见于溶血性疾病及肝实质性病变如肝炎。

尿亚硝酸：阳性见于尿路细菌感染，如大肠埃希菌属、克雷伯菌属、变形杆菌属和假单胞菌属感染。注意，亚硝酸盐结果阳性与致病菌数量没有直接关系。

尿比密：升高见于少尿、急性肾炎、高热、心功能不全、脱水等；尿比密升高同时伴尿量增多，常见于糖尿病。尿比密减低见于慢性肾小球肾炎、肾功能不全、尿崩症等。连续测定尿比密比一次测定更有价值，慢性肾功能不全呈现持续性低比密尿。如临床怀疑肾小管疾病时建议采用冰点渗透压法测定尿渗量以明确诊断。

尿白细胞酯酶：阳性提示尿路炎症，如肾脏或下尿道炎症，表明尿液中白细胞数量 >20 个/μL；阳性也可见于前列腺炎。

尿维生素 C：主要用于排除维生素 C 对干化学分析结果的干扰，阳性提示试带尿液潜血、胆红素、亚硝酸盐和葡萄糖检测结果可能为假阴性。

(4)注意事项。①注意尿干化学分析试带测定结果与手工法化学试验测定结果的差异：如尿蛋白质试带测定的是清蛋白，对球蛋白不敏感；用葡萄糖氧化酶测定尿葡萄糖的灵敏度比班氏法高，但高浓度仅测到"3＋"为止;尿胆红素试带法结果比 Harrison 法灵敏度低;尿白细胞酯酶检测白细胞只能测出有无粒细胞,而不与淋巴细胞发生反应等。②尿干化学分析试带结果的确认检验:通常采用相同或更高灵敏度或特异度的相同或不同方法来检测同一物质。但是,采用相同干化学分析试带重复检测不能作为确证试验。③试带法检测结果宜采用显微镜检查法来加以确认:国际上普遍认为,宜采用显微镜检查法来加以确认试带法检测结果。试带法白细胞酯酶和亚硝酸盐阳性时,宜采用病原生物学检查来排除尿路感染可能,采用显微镜检查法来确认菌尿或白细胞尿。当显微镜检查提示存在异常上皮细胞时,宜做细胞病理学检查来确认结果。疑为膀胱移行上皮细胞癌时,宜采用图像流式细胞分析法和 DNA 分析法来确证。

2.常用确证试验

目前,国内常用的试带法确认试验介绍如下,包括磺基水杨酸法测定尿蛋白质、Harrison 法测定尿胆红素和显微镜法检查尿红细胞和白细胞。

(1)磺基水杨酸法尿蛋白质测定。

原理:磺基水杨酸为生物碱试剂,在酸性环境下,其阴离子可与带正电荷的蛋白质结合成不溶性蛋白盐而沉淀。

试剂:①100 g/L 磺基水杨酸酒精溶液,即取磺基水杨酸 20 g,加水至 100 mL,取此液与等量 95％酒精或甲醇液混合。②200 g/L 磺基水杨酸溶液,即取磺基水杨酸 20 g,加水至 100 mL。

操作步骤:①加尿标本。取小试管加尿液 3～5 mL。②加试剂。加 100 g/L 磺基水杨酸酒精溶液 3～4 滴或 200 g/L 磺基水杨酸溶液 1～2 滴,形成界面。③观察结果。如尿显浑浊,表示存在尿蛋白,浑浊深浅与尿蛋白量成正比。

结果判断。①阴性:尿液不显浑浊,外观仍清晰透明;②可疑(±):轻微浑浊,隐约可见,含蛋白量为0.05～0.20 g/L;③阳性(＋):明显白色浑浊,但无颗粒出现,含蛋白量约为 0.3 g/L;④(2＋):稀薄乳样浑浊,出现颗粒,含蛋白量约为1 g/L;⑤(3＋):乳浊,有絮片状沉淀,含蛋白量约为 3 g/L;⑥(4＋):絮状浑浊,有大凝块下沉,含蛋白量$\geqslant$5 g/L。

注意事项。①磺基水杨酸法灵敏度：0.05～0.10 g/L尿。②浑浊尿处理：应先离心或过滤。③强碱性尿处理：应加 5％醋酸溶液数滴酸化后再作试验，否则可出现假阴性。④假阳性结果：可见于有机碘造影剂、超大剂量使用青霉素；尿含高浓度尿酸或尿酸盐（出现阳性反应与尿蛋白阳性结果不同，前者加试剂1～2分钟后出现白色点状物，向周围呈毛刺状突起，并慢慢形成雾状）。

（2）Harrison法尿胆红素测定。

原理：用硫酸钡吸附尿液中胆红素后，滴加酸性三氯化铁试剂，使胆红素氧化成胆绿素而呈绿色反应。

试剂：①酸性三氯化铁试剂（Fouchet 试剂）。称取三氯乙酸 25 g，加蒸馏水少许溶解，再加入三氯化铁 0.9 g，溶解后加蒸馏水至 100 mL。②100 g/L 氯化钡溶液。③氯化钡试纸。将优质滤纸裁成 10 mm×80 mm 大小纸条，浸入饱和氯化钡溶液内（氯化钡 30 g，加蒸馏水 100 mL）数分钟后，放置室温或 37 ℃温箱内待干，贮于有塞瓶中备用。

操作：①试管法。取尿液 5 mL，加入 100 g/L 氯化钡溶液约 2.5 mL，混匀，此时出现白色的硫酸钡沉淀。离心后弃去上清液，向沉淀物加入酸性三氯化铁试剂数滴。若显现绿色或蓝绿色者为阳性结果。②氯化钡试纸法。将氯化钡试纸条的一端浸入尿中，浸入部分至少 50 mm 长，5～10 秒后，取出试条，平铺于吸水纸上。在浸没尿液的部位上滴加酸性三氯化铁试剂 2～3 滴，呈绿、蓝色为阳性，色泽深浅与胆红素含量成正比。

注意事项：①本法灵敏度用 0.9 μmol/L 或 0.5 mg/L 胆红素。②胆红素在阳光照射下易分解，留尿后应及时检查。③假阳性见于尿含水杨酸盐、阿司匹林（与 Fouchet 试剂反应）。④假阴性可能因为加入 Fouchet 试剂过多，反应呈黄色而不显绿色。

三、尿肌红蛋白定性试验

(一)原理

肌红蛋白（Mb）和血红蛋白（Hb）一样，分子中含有血红素基团，具有过氧化物酶样活性,能催化 H_2O_2 作为电子受体使色原(常用的有邻联甲苯胺、氨基比林)氧化呈色,色泽深浅与肌红蛋白或血红蛋白含量成正比。Mb 能溶于 80% 饱和度的硫酸铵溶液中,而 Hb 则不能,两者由此可予以区别。

(二)试剂

1.10 g/L 邻联甲苯胺

冰醋酸溶液取邻联甲苯胺 1 g,溶于冰醋酸和无水酒精各 50 mL 的混合液中,置棕色瓶中,冷藏保存,可用 8~12 周,若溶液变暗色,应重新配制。

2.过氧化氢溶液

冰醋酸 1 份,加 3% 过氧化氢溶液 2 份。

3.硫酸铵粉末

用化学纯制品。

(三)操作

1.测试尿标本是否存在血红素

依次在试管中加入新鲜尿液 4 滴,邻联甲苯胺(或四甲基联苯胺)溶液 2 滴,混合后,加入过氧化氢溶液 3 滴,如出现蓝色或蓝绿色,表示尿中存在 Hb 和/或 Mb。

2.尿硫酸铵沉淀反应

尿液离心或过滤使其透明;吸取上清液 5 mL,加入硫酸铵粉末 2.8 g,使之溶解混合(饱和度达 80%),静置 5 分钟,用滤纸过滤;取滤液按上述操作步骤"1"重复测试是否存在血红素,如呈蓝色,则表示尿 Mb 阳性,如不显蓝色,则表示血红素已被硫酸铵沉淀,为尿 Hb 阳性。

(四)注意事项

1.邻联甲苯胺

邻联甲苯胺亦称邻甲联苯胺,即英文 o-tolidine[3,3′-dimethyl-(1,1′-biphenyl)4,4′-diamine,$C_{14}H_{16}N_2$,MW 212.3]。邻甲苯胺,英文 o-toluidine(2-aminotoluene,C_7H_9N,MW 107.2),可用于血糖测定。两者应予区别。

2.尿标本

尿标本必须新鲜,并避免剧烈搅拌。

3.本法为过筛试验

如少部分健康人出现假阳性,应进一步选用超滤检查法、电泳法、分光光度检查法和免疫化学鉴定法等加以鉴别。

（五）临床意义

肌红蛋白尿症可见于下列疾病。

1.遗传性肌红蛋白尿

磷酸化酶缺乏、未知的代谢缺陷,可伴有肌营养不良、皮肌炎或多发性肌炎等。

2.散发性肌红蛋白尿

当在某些病理过程中发生肌肉组织变性、炎症、广泛性损伤及代谢紊乱时,大量肌红蛋白自受损伤的肌肉组织中渗出,从肾小球滤出而成肌红蛋白尿。

四、尿乳糜定性试验

尿液混有脂肪即为脂肪尿。乳糜微粒与蛋白质混合使尿液呈乳化状态浑浊即为乳糜尿。

（一）原理

脂肪可溶解于乙醚中,而脂肪小滴可通过染色识别。

（二）试剂

（1）乙醚（AR）。

（2）苏丹Ⅲ醋酸酒精染色液:5％酒精 10 mL,冰醋酸 90 mL,苏丹Ⅲ粉末一药匙,先将酒精与冰醋酸混合,再倾入苏丹Ⅲ粉末,使之充分溶解。

（3）猩红染色液:先配 70％酒精和丙酮 1∶1 溶液,然后将猩红染色液加入至饱和为止。

（三）操作

1.取尿液加乙醚

取尿 5～10 mL,加乙醚 2～3 mL,混合振摇后,使脂肪溶于乙醚。静置数分钟后,2 000 r/min离心5分钟。

2.涂片加液

吸取乙醚与尿液的界面层涂片,加苏丹Ⅲ醋酸酒精染色液或猩红染色液1滴。

3.镜检观察

是否查见红色脂肪小滴。

4.结果判断

(1)浑浊尿液:加乙醚后而澄清,则为脂肪或乳糜尿。

(2)镜检涂片:脂肪滴呈红色。

(四)注意事项

(1)尿液中加少量饱和氢氧化钠,再加乙醚,有助于澄清。

(2)将分离的乙醚层隔水蒸干,若留有油状沉淀,也可加苏丹Ⅲ,镜检证实有无脂肪小滴。

(五)临床意义

(1)正常人为阴性。

(2)因丝虫或其他原因阻塞淋巴管,使尿路淋巴管破裂而形成乳糜尿。丝虫病患者的乳糜尿的沉渣中常见红细胞,并可找到微丝蚴。

五、尿苯丙酮酸定性试验

(一)原理

尿中的苯丙酮酸在酸性条件下与三氯化铁作用,生成 Fe^{3+} 和苯丙酮酸烯醇基的蓝绿色螯合物,磷酸盐对本试验有干扰,应先将其改变成磷酸铵镁沉淀后除去。

(二)试剂

1.100 g/L 三氯化铁溶液

称取三氯化铁 10 g,加入蒸馏水至 100 mL。

2.磷酸盐沉淀剂

氧化镁 2.2 g、氯化铵 1.4 g、280 g/L 氢氧化铵液 2.0 mL,加水至 100 mL。

(三)操作

1.加液过滤

尿液 4 mL 加磷酸盐沉淀剂 1 mL,混匀,静置 3 分钟,如出现沉淀,可用滤纸过滤或离心除去。

2.加试剂

滤液中加入浓盐酸 2～3 滴和 100 g/L 三氯化铁溶液 2～3 滴,每加 1 滴立即观察颜色变化。

3.结果判断

如尿滤液显蓝绿色并持续 2～4 分钟,即为阳性。如绿色很快消失,提示可能有尿黑酸,可报告苯丙酮酸阴性。本法灵敏度约为 100 mg/L;尿液作系列稀释后再测定,可粗略定量。

(四)注意事项

1.尿标本

一定要新鲜,尿中若含酚类药物(如水杨酸制剂)及氯丙嗪,也可与氯化铁结合显色,试验前应停用此类药物。胆红素也可造成假阳性。

2.用 2,4-二硝基苯肼溶液(与赖氏法测定转氨酶试剂同)试验

试剂与尿液等量混合,如显黄色浑浊为苯丙酮酸阳性。本法灵敏度为 200 mg/L。

3.儿童年龄

小儿出生后 6 周内不易查出,故宜出生 6 周后检查。

(五)临床意义

(1)正常人为阴性。

(2)大多数苯丙酮尿症患者的尿液可出现阳性;有 1/4～1/2 病例可能会漏检。

六、尿液有形成分分析仪

目前,在国内外已推出了能对部分尿液有形成分进行自动筛检分析的仪器,称尿液有形成分分析仪,这些系统多数采用电阻抗、光散射(包括对有形成分进行各种染色,如荧光染色后的流式细胞术检测)或数字影像分析术的原理,识别或分类红细胞、白细胞、上皮细胞、小圆上皮细胞、管型、细菌、精子、黏液丝、结晶等有形成分,已逐步成为尿液显微镜检查的首选筛检方法。

(一)原理

1.筛检方法一

采用流式细胞术和电阻抗法原理。先用荧光染料对尿中各类有形成分进行染色,然后经激光照射每一有形成分发出的荧光强度、散射光强度及电阻抗大小进行综合分析,得出红细胞、白细胞、上皮细胞、管型和细菌定量数据,以及各种有形成分的散射图和红细胞、白细胞直方图,尿中红、白细胞信息和病理性管型、小圆上皮细胞、结晶、酵母样细胞等信息。

2.筛检方法二

采用影像分析术和自动粒子识别系统原理。先用CCD数字摄像机自动捕获数百幅图像,然后进行数字化图像分析,用自动粒子识别软件进行比较,最后定量报告尿中多种有形成分的数量,包括红细胞、白细胞、白细胞聚集、透明管型、未分类管型、鳞状上皮细胞、非鳞状上皮细胞、细菌、酵母菌、结晶、黏液和精子等。

(二)试剂

按仪器分析所需试剂的说明书准备试剂。

(三)操作

各种仪器操作步骤不尽相同,操作前应首先仔细阅读仪器操作说明书。简单步骤如下。

1.准备标本

充分混匀收集的全部新鲜尿液,倒入洁净的试管中(标本量约10 mL)。

2.启动仪器

打开仪器电源,待仪器自动核查通过后,进入样本分析界面。

3.进行质控

如质控通过,则可继续下一步操作;如失控,则分析并解决原因后,才能继续患者标本检测。

4.检测标本

在仪器上输入样本号,按开始键手工进样,或由自动进样架自动进样。

5.复核结果

根据实验室设定的仪器分析结果复检规则(包括显微镜复核),确认仪器分析结果。

6.发送报告

在确认仪器和复检结果的基础上,可发送检验结果报告。

(四)注意事项

1.尿标本

自动化仪器检测常采用不离心新鲜尿液标本。

2.尿容器

应确保尿容器的洁净,避免存在任何污染物。

3.干扰结果的自身因素

尿中存在大量黏液、结晶、真菌、精子、隐形红细胞等会使管型、红细胞、细菌等项目计数结果假性升高或减低。

七、尿液有形成分显微镜检查

(一)尿沉渣显微镜检查

1.试验方法

(1)尿沉渣未染色检查法。

器材。①离心试管:可用塑料或玻璃制成;须足够长,防止离心时尿液标本溢出;须干净、透明,便于尿液外观检查;须带体积刻度(精确到 0.1 mL);容积须>12 mL而<15 mL;试管底部应为锥形,便于浓缩沉渣;无化学物质污染;试管须有盖,可防止试管内液体溅出及气溶胶形成;建议使用一次性离心试管。②移液管:必须洁净;使用一次性移液管。③尿沉渣板:须标准化,具有可定量沉渣液的计数池,并一次性使用。如采用在普通玻片上滴加尿沉渣液后加盖玻片的检查方法,则不能提供标准化、可重复的结果。④显微镜:应使用内置光源的双筒显微镜;载物台能机械移动玻片;物镜能放大10 倍、40 倍,目镜能放大10 倍;同一实验室使用多台显微镜,其物镜及目镜的放大倍数应一致。⑤离心机:应使用水平式有盖离心机;

离心时须上盖,以确保安全。离心时的相对离心力应稳定在 400 g。应每 12 个月对离心机进行一次校正。

操作步骤:①尿标本用量。应准确取尿 10 mL。如标本量<10 mL,应在结果报告单中注明。②离心留尿量。在相对离心力 400 g 条件下离心 5 分钟。离心后,一次性倾倒或吸弃上清尿液,留取离心管底部液体 0.2 mL。③尿沉渣制备。充分混匀尿沉渣液,取适量滴入尿沉渣板;或取 20 μL,滴入载玻片,加盖玻片(18 mm × 18 mm)后镜检。

结果报告。①方法 1:以每微升(μL)单位体积各尿沉渣成分数量报告结果;②方法 2:管型,以低倍(10×10)镜视野全片至少 20 个视野所见的平均值报告;细胞,以高倍(40×10)镜视野至少 10 个视野所见的最低~最高数的范围报告;尿结晶等,以每高倍镜视野所见数换算为半定量的"－、±、1＋、2＋、3＋"等级报告

(2)尿沉渣染色检查法:有时,活体染色(如 Sternheimer-Malbin 染色或0.5％甲苯胺蓝染色)有助于细胞和管型的鉴别。但也不足以鉴别或确认尿沉渣中所有成分,如在检查下列有形成分时,可采用一种或多种特殊染色。①脂肪和卵圆脂肪小体:采用油红 O 染色和苏丹Ⅲ染色。②细菌:采用革兰染色和巴氏染色。③嗜酸性粒细胞:采用 Hansel 染色、瑞氏染色、吉姆萨染色、瑞-吉染色和巴氏染色。④含铁血黄素颗粒:采用普鲁士蓝染色。

通常,特殊染色需要制备特定涂片,如浓缩涂片、印片或细胞离心涂片。巴氏染色常用于肾小管上皮细胞、异常尿路上皮细胞、腺上皮细胞和鳞状上皮细胞的鉴别。Hansel 染色用于检测嗜酸性粒细胞尿。

2.参考区间

因各实验室所用尿标本量、离心力、尿沉渣液量、观察尿沉渣用量、尿沉渣计数板规格等均不尽相同,尿沉渣检查参考区间应由实验室通过必要的验证或评估来确定。

3.注意事项

实验室应统一尿液有形成分形态的鉴别标准和报告方式。

4.临床意义

(1)白细胞:增多表示泌尿系统有化脓性炎症。

(2)红细胞:增多常见于肾小球肾炎、泌尿系结石、结核或恶性肿瘤。

(3)透明管型:可偶见于正常人清晨浓缩尿中,透明管型在轻度或暂时性肾或循环功能改变时可增多。

(4)颗粒管型:可见于肾实质性病变,如肾小球肾炎。

(5)红细胞管型:常见于急性肾小球肾炎等。

(6)白细胞管型:常见于急性肾盂肾炎等。

(7)脂肪管型:可见于慢性肾炎肾病型及类脂性肾病。

(8)宽形管型:可见于慢性肾衰竭,提示预后不良。

(9)蜡样管型:提示肾脏有长期而严重病变,见于慢性肾小球肾炎晚期和肾淀粉样变。

(二)1 小时尿沉渣计数

目前,12 小时尿沉渣计数(Addis 计数)因影响结果准确性的因素很多,故在临床上已很少应用。现常采用 1 小时尿沉渣计数。

1.操作

(1)患者先排尿弃去,准确收集 3 小时尿液于清洁干燥容器内送检(如:标本留取时间5∶30∼8∶30)。

(2)准确测量 3 小时尿量,充分混合。取混匀尿液 10 mL,置刻度离心管中,1 500 r/min 离心 5 分钟,用吸管吸弃上层尿液 9 mL,留下 1 mL,充分混匀。吸取混匀尿液 1 滴,注入血细胞计数板内。细胞计数 10 个大方格,管型计数 20 个大方格。

2.参考区间

(1)红细胞男性<3 万/小时,女性<4 万/小时。

(2)白细胞男性<7 万/小时,女性<14 万/小时。

(3)管型<3 400 个/小时。

3.注意事项

(1)尿液应新鲜检查,pH 应在 6 以下,若为碱性尿,则血细胞和管型易溶解。

（2）被检尿液比密最好在 1.026 以上，如＜1.016 为低渗尿，细胞易破坏。

（3）如尿中含多量磷酸盐时，应加入少量稀醋酸液，使其溶解；但切勿加酸过多，以免红细胞及管型溶解；含大量尿酸盐时，应加温使其溶解，以便观察。

4.临床意义

（1）急性肾炎患者红细胞增加。

（2）肾盂肾炎患者白细胞可明显增加。

（三）尿液有形成分检查的推荐参考方法

2003 年，国际实验血液学学会（ISLH）提出了尿中有形成分计数的推荐参考方法，用于自动化尿液有形成分分析仪中红细胞、白细胞、透明管型和鳞状上皮细胞参考计数。

1.试剂

（1）染色储存液。①2％阿辛蓝溶液：阿辛蓝 1 mg 溶解于 50 mL 蒸馏水中。②1.5％派洛宁 B 溶液：派洛宁 B 0.75 mg 溶解于 50 mL 蒸馏水中。溶液用磁力搅拌器充分搅拌，混匀 2～4 小时，在 20 ℃过夜后过滤。并用分光光度计核查吸光度，阿辛蓝溶液的最大吸光度为 662 nm，派洛宁 B 溶液的最大吸光度为 553 nm。贮存液在 20 ℃能保存 3 个月以上。

（2）染色应用液：使用时，将 2 种储存液按 1∶1 比例混合。应用液在 20 ℃能保存 2～4 周。

2.操作

（1）器材准备：使用前，先用流水，再用酒精冲洗并干燥计数盘和盖玻片。将 Fuchs-Rosenthal 计数盘放在显微镜载物台上，加盖玻片。

（2）尿标本染色：于试管中，将 1 份染色应用液和 9 份尿标本混匀，染色 5 分钟。

（3）混匀混合液：将试管内染色尿标本颠倒混匀 20～40 次。

（4）计数盘充液：用移液管吸取尿液，以 45°角充入计数池中。充池量 15～16 μL。充池后，静置 5 分钟。

（5）显微镜计数：先用低倍镜（10×10倍）扫描整个计数盘，保证颗粒分布均匀。然后，用高倍镜（10×40倍）计数颗粒数量。大型颗粒（管型和鳞状上皮细胞）可在低倍镜下观察并计数。

计数原则：和血细胞计数相同，颗粒计数符合泊松分布的特征，为达到颗粒计数统计学精度，必须计算足够容积中的颗粒数。通常，管型和鳞状上皮细胞至少计数 50 个，使计数 $CV < 14\%$；白细胞和红细胞至少计数 200 个，使计数 $CV < 7\%$。为避免颗粒重复计数或漏计数，可采用"数左不数右，数上不数下"的规则。

（6）结果报告：计数结果以"个/μL"报告。

3.注意事项

（1）计数推荐方法：使用相差显微镜和活体染色技术。

（2）尿标本：尿液有形成分检查参考方法采用不离心新鲜尿液标本。

（3）器材：标本容器须使用塑料或硅化玻璃，避免颗粒黏附；容量为 5～12 mL。使用塑料或硅化玻璃移液管，避免尿中颗粒黏附，容量误差应<5%；盖玻片须适用于在相差显微镜下观察，边角应呈圆形，边缘光滑。不能使用薄盖玻片（<0.4 mm）。盖玻片用 25 mm（长）×22 mm（宽），允许误差±1 mm。盖玻片置于计数盘上如能见衍射光环，则表示平整。

（4）充池要求：速度不能太快；凡充池液太多，计数区域充池不全、有气泡或有碎片等异常，均必须重新充池。

（5）计数时间：应于 1 小时内完成计数；计数时如发现计数池液体干涸，须清洗后重新充池。

八、尿乳糜定性试验

尿液中混有脂肪小滴时称为脂肪尿，尿中含有淋巴液，外观呈牛奶样乳白色称乳糜尿。乳糜尿由呈胶体状的乳糜微粒和蛋白质组成，若其中含有血液则称为乳糜血尿。

乳糜尿的形成：从肠道吸收的乳糜液未经正常的淋巴道引流入血而逆流至泌尿系淋巴管中，引起该处淋巴管内压力升高、曲张破裂,乳糜液流入尿中所致。乳糜尿主要含卵磷脂、胆固醇、脂肪酸盐及少量纤维蛋白原、清蛋白等。若合并泌尿道感染,则可出现乳糜脓尿。

(一)检验方法学

1.乙醚萃取-苏丹Ⅲ染色法

(1)原理:根据脂肪特性,用乙醚等有机溶剂抽提、萃取乳糜微粒脂肪小滴,使乳白色尿液澄清,是其特征之一。再用脂肪性染料苏丹Ⅲ对乙醚提取物进行染色,根据较大的脂肪粒在显微镜下呈球状,易被苏丹Ⅲ染料染成橘红色为特征。

(2)器材和试剂:玻璃试管、试管盖、光学显微镜,载玻片、乙醚、饱和苏丹Ⅲ酒精染料(将苏丹Ⅲ置于70%酒精中,使其呈饱和状态)。

(3)操作:①取 5 mL 尿液置于玻璃试管内,加入乙醚约 2.5 mL,试管加盖后用力振摇 1~2 分钟。②将标本静置 5 分钟,观察乳白色的尿液是否被澄清。若如乳浊程度明显减轻或变为澄清可确认为乳糜尿。③取尿标本和乙醚分界面处的标本少许,滴于载玻片上,显微镜下观察,如见到大小不等的脂肪球后,加苏丹Ⅲ染料 1 滴,可见到被染成橘红色中性脂肪小滴,即可确认为乳糜试验阳性结果。

2.三酰甘油酶法

(1)原理:乳糜尿是乳糜微粒分散于尿液中而形成的乳浊状尿液,而乳糜微粒的主要化学成分三酰甘油占 80%~95%,因此采用临床生化检验中三酰甘油酶法测定试剂中酶应用液进行鉴定,具有极好的效果。

(2)器材和试剂:三酰甘油酶法测定试剂盒、玻璃试管、水浴箱、分光光度计。

(3)操作:取小试管一个,加入三酰甘油酶法测定应用液 0.5 mL,加入尿液标本 1 滴。置于 37 ℃ 水浴中 5~10 分钟,取出后观察,如反应出现红色为阳性,不显色为阴性。甚至可根据反应颜色深浅确认阳性强弱,如阴性为无色或者淡粉色,＋为浅红色,＋＋为深红色,＋＋＋为紫红色。如需定量分析,可按照血清三酰甘油测定中的要求的样品与试剂的比值,确定尿液加入量,使用分光光度计在550 nm处比色,根据预先标定的标准曲线或公式,根据测定标本的吸光度得到定量分析结果。

(二)方法学评价

1.灵敏度和特异性

(1)离心沉淀法:简便,实用;可初步区分乳糜尿、脓尿、高浓度结晶尿。脓尿、高浓度结晶尿经离心沉淀后,上清液澄清,用显微镜检查沉渣可见大量白细胞、脓细胞或无定形磷酸盐结晶;乳糜尿经离心沉淀后,外观不变,而沉渣镜检只见少量红细胞及淋巴细胞等。

(2)有机溶剂抽提法:用乙醚抽提尿液后,如乳浊程度明显减轻或变为澄清可确诊为乳糜尿;将乙醚提取物经苏丹Ⅲ染色、置镜下观察,如见大小不等、橘红色脂肪球为乙醚试验阳性。该方法为定性实验,不需要专用设备,操作略为繁琐、需要接触挥发性化学试剂乙醚,需要经验且缺乏灵敏度和特异性,但是作为传统方法仍被广泛使用和介绍。该方法也可用于胸腔积液、腹水的乳糜定性试验。

(3)三酰甘油酶法:此方法具有灵敏度高、特异性强、操作简便,同时适用于胸腔积液、腹水标本,可定量分析等优点,应该是尿乳糜定性和定量试验的良好方法。但试验步骤和所用器材略为复杂,成本略高。

2.干扰因素

(1)标本因素:乳糜尿的外观可初步判断尿中淋巴液含量的多少,从轻度乳白、乳白到乳糜陈样,甚至血性乳糜样。

乳糜尿中含有足够的淋巴液时可出现如下典型的特征:①排出体外的乳糜尿,易于凝集成白色透明胶状凝块,标本静置后有凝块浮于尿液表面。②静置时间较长后可分为3层,上层为脂肪层,可出现乳酪样薄层;中层为乳白色或色泽较清的液体,并可见小凝块漂浮其中;下层为少量红色沉淀物,可见到红细胞、白细胞或病原体(如微丝蚴)等。③与脂肪尿的区别:乳糜尿中的乳糜微粒如未发生球状结合,显微镜下不能见到,而脂肪尿中的脂肪小滴可见到,呈圆形并具有很强的折光性;在偏振光显微镜下中性脂肪小滴(如三酰甘油)不能引起光的偏振,但能被脂溶性染料着色,胆固醇酯能引起光的偏振,产生双折射,镜下可见到十字交叉(马耳他十字)的小球形体,但不被脂溶性染料着色。

(2)器材和试剂因素:必须使用玻璃试管,塑料试管有可能被乙醚试剂溶解。标本加乙醚澄清后,用玻璃吸管吸取两液交界处标本,不要再次将标本重新混合。

(三)质量控制

尿中出现大量非晶形磷酸盐或尿酸盐时,外观也可呈现乳白色,易被误认为乳糜尿。可通过加热或加醋酸的方法进行排除,如果结晶体被溶解,则混浊会消失。脓尿外观也与乳糜尿有相似的外观,通过显微镜检查可以鉴别。尽管加乙醚后标本已经澄清,但最好经苏丹Ⅲ染色后,在显微镜下来确认阳性结果。

(四)参考值

阴性。

(五)临床意义

(1)累及淋巴循环系统疾病辅助诊断:如先天性淋巴管畸形、腹腔结核、肿瘤压迫、阻塞腹腔淋巴管或胸导管,胸腹创伤或手术损伤腹腔淋巴管或胸导管。

(2)丝虫病诊断:丝虫在淋巴系统中引起炎症反复发作,大量纤维组织增生,使腹部淋巴管或胸导管广泛阻塞,致使较为脆弱的肾盂及输尿管处淋巴管破裂,出现乳糜尿。

(3)其他:过度疲劳、妊娠及分娩后、糖尿病脂血症、肾盂肾炎、棘球蚴病、疟疾等。

九、尿苯丙酮定性试验

苯丙氨酸是人体必需的氨基酸之一,苯丙酮酸是苯丙氨酸的代谢产物。当肝脏中的苯丙氨酸羟化酶缺乏或不足,可使得代谢中苯丙氨酸不能氧化成酪氨酸,大量的苯丙氨酸在体内积聚,少部分由尿排出;而大部分苯丙氨酸可在转氨酶的作用下转变为苯丙酮酸后由尿排出。大量的苯丙酮酸在体内积聚,可损及神经系统和影响体内色素代谢。尿苯丙酮酸测定有助于新生儿苯丙酮酸尿症(PKU)的筛查。

(一)检验方法学

1.原理

尿中的苯丙酮酸在酸性条件下与三氯化铁作用,生成铁离子(Fe^{3+})与苯丙酮酸烯醇基的蓝绿色螯合物。该试验也称三氯化铁试验。

2.器材和试剂

试管、离心机、滤纸。①三氯化铁溶液:三氯化铁($FeCl_3 \cdot 6H_2O$)10.0 g,加水至100 mL,充分溶解后备用。②磷酸盐沉淀剂:氯化镁($MgCl_2 \cdot 6H_2O$)2.20 g,氯化铵(NH_4Cl)1.40 g,浓氨液2.0 mL,加蒸馏水至1 000 mL,溶解后备用。③浓盐酸。

3.操作

(1)取新鲜尿液4 mL于试管中,加磷酸盐沉淀剂1 mL,充分混匀。

(2)静置离心:静置3分钟后如出现沉淀,可用滤纸过滤或经离心除去沉淀物。

(3)滤液中加入浓盐酸2～3滴,再加三氯化铁溶液2～3滴。每加1滴三氯化铁液时均应立即观察溶液的颜色变化。

(4)结果观察:1～90秒内如尿液显示灰绿色或蓝绿色并持续2～4分钟即为阳性,颜色的深浅与尿中苯丙酮酸含量成正比。超出观察时间后颜色会逐渐褪色。

(二)方法学评价

1.灵敏度和特异性

本试验为定性试验,对苯丙酮酸的敏感度为50 g/L。由于苯丙酮尿症患者白天排出的苯丙酮酸一般在100～300 g/L,因此对苯丙酮尿症患者比较敏感。某些药物或尿中的某些成分可对本试验产生影响,造成假阳性,如含有酚类药物(如水杨酸制剂)、氯丙嗪类物质、尿黑酸、乙酰乙酸、丙酮酸、氨基比林等可与三氯化铁发生呈色反应,因此在试验前应禁止用此类药物。

本试验方法是苯丙酮酸尿症的过筛试验,必要时应进行血清苯丙氨酸定量测定可确诊。

2.干扰因素

除上述的药物和尿中的某些物质可干扰试验外,尿中磷酸盐对本试验也有干扰,试验操作中的第 1、2 步骤其目的在于将无形的磷酸盐成分转变成有形的磷酸胺镁后,通过过滤或沉淀法除去。尿中胆红素升高可导致假阳性结果。在判读结果时,如绿色很快消失提示可能有尿黑酸存在,可报告苯丙酮酸定性试验阴性。

3.其他方法

国外有干化学试纸法,浸入尿液后,通过比色板判读结果。操作简单快速,携带方便,是一种较好的过筛方法。

(三)质量保证

(1)采用新鲜尿液标本:因苯丙酮酸在室温条件下不稳定,故留取标本后应立即测定。如不能及时检查应加少许硫酸防腐,并置于冰箱冷藏保存,试验前将标本恢复到室温后再行检验。

(2)滤液中加入浓盐酸可调整样本的 pH,本试验最佳 pH 为 2～3。

(3)每次试验前,应取正常人尿液一份做阴性对照。

(4)新生儿出生后 30～60 天内进行苯丙酮酸检查比较适宜。

(四)参考值

阴性。

(五)临床意义

阳性结果见于苯丙酮尿症,常用于新生儿苯丙酮尿症的筛查,这种病可导致新生儿发生先天性痴呆。此外,还见于酪氨酸血症、苯丙氨酸代谢的其他缺陷如暂时性苯丙酮尿症、新生儿高苯丙氨酸血症等。此外,对评估母亲苯丙酮尿症或高苯丙氨酸血症的程度对胎儿所受影响,以及妊娠期治疗、控制、防止和预防对胎儿的损害有一定价值。

十、尿胱氨酸定性试验

用于胱氨酸尿症的筛查试验。胱氨酸尿症(sulfocysteinuria)又称亚硫酸盐氧化酶缺乏(sulfite oxidase deficiency),为由于亚硫酸盐氧化酶(sulphite oxidase)缺乏,造成体内黄嘌呤代谢成尿酸、亚硫酸转变成硫酸盐及其他的代谢过程受阻。尿中胱氨酸增加还可因肾小管的遗传性缺陷造成,由于肾小管重吸收胱氨酸能力减低,从而引起尿中胱氨酸浓度增加,胱氨酸于酸性尿中很少溶解,当它的浓度超过其溶解度时就发生沉淀,形成结晶或结石。

(一)检验方法学

1.原理

尿中胱氨酸被碱性氰化物还原为半胱氨酸,半胱氨酸可与硝普钠作用生成一种紫红色的化合物,根据颜色变化,判断结果。

2.器材和试剂

玻璃试管、吸管、滴管。试剂:①1.50 g/L氰化钠水溶液;②2.50 g/L硝普钠水溶液。

3.操作

(1)取新鲜尿液5 mL于玻璃试管中,加入浓度为50 g/L的氰化钠水溶液2 mL,充分混匀后静置10分钟。

(2)用滴管逐渐滴加浓度为50 g/L的亚硝基氰化钠水溶液10～20滴,边加边摇,并观察尿液颜色变化。

(3)判断结果,尿液出红色改变为阳性结果。

(二)方法学评价

(1)灵敏度和特异性:本法对胱氨酸检查的灵敏度为>250 mg/L,而正常人尿液中胱氨酸含量为40～80 mg/24 h,胱氨酸尿症患者尿胱氨酸含量为700～1 500 mg/24 h。本试验是确认胱氨酸尿症的一种常规定性试验方法,简单易行,其尿液显色后颜色的深浅与尿中胱氨酸含量成正比。

(2)干扰因素:尿酮体对本试验有干扰。

(3)除本法外,尿胱氨酸定性检查方法还有乙酸铅法。定量方法有色谱分析法和磷钨酸还原反应法,定量法的敏感度和特异性强于定性法。

（三）质量保证

（1）应采用新鲜尿液标本。

（2）两试剂有剧毒,应采取必要的安全防护措施,并按照剧毒药品试剂管理办法安全保管、配制和应用试剂。操作过程中要注意个人安全,防止污染。

（四）参考值

阴性。

（五）临床意义

胱氨酸尿症、胱氨酸性肾结石可呈阳性反应。

十一、尿本-周蛋白定性试验

本-周蛋白(Bence-Jones protein,BJP)是游离免疫球蛋白轻链,能通过肾小球滤过膜,当浓度升高超过近曲小管重吸收的极限时,可从尿液中排出。BJP 在 pH 4.9 ± 0.1 条件下,加热至 $40\sim60$ ℃时可发生凝固,温度升至 $90\sim100$ ℃时可再溶解,而温度降低到 56 ℃左右,又可重新凝固,故又称为凝溶蛋白,此特点是 BJP 的重要特性之一。免疫球蛋白的轻链单体相对分子质量为2.3 万,二聚体相对分子质量为 4.6 万,乙酸纤维素蛋白电泳时可在 α_2 至 γ 球蛋白区带间出现"M"带,大多位于 γ 区带及 β-γ 区带之间;SDS-PAGE 蛋白电泳可见到突出的低相对分子质量蛋白区带。BJP 不能与抗重链或抗 Ig 的抗血清起反应,但能与抗 κ(Kappa)和抗 λ(Lambda)抗血清起反应,据此可将其进一步分型。BJP 主要通过两种机制损伤肾功能:肾小管对 BJP 具有重吸收及异化作用,当 BJP 通过肾脏排泄时可在肾小管内沉淀,进而引起肾小管阻塞,抑制肾小管对其他蛋白成分的重吸收,损害近曲、远曲小管,因而导致肾功能障碍及形成本-周蛋白尿;其次,κ 轻链相对分子质量小,且具有肾毒性,可直接损害肾小管细胞。

（一）检验方法学

1.原理

该试验检验方法众多,原理各异,本小节对目前常用方法进行适当的介绍。

（1）热沉淀-溶解法:基于 BJP 在 56 ℃凝固,100 ℃溶解的特性。

（2）对-甲苯磺酸法对-甲苯磺酸法（p-toluene sulfonic acid，TSA）：基于对-甲苯磺酸法能沉淀相对分子质量较小的 BJP，而与相对分子质量较大的清蛋白和球蛋白不起反应原理而测定。

（3）蛋白电泳法：基于蛋白电泳的基本检测原理。

（4）免疫电泳（immunoelectrophor esis，IEP）：基于区带电泳原理和免疫学特异性抗原抗体反应的原理。首先将待检标本经琼脂或琼脂糖电泳，进行初步区带分离，然后在琼脂或琼脂糖板上沿电泳方向挖一个与之平行的小槽，加入与抗原相应的抗血清，作双向免疫扩散。已分离成区带的各抗原成分与抗体在琼脂板上相遇，在两者比例恰当的位置形成免疫结合沉淀弧。

（5）免疫固定电泳（immunofixation electrophor esis，IFE）：基于区带电泳原理和特异性抗原抗体反应的原理。与免疫电泳不同之处是将抗血清直接加于电泳后蛋白质区带表面，或将浸有抗血清的滤纸贴于其上，抗原与对应抗体直接发生沉淀反应，形成的复合物嵌于固相支持物中。将未结合的游离抗原或抗体洗去，则出现被结合固定的某种蛋白。

（6）免疫速率散射浊度法（immune rate nephelometry，IRN）：基于可溶性抗原-抗体反应，形成不溶性抗原-抗体复合物的免疫学原理。光沿着水平轴照射，遇到小颗粒的免疫复合物时将导致光散射，散射光的强度与复合物的含量成正比，即待测抗原越多，形成复合物越多，散射光强度越强。

2.器材和试剂

以对-甲苯磺酸测定法为例，介绍其试剂、测定方法和结果判断。器材：13 mm×150 mm 玻璃试管、刻度吸管、离心机。试剂：120 g/L对-甲苯磺酸溶液（120 g 对甲-苯磺酸溶于 1 000 mL 蒸馏水中），冰醋酸。

3.操作（对-甲苯磺酸测定法）

操作步骤：①两支试管分别标记为测定管和对照管。在测定管和对照管内各加入离心后的澄清尿液 1 mL。②测定管内加入 120 g/L对-甲苯磺酸溶液 0.5 mL，对照管内加入冰醋酸0.5 mL。将两支试管混匀并静置 5 分钟。③结果观察。BJP 阳性：测定管混浊加重或出现沉淀,对照管清晰透明或轻度混浊;BJP 阴性:测定管清晰透明,或与对照管相似。

(二)方法学评价

目前检测尿 BJP 有很多方法可以使用,传统的测定方法当属热沉淀-凝固法(又称 Putnum 法),而电泳法或免疫固定电泳法被认为是最佳的 BJP 检测方法。下面是对不同检测方法的评价。

1.热沉淀-溶解法

热沉淀-溶解法灵敏度不高,一般尿中 BJP>0.3 g/L,有时甚至高达 2 g/L 方可检出,因此假阴性率高。此法检测需具备 3 个条件:①标本新鲜;②尿液混浊时需离心取上清液;③若为蛋白尿,须先用加热乙酸法沉淀普通蛋白质,然后趁热过滤,取上清液检查。本方法标本用量较大。

2.对-甲苯磺酸法

对-甲苯磺酸法操作简便、灵敏度高,BJP>3 mg/L 时即可检出,是较敏感的筛选试验方法,对多发性骨髓瘤诊断阳性率可达100%。尿中存在清蛋白时不会产生沉淀反应,但若球蛋白>5 g/L,可出现假阳性,是 BJP 常用的筛检试验方法。

3.SDS-PAGE 和乙酸纤维膜电泳法

SDS-PAGE 和乙酸纤维膜电泳法对 BJP 的阳性检出率高达90%。SDS-PAGE 电泳以相对分子质量大小来区分蛋白质,因此可见到突出的低分子质量蛋白区带,经乙酸纤维膜电泳,BJP 可在 α_2 至 γ 球蛋白区带间出现“M”带,但如尿中 BJP 含量较低,需预先浓缩10~50 倍。为便于分析,常需要做患者及正常人血清蛋白电泳及浓缩后的尿液电泳。肌红蛋白、溶菌酶、游离重链、转铁蛋白、脂蛋白或多量细菌沉淀物等也可出现类似于“M”的区带,因此当乙酸纤维素膜上出现波峰或怀疑有相关疾病时,应进行免疫电泳。

4.免疫电泳法

免疫电泳法是电泳技术与双向免疫扩散技术的组合,方法简单易行、样品用量少分辨率高、特异性强;但不同抗原物质在溶液中含量差异较大时,不能全部显现出来,需预测抗原与抗体的最适比;电泳条件可直接影响沉淀线的分辨率;结果判断需积累一定的经验。

5.免疫固定电泳法

采用特异抗体为鉴别同区带电泳分离出的蛋白,比区带电泳和免疫电泳更敏感。

6.免疫速率散射浊度法

在抗原-抗体反应的最高峰测定其复合物形成量,该方法具有测试速度快、灵敏度高、精确度高、稳定好的优点,是目前免疫学分析中比较先进的方法,能定量分析 κ 和 Λ 轻链的浓度,测定结果可靠。

(三)质量保证

充分了解各种不同检测方法的特异性和敏感性,根据情况选择试验方法和应用试验结果。

标本需要新鲜或低温保存,除去其他蛋白质的干扰。其他蛋白质分解变性可导致结果出现假阳性。尿中球蛋白 >5.0 g/L 时,可出现假阳性,需要用确证试验鉴别,如免疫速率散射浊度法。

电泳法或免疫法测定时,如果尿中 BJP 含量低,需要预先进行浓缩标本。为便于分析常需要做患者和正常人血清蛋白电泳机浓缩尿电泳对比。

服用利福平类抗结核药的患者,可导致尿 BJP 出现假阳性,需要引起临床医师注意。

尿免疫电泳或免疫固定电泳可发现 $50\% \sim 80\%$ 的患者尿 BJP 阳性,而用干化学试带法筛检蛋白尿时可漏检 BJP。

(四)参考值

阴性。

(五)临床意义

尿 BJP 检测主要用于多发性骨髓瘤(MM)、原发性淀粉样变性、巨球蛋白血症及其他恶性淋巴增殖性疾病的诊断和鉴别诊断。

1.多发性骨髓瘤

患者尿中可出现 BJP 单克隆轻链。κ/Λ 的比率为 $2:1$。99% 的多发性骨髓瘤患者在诊断时有血清 M-蛋白或尿 M-蛋白。早期尿 BJP 可呈间歇性排出,50% 病例每天排出量 >4 g,最多可达 90 g。

2.巨球蛋白血症

80％的患者尿中有单克隆轻链。

3.原发性淀粉样变性

70％以上的患者血和尿中发现单克隆蛋白,89％患者诊断时血或尿中有单克隆蛋白。

4.其他疾病

μ重链病2/3病例会出现BJP尿。此外,恶性淋巴瘤、慢性淋巴细胞白血病、转移癌、慢性肾炎、肾盂肾炎、肾癌等患者尿中偶见BJP。20％的"良性"单克隆免疫球蛋白血症病例可查出BJP,但尿中含量低,多数＜60 mg/L;经长期观察即使是稳定数年的良性BJP患者,仍有发展为多发性骨髓瘤或淀粉样变性病的可能性。也有良性BJP尿个例。例如,一些患者有稳定的血清M蛋白和尿BJP,长达15年也未发展为多发性骨髓瘤或有关疾病。

十二、尿肌红蛋白定性试验

肌红蛋白(myoglobin,Mb)是横纹肌、心肌细胞内的一种含亚铁血红素单链的蛋白质,相对分子质量为1.6万～1.8万,其结构及特性与血红蛋白相似。当肌肉组织受损伤时,肌红蛋白可大量释放至细胞外进入血液循环,因其相对分子质量较小,可迅速通过肾小球滤过而由肾脏排出。尿中肌红蛋白检查阳性,称肌红蛋白尿,其外观呈深红、不透明的酱油色、深褐色等,镜检无红细胞,但潜血试验阳性。

(一)检验方法学

饱和硫酸铵溶解试验如下。

1.原理

肌红蛋白在80％饱和硫酸铵浓度作用下可被溶解,而血红蛋白和其他蛋白被沉淀。在尿液中加入80％饱和硫酸铵试剂可分离出肌红蛋白再进行潜血试验,若呈阳性则为肌红蛋白尿。

2.器材和试剂

玻璃试管,离心机;硫酸铵(CP),化学法所用隐血试剂。

3.操作

操作步骤:①取约 5 mL 新鲜尿液放于试管内,缓慢加入约 2.8 g 的硫酸铵,振摇后使其溶解,此时硫酸铵的浓度约为 80%,基本呈饱和状态。②静止 5 分钟后离心沉淀,除掉血红蛋白和其他蛋白质成分。③用一次性吸管将上清液取出,用化学法(如氨基比林法、邻联甲苯铵法或愈创木树脂法)测定上清液的血红蛋白,出现阳性反应即为尿肌红蛋白阳性。

(二)方法学评价

1.灵敏度和特异性

硫酸铵肌红蛋白溶解试验,方法简单但操作较麻烦。可利用正铁血红蛋白与正铁肌红蛋白的氧化物在 580～600 nm 处吸收光谱完全不同的特点,对肌红蛋白与血红蛋白并存的尿液加以区别,但灵敏度较差。目前,多采用抗肌红蛋白的单克隆抗体进行酶联免疫吸附或放射免疫法测定,其灵敏度、特异性均较好。

2.干扰因素

标本因素:标本必须新鲜,以免氧合肌红蛋白被还原而被沉淀;防止肌红蛋白变性。若沉淀后的上清液和沉淀物同时出现阳性,表明该标本同时含有血红蛋白和肌红蛋白。

(三)质量保证

氧合肌红蛋白久置后可被还原,在应用硫酸铵肌红蛋白溶解试验时可被沉淀而引起假阴性,因此应使用新鲜尿标本。

认真询问病史、血清(浆)生化检查、尿液理学检查、尿液化学检查和尿沉渣检查等,有助于区别血尿、血红蛋白尿和肌红蛋白尿。国外学者曾经提出通过比较血液和血浆的颜色来进行区分,如果尿液和血浆同为红色,可能为血红蛋白尿;而尿液红色,血浆颜色正常则可疑为肌红蛋白尿。而通过血尿、血红蛋白尿和肌红蛋白尿的其他特点也可对其进行初步鉴别。

(四)参考值

阴性。

(五)临床意义

肌红蛋白尿检测主要用于鉴别机体是否发生肌肉损伤。常见于以下疾病。

(1)阵发性肌红蛋白尿:易见于剧烈运动后,如马拉松长跑、空手道等,典型者有肌肉疼痛或痉挛,1～2天内排出棕红色尿,试带法血红蛋白测定即可呈阳性,并可出现尿蛋白、少量红细胞,血清清晰,但肌酸激酶升高。

(2)创伤:挤压综合征、子弹伤、烧伤、电击伤、手术创伤等。

(3)组织局部缺血:心肌梗死早期、动脉阻塞缺血。

(4)代谢性肌红蛋白尿:酒精中毒、砷化氢、一氧化碳中毒,巴比妥中毒、肌糖原积累等。

(5)原发性(遗传性)肌肉疾病:皮肌炎、多发性肌炎、肌肉营养不良等。

十三、尿酪氨酸定性试验

酪氨酸代谢病是一种罕见的遗传性疾病。由于缺乏对羟基苯丙酮酸氧化酶和酪氨酸转氨酶,尿中对羟基苯丙酮酸和酪氨酸显著增加,临床表现为结节性肝硬化、腹部膨大、脾大、多发性肾小管功能障碍等。该试验是一种尿中酪氨酸定性检查的过筛性试验。

(一)检验方法学

1.原理

尿中酪氨酸与硝酸亚汞和硝酸汞反应,生成一种红色的沉淀物。根据颜色变化判断结果。

2.器材和试剂

器材:酒精灯、试管和试管夹。试剂:汞 1 mL,浓硝酸 9 mL,混合加热助溶后,再加入蒸馏水 10 mL,静置数小时,备用。

3.操作

操作步骤如下:①取尿液 2 mL 加入试管内,再加入等量的试剂,混合均匀。②在酒精灯上加热煮沸,并观察颜色改变情况。③观察结果:出现红色沉淀物即为阳性结果。

(二)方法学评价

该方法为简单的定性试验,其应用价值有限。目前已经出现具有定量分析的尿酪氨酸检测方法,如分光光度法、化学发光法、荧光分析法、气相色谱法及专用尿液酪氨酸检测试剂盒等,应该是此项检查最好的检查法。

(三)质量保证

(1)应采用新鲜尿液进行测定。

(2)尿蛋白升高可导致本试验出现假阳性结果,因此蛋白尿患者不适宜此项检查。

(3)巴比妥、水杨酸可导致黄色沉淀出现,对结果的判断产生干扰。

(四)参考值

阴性。

(五)临床意义

酪氨酸代谢病是一种罕见的遗传性疾病,由于缺乏酪氨酸转氨酶和对羟基苯丙酮酸氧化酶,使尿中酪氨酸和对羟基苯丙酮酸显著增加,出现酪氨酸尿症,本试验可呈阳性反应。当酪氨酸尿症合并肾功能不全时,尿中酪氨酸排泄发生障碍,可导致本试验出现阴性结果。

急性磷、氯仿或四氯化碳中毒,暴发性肝衰竭或重症肝硬化、白血病、糖尿病性昏迷或伤寒等可出现阳性结果。

此外,尿酪氨酸检查有助于癌症的早期筛查和诊断。

第六章

蛋白质检验

第一节　血清总蛋白检验

一、双缩脲常规法

(一)原理

凡分子中含有两个氨基甲酰基(-CONH$_2$)的化合物都能与碱性铜溶液作用,形成紫色复合物,这种反应称双缩脲反应。蛋白质分子中有许多肽键都能起此反应,而且各种血浆蛋白显色程度基本相同,因此,在严格控制条件下,双缩脲反应可作为血浆蛋白总量测定的理想方法,从测定的吸光度值计算出蛋白含量。

(二)试剂

1.6 mol/L 氢氧化钠

溶解 240 g 优质纯氢氧化钠于新鲜制备的蒸馏水或刚煮沸冷却的去离子水中,稀释至 1 L,置聚乙烯瓶内盖紧保存。

2.双缩脲试剂

称取未风化没有丢失结晶水的硫酸铜(CuSO$_4$ · 5H$_2$O)3 g,溶于 500 mL 新鲜制备的蒸馏水或刚煮沸冷却的去离子水中,加酒石酸钾钠 9 g,碘化钾 5 g,待完全溶解后,加入 6 mol/L 氢氧化钠 100 mL,并用蒸馏水稀释至 1 L。置聚乙烯瓶内盖紧保存。

3.双缩脲空白试剂

溶解酒石酸钾钠 9 g,碘化钾 5 g,于新鲜制备的蒸馏水中。加

6 mol/L氢氧化钠 100 mL,再加蒸馏水稀释至 1 L。

4.蛋白标准液

收集混合血清,用凯氏定氮法测定蛋白含量,亦可用定值参考血清或清蛋白标准血清。

(三)操作

混匀,置 25 ℃水浴中 30 分钟(或 37 ℃ 10 分钟),在波长 540 nm处,以空白调零,读取各管的吸光度。见表 6-1。

表 6-1　血清总蛋白测定(mL)

加入物	测定管	标准管	空白管
待测血清	0.1	—	—
蛋白标准	—	0.1	—
蒸馏水	—	—	0.1
双缩脲试剂	5.0	5.0	5.0

高脂血症、高胆红素血症及溶血标本,应做"标本空白管",即血清 0.1 mL 加双缩脲空白试剂 5 mL,以测定管吸光度减去标本空白管吸光度为测定管的标准吸光度。

$$血清总蛋白(g/L)=\frac{测定管(或校正)吸光度}{标准管吸光度}×标准蛋白液浓度(g/L)$$

(四)参考值

健康成人走动后血清总蛋白浓度为 64～83 g/L,静卧时血清总蛋白浓度为 60～78 g/L。

(五)附注

(1)血清蛋白质的含量一般用 g/L 表示,因为各种蛋白质的分子量不同,不能用 mol/L 表示。

(2)酚酞、溴磺肽钠在碱性溶液中呈色,影响双缩脲测定的结果,右旋糖酐可使测定管浑浊影响结果,理论上这些干扰均可用相应的标本空白管来消除,但如标本空白管吸光度太高,可影响结果准确度。

(3)含脂类极多的血清,呈色后浑浊不清,可用乙醚 3 mL 抽提后再进行比色。

二、双缩脲比吸光度法

(一)原理

按照 Doumas 方法所规定的配方配制双缩脲试剂、在控制反应条件和校准分光光度计的情况下,双缩脲反应的呈色强度是稳定的,可以根据蛋白质双缩脲复合物的比吸光度,直接计算血清总蛋白质浓度。

(二)试剂

同双缩脲法。

(三)操作

(1)取试管 2 支,标明"测定管"及"试剂空白管",各管准确加入双缩脲试剂 5.0 mL。

(2)于"测定管"中准确加 100 μL 血清,于"试剂空白管"中加入蒸馏水 100 μL。

(3)另取第 3 支试管做"标本空白"管,加入双缩脲空白试剂 5.0 mL 及血清 100 μL。

(4)各管立即充分混匀后,置(25±1)℃水浴中保温 30 分钟。

(5)用经过校准的高级分光光度计,在波长 540 nm、比色杯光径 1.0 cm 处读取各管吸光度。读"测定管"及"试剂空白管"吸光度时,用蒸馏水调零点。读"标本空白管"吸光度时,用双缩脲空白试剂调零点。

(四)计算

校正吸光度(Ac)＝A_t－(A_r＋A_s)式中,A_t 为测定管吸光度;A_r 为试剂空白管吸光度;A_s 为标本空白管吸光度。

如测定所用的分光光度计波长准确,带宽≤2 nm、比色杯光径准确为 1.0 cm 时,血清总蛋白含量可以根据比吸光度直接计算。

$$血清总蛋白(g/L) = \frac{Ac}{0.298} \times \frac{5.1}{0.1} = \frac{Ac}{0.298} \times 51$$

式中 0.298 为蛋白质双缩脲复合物的比吸光系数,是指按 Doumas 双缩脲试剂的标准配方,在上述规定的测定条件下,双缩脲反应溶液中蛋白质浓度为 1.0 g/L 时的吸光度。

检查比色杯的实际光径可按下述方法进行。

(1)每升含$(NH_4)_2Co(SO_4)_2 \cdot 6H_2O$ 43 g 的水溶液,在比色杯光径 1.0 cm、波长 510 nm 处,吸光度应为 0.556。

(2)每升含量重铬酸钾 0.050 g 的水溶液(溶液中含数滴浓硫酸)在比色杯光径 1.0 cm、波长 350 nm 处,吸光度应为 0.535。

(3)如测出的吸光度与上述不符,表示比色杯光径并非 1.0 cm,计算结果时需进行校正。校正系数 $F = A_s/A_m$,A_s 为钴盐的吸光度(0.556)或重铬酸钾的吸光度(0.535),A_m 为实测的吸光度。F 可取两个校正系数的均值,用下式计算蛋白的含量。

$$血清总蛋白(g/L) = \frac{Ac}{0.298} \times 51 \times F$$

三、临床意义

(一)血清总蛋白浓度升高

(1)血清中水分减少,而使总蛋白浓度相对升高。凡体内水分排出大于水分的摄入时,均可引起血液浓缩,尤其是急性失水时(如呕吐、腹泻、高热等)变化更为显著,血清总蛋白浓度有时可达 100~150 g/L。又如休克时,由于毛细血管通透性的变化,血液也可发生浓缩。慢性肾上腺皮质功能减退患者,由于钠的丢失而致继发性水分丢失,血浆也可出现浓缩现象。

(2)血清蛋白合成增加,大多数发生在多发性骨髓瘤患者,此时主要是球蛋白增加,其量可超过 50 g/L,总蛋白可超过 100 g/L。

(二)血清总蛋白浓度降低

(1)合成障碍,主要为肝功能障碍。肝脏是合成蛋白质的唯一场所,肝功能严重损害时,蛋白质的合成减少,以清蛋白的下降最为显著。

(2)蛋白质丢失。如严重灼伤时,大量血浆渗出;或大出血时,大量血液的丢失;肾病综合征时,尿液中长期丢失蛋白质;溃疡性结肠炎可从粪便中长期丢失一定量的蛋白质,这些可使血清总蛋白浓度降低。

第二节　血清转铁蛋白检验

血清转铁蛋白(Tf)是一种重要的 β_1-球蛋白,分子量为 77 000,含 6%糖类的化合物,具有运输铁的功能,每个分子的转铁蛋白可运载 2 个铁原子,每毫克转铁蛋白能结合 1.25 μg 的铁。

一、免疫散射比浊法

(一)原理

以聚乙烯二醇(PEG)与兔抗人 Tf 血清结合后,再与待测血清中的 Tf 发生特异性抗原抗体反应。所形成极细的乳白色抗原抗体复合物颗粒,悬浮于溶液中,利用散射比浊原理,与标准浓度管相比较,求得未知血清中 Tf 含量。

(二)试剂

(1)4%PEG 盐水溶液:称取 PEG(6 000)40 g,NaCl 9 g,溶于去离子水 1 000 mL 中,调 pH 至 4.5。

(2)工作抗血清溶液:用 4%PEG 盐水溶液稀释商品化抗血清。一般以 1:60 稀释,可根据抗血清效价而定。配制后静置 30 分钟,经直径 450 nm 微孔膜过滤。

(3)Tf 标准液(52.5 mg/L):取商品标化 Tf(42 g/L)液 1 μL,用生理盐水稀释至 800 μL(可根据商品化 Tf 的浓度酌情稀释)。

(三)操作

待测血清用生理盐水稀释 100 倍,以表 6-2 操作。

表 6-2　Tf 比浊法操作步骤

加入物(mL)	稀释空白管	抗体空白管	标准管	测定管
工作抗血清	—	2.0	2.0	2.0
4%PEG 盐水溶液	2.0	—	—	—
Tf 标准液	—	—	0.04	—
1:100 待测血清	—	—	—	0.04
生理盐水	0.04	0.04	—	—

混匀,置室温 30 分钟,激发光和散射光均为 450 nm,以稀释空白校正荧光度为零,分别读取各管荧光读数。

(四)计算

$$血清转铁蛋白(mg/L) = \frac{测定管读数 - 抗体空白管读数}{标准管读数 - 抗体空白管读数} \times 52.5 \times 100$$

(五)参考值

2～4 g/L。

(六)附注

(1)本法用血量少,可用外周血测定,标本溶血、黄疸、脂血无干扰。

(2)形成浊度后 0.5～1.0 小时内读取荧光读数,否则会影响结果。

(3)在 20 g/L 内线性良好,回收率为 92%～102%。

二、血清总铁结合力计算

(一)原理

能与 100 mL 血清中全部转铁蛋白结合的最大铁量称为总铁结合力,可间接反映体内转铁蛋白情况。

(二)参考值

血清铁:14.3～26.9 μmol/L。

总铁结合力:男性,44.6～69.3 μmol/L;女性,35.5～76.8 μmol/L。

(三)临床意义

蛋白丢失性疾病如肾病综合征,随血清蛋白的下降血清转铁蛋白也下降(可降至0.4 g/L),严重肝病(如肝硬化)可显著下降。严重缺铁性贫血时血清转铁蛋白明显升高,提示血清铁缺乏。

第三节　血清前清蛋白检验

前清蛋白(PA)分子量 54 000,由肝细胞合成,PA 除了作为组织修补的材料外,可视为一种运载蛋白,它可结合 T_4 与 T_3,而对 T_3 的亲和力更大。PA 还可与视黄醇结合蛋白形成复合物,具有运载维生素 A 的作用。在电泳分离时,PA 常显示在清蛋白的前方,其半衰期很短,约 12 小时。因此,测定其在血浆中的浓度对于了解蛋白质的营养状况、肝脏功能,比清蛋白和转铁蛋白具有更高的灵敏度。

测定血清前清蛋白大都用免疫化学技术,常用的方法有免疫扩散法、散射比浊法和透射比浊法。其中免疫扩散法简单、方便,不需特殊设备,适合所有单位使用,但精密度和准确性均较差。散射比浊法灵敏度较高,但需要专用免疫分析仪(如特种蛋白分析仪)和配套的试剂盒。透射比浊法的灵敏度可满足常规工作的要求,且可在 340 nm 波长的任何生化分析仪上进行,适用性较广。

一、方法

透射比浊法。

二、原理

血清中的 PA 与抗 PA 抗体在液相中反应生成抗原抗体复合物,使反应液呈现浊度。当一定量抗体存在时,浊度与血清中 PA (抗原)的含量呈正比。利用散射比浊或透射比浊技术,与同样处理的 PA 标准比较,求得样品中的 PA 含量。

三、试剂

(1)抗 PA 抗体血清工作液。

(2)PA 标准血清(冻干品)根据说明书指定的量,加蒸馏水复溶。以上试剂均需置 2~8 ℃冰箱保存,在有效期内使用。

四、操作

(1)手工、半自动生化分析仪按表 6-3 进行操作。混匀,置 37 ℃ 保温 10 分钟,波长 340 nm,以空白管调零,读取各管吸光度。

(2)如用全自动生化分析仪测定,必须按照仪器说明书设定参数和操作程序进行测定(表 6-3)。

表 6-3　血清 PA 测定操作程序

加入物	测定管	标准管	空白管
待检血清(μL)	20	—	—
PA 标准液(μL)	—	20	—
生理盐水(μL)	—	—	20
PA 抗体工作液(mL)	1.0	1.0	1.0

五、计算

$$血清\ PA(mg/L) = \frac{测定管吸光度}{标准管吸光度} \times PA\ 标准液浓度(mg/L)$$

六、参考值

健康成人血清 PA 浓度为 $250\sim400$ mg/L,儿童约为成人水平的一半,青春期则急剧增加达成人水平。散射比浊法结果稍低,为 $160\sim350$ mg/L。也可根据本单位条件建立本实验室的参考值。

七、临床意义

(一)血清前清蛋白浓度降低

(1)血清前清蛋白是一种负急性时相反应蛋白,在炎症和恶性疾病时其血清水平下降。据报告,手术创伤后 24 小时即可见血清前清蛋白水平下降,$2\sim3$ 天时达高峰,其下降可持续 1 周。

(2)前清蛋白在肝脏合成,各类肝炎、肝硬化致肝功能损害时,由于合成减少,血清前清蛋白水平降低,是肝功能障碍的一个敏感指标,对肝病的早期诊断有一定的价值。

(3)前清蛋白和视黄醇结合蛋白可作为蛋白质营养状况的指征。由于它们的半衰期短,对蛋白摄入量的改变很敏感,一旦体内出现营养不良,血清前清蛋白即迅速下降,严重营养不良时可完全缺如。其他营养素的状况也影响血清前清蛋白浓度,如缺锌时前清蛋白可降低,短期补锌后,其值即升高。

(4)蛋白消耗性疾病或肾病时,血清前清蛋白浓度下降。

(5)妊娠或高雌激素血症时,血清前清蛋白浓度也下降。

(二)血清前清蛋白浓度升高

可见于 Hodgkin 病。肾病综合征患者在蛋白食物充足时血清前清蛋白可轻度升高。

第四节　血清肌红蛋白检验

血清肌红蛋白(Mb)存在于心肌与其他肌肉组织中,其分子量为 17 500,血清肌红蛋白是急性心肌梗死(AMI)患者升高的最早标志物之一。血清肌红蛋白测定方法有很多,由于分光光度法、电泳法及层析法不能测定低于微克水平的 Mb,现已不使用。免疫化学法较灵敏,但抗血清必须是对 Mb 特异的。放射免疫试验灵敏度高,对流免疫电泳是一种定性方法,且灵敏度较低,不适宜检测心肌梗死。乳胶凝集试验是个半定量试验,是用肉眼判断终点,具有一定的主观性,而且一些含有高浓度类风湿因子的血清会产生干扰。放射免疫试验灵敏度高,特异性强,但使用放射性核素,现已少用。胶乳增强透射比浊法灵敏度高,特异性好,测定速度快,适用于各型生化自动分析仪,现已在临床上普遍采用。

一、原理

Mb 致敏胶乳颗粒是大小均一的聚苯丙烯乳胶颗粒悬液,颗粒表面包被有兔抗人 Mb 抗体。样本中的 Mb 与胶乳颗粒表面的抗体结合后,使相邻的胶乳颗粒彼此交联,发生凝集反应产生浊度。该浊度与样本中的 Mb 浓度呈正比,在 570 nm 处测定吸光度,可计算样本中 Mb 的浓度。

二、试剂

(1)试剂 I:甘氨酸缓冲液(pH 为 9.0),NaN₃ 1.0 g/L。

(2)试剂 II:致敏胶乳悬液,兔抗人 Mb IgG 致敏胶乳颗粒,

NaN₃ 1.0 g/L。

(3)Mb 校准品。

三、操作

(一)测定条件

温度:37 ℃。波长:570 nm。比色杯光径:1.0 cm。反应时间:5 分钟。

(二)进行操作

按表 6-4 进行操作。

表 6-4　血清 Mb 测定(μL)

试剂类型	测定管	标准管	空白管
试剂 I	200	200	200
待检血清	20	—	—
Mb 校准品	—	20	—
蒸馏水	—	—	20
混匀,保温 5 分钟,以空白管 　调零,测得各管吸光度为 A_1			
试剂 II	150	150	150
混匀,保温 5 分钟,以空白管 　调零,测得各管吸光度为 A_2			

四、参考值

(1)健康成年人肌红蛋白<70 μL/L。

(2)建议各实验室根据自己的条件,建立本地的参考值。

五、附注

(1)本法适用于各种类型的半自动、全自动生化分析仪,严格按照仪器说明书设定参数进行操作。

(2)本法试剂应避光,于 2～8 ℃可保存 12 个月,－20 ℃可保存更长时间,但不宜反复冻融。

六、临床意义

（1）血清肌红蛋白是早期诊断 AMI 的敏感指标，在 AMI 发作后 1～2 小时，在患者血清中的浓度即迅速增加。6～9 小时几乎所有的 AMI 患者 Mb 都升高。Mb 在血液中清除的速度很快，在发病 24 小时内可恢复到正常，所以连续检测血清中的 Mb 对评价患者在治疗期间是否有心肌梗死再次发生具有很重要的意义。患者在发作后第 1 天内血清肌红蛋白即可返回到基线浓度，当有再梗死时，则又迅速上升，形成"多峰"现象，可以反映局部缺血心肌周期性自发的冠状动脉再梗死和再灌注。

（2）心脏外科手术患者血清肌红蛋白升高，可以作为判断心肌损伤程度及愈合情况的一个重要客观指标。

（3）在临床肌病研究中发现假性肥大型肌营养不良患者血清肌红蛋白也升高。

第七章

微量元素检验

第一节　微量元素样品采集与检测

　　微量元素的检测是研究微量元素在疾病的发生、发展过程中与疾病的相互关系。现已证实,许多疾病与各种微量元素的代谢密切相关,如缺铁性贫血、地方性甲状腺肿、肝豆状核变性等。因此准确地检测人体内各种微量元素的水平,对于疾病的诊断、治疗和预防,具有极其重要的意义。微量元素检测的对象是人,但人体中如铁、碘、锌、硒、铜、铬、锰、钴等人体必需微量元素和一些非必需的元素如铅、汞、镉、铝、砷等含量都比较低,而且取样困难、样品量少,实际工作中还要求在短时间内对试样得出准确结果,因此,针对微量元素的检测特点,应是快速、准确、灵敏。此外,测定微量元素时要特别注意样品的采集和保存,避免标本的污染,一旦因操作不慎,将会导致结果出现严重的误差。

一、样品的采集、保存和预处理

　　人体样品主要包括血液、尿液、毛发、指甲、胃液、唾液、精液、胆汁、汗液、脑脊液、乳汁及肝、肾、肺、脾、肠、脑、心、肌肉等脏器组织,样品的采集一般应遵循三大原则:针对性、适时性、代表性。

(一)血液样品的采集和保存

　　血样是微量元素检测中最常用的样品,血液样品可以按需要选择全血、血浆、血清、白细胞、血小板、红细胞等。血液样品的采集一般在清晨受检查者空腹,取毛细血管血或静脉血。采血量由检测元素含量及方法而定。盛血样的试管必须用去离子水清洗、干燥处理,严格按要求制备全血、血浆、血清、红细胞、白细胞或血小板等,最好立即检测。若需放置,要在 4 ℃冰箱中冷藏,在 -80~-20 ℃超低温冷冻可保存较长时间。

(二)尿液样品的采集和保存

尿液是肾脏的排泄液,它可以反映体内微量元素的代谢和排泄状况,是临床上除血液外用得较多的样品,正常成年人一天排尿 1 000~1 500 mL,尿液的采集分 24 小时尿和部分尿(如晨尿、白日尿等)。尿放置时,会逐渐产生沉淀和臭味,所以盛尿的容器必须是吸附性能差的密闭容器,而且需放阴凉处,或在尿中加入苯甲酸防腐剂,将尿液加热使沉淀溶解后取样。

(三)发样的采集和保存

头发是由蛋白质聚合而成,头发中微量元素是组织中蓄积或析出机体的微量元素的指示器。采集发样时,应用不锈钢的剪刀取距头皮 2~3 mm 以上 1 cm 长的头发作样品,一般取 0.4~1.0 g 为宜,具体采集数量由测量元素和方法而定。由于头发表面往往有灰尘、油脂等影响样品的有效性,所以必须将发样洗净后,置于 60 ℃烘箱中烘干,干燥后保存。注意同一检测中要采用同一洗涤条件和方法,保证结果的可比性。

(四)唾液的采集和保存

唾液是人体的分泌液之一,唾液中的微量元素是摄入机体中的微量元素在吸收后经代谢被排泄的体内微量元素。成人唾液的一天分泌量是 1.0~1.5 L。唾液分混合液和腮腺液。混合唾液采集前,受检者需将口腔洗干净,然后按检测元素及方法的要求,收集所需量的唾液在试管中。腮腺液需用专门器械从人耳下取样,这种唾液无污染,成分稳定,但具有一定的损伤性。一般唾液采样应在受检者身体条件恒定时,早晨空腹进行。

此外,指甲也是微量元素检测常用样品之一,它是组织中蓄积或析出体内的一部分微量元素,通常每周采集 1 次,采集 1 个月收集的混合样品,将污垢洗净,干燥保存。还有脏器样品(如肝、肾、心、肺、眼、脑等),牙齿等都是微量元素检测的样品。

另外,样品的预处理是微量元素分析过程中质量控制的重要环节之一。其目的是为了将试样转化成适于分离和测定的物理状态和化学状态,使样品便于分析,除去对分析有干扰的物质。一般,临床样品微量元素的检测中常用的预处理方法有稀释法、高温灰化法、低温灰化法、高压消化法、常压消化法、燃烧法、水解法及微波消解法等。

二、检测方法

随着对微量元素检测的要求精密度、准确度、灵敏度的不断提高,检测方法越来越多,日趋完善。目前,国内常用的微量元素检测方法有中子活化分析法、原子吸收光谱法、紫外可见吸收光谱法、电感耦合等离子体发射光谱法、离子选择性电极法、伏安法、荧光分析法等。

(一)中子活化分析法

中子活化分析法是放射化学分析法之一,它是利用热中子辐射,使待测元素原子发生核反应,产生放射性核素,检测其放射性强度而进行定量分析的方法,是进行元素含量分析的一种最灵敏的方法,因使用中子作为照射源故称中子活化分析法。该方法试样用量小、干扰小,可对同一样品中多种元素进行测定,但因中子源放射性强,成本高,故不易推广。

(二)原子吸收光谱法

原子吸收光谱法,又称原子吸收分光亮度法,根据样品中待测元素原子化的方法不同,分为火焰原子吸收光谱法、化学原子吸收光谱法和石墨炉原子吸收光谱法。它是基于待测元素,从光源发射的特征辐射,被蒸气中待测元素的基态原子吸收,然后根据待测元素浓度与吸收辐射的原子数成正比的关系,求得样品中被测元素的含量,原子吸收光谱法简便、灵敏、准确,是临床微量元素检测中最常用的方法。

(三)紫外可见吸收光谱法

紫外可见吸收光谱法又称紫外可见分光亮度法。它是基于待测元素与某些试剂在一定条件下形成化合物,该化合物对紫外、可见光具有选择性地吸收而进行定量分析的一种吸收光谱法。该法操作简便,易于推广,它也是临床微量元素检测中常用的方法。

(四)电感耦合等离子体发射光谱法

电感耦合等离子体发射光谱法(ICP 发射光谱仪-AES),是利用电感耦合等离子作为激发能源,使处于基态的待测元素原子从外界能源获得能量,跃过到激发态,激发态原子将多余能量以光的形式释放出来返回基态,从而产生特征光谱而进行定量分析的一种方法。该法灵敏、准确快速、干扰小,而且可以多种元素同时测定,是临床微量元素检测的常用方法。但由于仪器价格昂贵、结构复杂,所以普及较慢。

此外,还有离子选择电极法、伏安法、荧光分析法等,它们都是临床微量元素检测中常用的方法。

第二节　常见微量元素检测

一、血清铁和总铁结合力测定

(一)生理与生物化学

铁是人体必需的微量元素。70 kg 的人体含铁化合物中铁的总量约为 3 270 mg,占体重的0.047‰。其中 67.58% 分布于血红蛋白中(铁作为血红蛋白分子的辅基与蛋白结合,参与铁的运输),骨髓和肌红蛋白中各存在 2.59% 和 4.15%,贮存铁约占 25.37%。铁在体内分布很广,主要通过肾脏、粪便和汗腺排泄。血清中铁的总量很低,成年男性为 $11\sim30\ \mu mol/L$,成年女性为 $9\sim27\ \mu mol/L$。这些存在于血清中的非血红素铁均以 Fe^{3+} 形式与运铁蛋白结合。所以在测定血清铁含量时,需首先使 Fe^{3+} 与运铁蛋白分离。

(二)亚铁嗪比色法测定血清铁和总铁结合力

血清铁的测定尚缺少权威性方法。原子吸收法仪器设备复杂,费用昂贵,且没有分光亮度法可靠性好,很少被实验室用来做血清铁的常规分析。比色法仍然是测定血清铁的主要方法。

1.原理

血清中的铁与运铁蛋白结合成复合物,在酸性介质中铁从复合物中解离出来,被还原剂还原成二价铁,再与亚铁嗪直接作用生成紫红色复合物,与同样处理的铁标准液比较,即可求得血清铁含量。总铁结合力(total iron-binding capacity,TIBC)是指血清中运铁蛋白能与铁结合的总量。将过量铁标准液加到血清中,使之与未带铁的运铁蛋白结合,多余的铁被轻质碳酸镁粉吸附除去,然后测定血清中总铁含量,即为总铁结合力。

2.参考范围

血清铁:成年男性:$11\sim30$ $\mu mol/L$($600\sim1\ 700$ $\mu g/L$);成年女性:$9\sim27$ $\mu mol/L$($500\sim1\ 500$ $\mu g/L$)。

血清总铁结合力:成年男性:$50\sim77$ $\mu mol/L$($2\ 800\sim4\ 300$ $\mu g/L$);成年女性:$54\sim77$ $\mu mol/L$($3\ 000\sim4\ 300$ $\mu g/L$)。

3.评价

线性在 140 $\mu mol/L$ 以下线性良好,符合 Beer 定律。批内精密度($n=20$),测定范围 $18.45\sim19.2$ $\mu mol/L$,x:17.92 $\mu mol/L$,S:0.31 $\mu mol/L$,CV:3.01%。血清总铁结合力(TIBC),x:61.51 $\mu mol/L$,S:2.15 $\mu mol/L$,CV:3.5%。批间 CV:2.56%。回收试验回收率 $98.3\%\sim100\%$。干扰试验:Hb>250 mg/L 时结果偏高 $1\%\sim5\%$。胆红素 $102.6\sim171$ $\mu mol/L$ 时结果升高 $1.9\%\sim2.8\%$。三酰甘油 5.65 $\mu mol/L$时结果升高 5.6%。铜 31.4 $\mu mol/L$ 时结果升高0.33 $\mu mol/L$,在生理条件下铜与铜蓝蛋白结合,故对铁的测定基本无干扰。

二、血清锌测定

(一)生理与生物化学

锌是人体主要的微量元素之一,成人体内含锌为 $2\sim3$ g。锌是许多金属酶的辅助因子,至少 90 多种的金属酶有了锌才能发挥其正常生理功能。锌进入毛细血管后由血浆运输至肝及全身,分布于人体各组织器官内,以视网膜、胰腺及前列腺含锌较高,在头发中锌的含量较稳定,锌主要通过粪便、尿、汗及乳汁等排泄。

(二)吡啶偶氮酚比色法测定血清锌

血清锌的主要测定方法有原子吸收分光亮度法、中子活化法和吡啶偶氮酚比色法。下面介绍吡啶偶氮酚比色法测定血清锌。

1.原理

血清中的高价铁及铜离子被维生素 C 还原成低价,两者均能同氰化物生成复合物而掩蔽。锌也和氰化物结合,但水合氯醛能选择性地释放锌,使锌与 2-[(5-溴-2-吡啶)-偶氮]-5-二乙基氨基苯酚 (5-Br-PADAP)反应生成红色复合物,与同样处理的标准品比较,求得血清锌含量。

2.参考范围

成人血清锌:9.0～20.7 $\mu mol/L$(590～1 350 $\mu g/L$)。

3.评价

批内 CV 3.05%～3.08%,批间 CV 2.97%～3.12%。

三、血清铜测定

(一)生理与生物化学

铜是人体的必需微量元素之一,正常人体内含铜为 80～100 mg,其中 95%铜与肝脏生成的 α_2-球蛋白结合,形成铜蓝蛋白,铜蓝蛋白是运输铜的基本载体。铜蓝蛋白属 α_2-糖蛋白,同时具有氧化酶的活性,成人每天铜摄取量为 2～5 mg,主要吸收部位在十二指肠,随胆汁、尿液和皮肤排泄。

(二)双环己酮草酰二腙比色法测定血清铜

临床血清铜的测定方法主要有原子吸收分光亮度法和比色法。此处仅介绍双环己酮草酰二腙比色法。

1.原理

加稀盐酸于血清中,使血清中与蛋白质结合的铜游离出来,再用三氯醋酸沉淀蛋白质,滤液中的铜离子与双环己酮草酰二腙反应,生成稳定的蓝色化合物,与同样处理的标准液比较,即可求得血清铜含量。

2.参考范围

成年男性:$10.99 \sim 21.98$ $\mu mol/L$($700 \sim 1\ 400$ $\mu g/L$);成年女性:$12.56 \sim 23.55$ $\mu mol/L$($800 \sim 1\ 500$ $\mu g/L$)。

3.评价

本法线性范围可达 62.8 $\mu mol/L$。双环己酮草酰二腙与铜反应生成的有色络合物,在水溶液中的摩尔吸光系数为 $16\ 000$ L/(mol·cm)。本法显色稳定,显色后在 $4 \sim 20$ ℃可稳定1小时。特异性高。

四、血清铅测定

(一)测定方法概述

目前用于测定血铅含量的方法主要有石墨炉原子吸收法、等离子发射光谱法、阳极溶出伏安法、火焰原子吸收光谱法等。①石墨炉原子吸收法:此法是目前国际公认的检测血铅的标准方法。其相对回收率为 $98.8\% \pm 1.0\%$。最低检测限 0.3 $\mu g/L$,变异系数 $3.7\% \sim 5.0\%$。灵敏度较高。②等离子发射光谱法:干扰小,可精确测定血铅含量。但此法成本高,不适合做日常分析。③阳极溶出伏安法:美国各类血铅分析仪检测范围为 $10 \sim 1\ 000$ $\mu g/L$,灵敏度较高,线性范围较宽。该方法,对环境要求较低,但受铊的干扰。④火焰原子吸收光谱法:检测限一般大于 500 $\mu g/L$,因样品采集和处理过程中受污染的概率大,低值质控样品缺乏,且血铅浓度高于 500 $\mu g/L$ 的很少,所以此方法已基本被石墨炉原子吸收法所取代。

(二)石墨炉原子吸收光谱法测定血清铅

1.原理

血样用 Triton X-100 作基体改进剂,溶血后用硝酸处理,用石墨炉原子吸收光谱法在283.3 nm波长下测定铅的含量。

2.参考范围

成人血铅 < 100 $\mu g/L$。

3.评价

最低检测浓度 3 mg/L,回收率 95.1％～103.2％,精密度 CV ＝ 3.7％～5.0％。血中三倍治疗量的 EDTA 及三倍于正常值的 NaCl、Ca^{2+}、K^+、Mg^{2+} 对测定无影响。在测定过程中,灰化温度、干燥和时间的选择很重要,要防止样品飞溅,因石墨管的阻值不同,更换石墨管需重作校正曲线。

综上所述微量元素系指占人体总重量 1/10 000 以下,每人每天需要量在 100 mg 以下的元素,其在体内含量甚微,但它是构成生命和维持生命的重要物质。微量元素的代谢、生物学作用,相互拮抗,保持着动态平衡。微量元素的缺乏和中毒都可以引起疾病,甚至死亡。因此,微量元素的检测尤为重要,同时要特别注意样品的采集、保存和处理。人体内微量元素的失衡将影响身体健康,检测结果的准确性对于临床诊断和治疗均具有十分重要的意义。

第八章

激素类检验

第一节　甲状腺激素检验

甲状腺激素的测定大多采用标记免疫的方法直接测定血清中的激素浓度,包括放射免疫法(RIA)、多相酶联免疫吸附法(ELISA)、均相酶放大免疫法(EMIT),还有化学发光免疫分析及数种荧光免疫法。

一、血清总 T_4(TT_4)和总 T_3(TT_3)测定

血清中的 T_4 和 T_3 99%以上与血浆蛋白结合,即以与甲状腺素结合球蛋白(TBG)结合为主。所以 TBG 的含量可以影响 TT_4 和 TT_3。如当妊娠、应用雌激素或避孕药、急性肝炎、6 周内新生儿等使血清 TBG 升高时,TT_4 也升高。而当应用雄激素、糖皮质激素、水杨酸、苯妥英钠等药物,肝硬化、肾病综合征等低蛋白血症使血清 TBG 降低时,TT_4 也降低。临床测定血清 TT_4 和 TT_3 常用化学免疫法,其灵敏度、特异性、精密度都很高。

(一)参考范围

见表 8-1。

表 8-1　TT_4 和 TT_3 参考范围

年龄(岁)	TT_4(nmol/L)	TT_3(nmol/L)
1～5	95～195	1.3～4.0

年龄（岁）	TT_4(nmol/L)	TT_3(nmol/L)
6～10	83～179	1.4～3.7
11～60	65～165	1.9～2.9
>60（男）	65～130	1.6～2.7
>60（女）	73～136	1.7～3.2

(二)临床应用

（1）血清 TT_4 的增加见于甲状腺功能亢进（简称甲亢）和 TBG 增加，TT_4 降低见于甲状腺功能减退（简称甲减）、TBG 减少、甲状腺炎、药物影响（如服用糖皮质激素等）。TT_4 是诊断甲减可靠和敏感的指标。

（2）血清 TT_3 是诊断甲亢最可靠和灵敏的指标，尤其是对诊断 T_3 型甲亢的患者有特殊意义。这类甲亢患者血清 TT_4 浓度不高，但 TT_3 却显著升高。同样，TT_3 的检测结果也受到血清 TBG 含量的影响。

（3）低 T_3 综合征：在饥饿、慢性消耗性疾病（如肝硬化、未控制的糖尿病等）时，外周 T_4 转变为 rT_3 增加，转变为 T_3 减少，此时血清 T_4 正常而 T_3 减少，即所谓的低 T_3 综合征。

二、血清游离 T_4(FT_4)和游离 T_3(FT_3)的测定

正常情况下，血浆甲状腺激素结合型和游离型之间存在着动态平衡，但只有游离型才具有生理活性，所以 FT_4 和 FT_3 的水平更能真实反映甲状腺功能状况。RIA 法测定 FT_4 和 FT_3 的分为两步：①用沉淀剂将血清所有蛋白（包括 TBG）沉淀除去；②以 RIA 测定上清液中 FT_4、FT_3 的含量。

现在发展的敏感的免疫化学法如时间分辨荧光免疫分析法等，也逐渐应用于临床，逐渐取代有同位素污染的 RIA。

(一)参考范围

FT_4 和 FT_3 在血清中浓度很低，检测结果受检测方法、试剂盒

质量等影响显著,所以参考范围差异很大。

FT_4:10～30 pmol/L;FT_3:3.55～10.10 pmol/L(RIA)。

(二)临床应用

总的来说,FT_4 和 FT_3 的临床应用与 TT_4 和 TT_3 相同,但因不受血清 TBG 影响,而是代表具有生物活性的甲状腺激素的含量,因而具有更重要的临床价值。

1.甲亢

对于诊断甲亢来说,FT_4、FT_3 均较 TT_4、TT_3 灵敏,对甲亢患者治疗效果的观察,FT_4、FT_3 的价值更大。

2.甲减

大多数口服 T_4 治疗的患者,在服药后 1～6 小时血中 FT_4 浓度达到高峰,其升高程度与服药剂量有关。FT_4 是甲状腺素替代性治疗时很好的检测指标。

3.妊娠

孕妇血中 TBG 明显增加,因此,FT_4、FT_3 的检测较 TT_4、TT_3 更为准确。

4.药物影响

肝素可能对 FT_4、FT_3 的测定产生影响,使结果偏离。

三、血清反 T_3(rT_3)测定

rT_3 与 T_3 结构基本相同,仅是 3 个碘原子在 3、3′5′位,主要来源于 T_4,在外周组织(如肝、肾等)经5-脱碘酶作用生成。rT_3 也是反映甲状腺功能的一个指标。血清中 T_4、T_3 和 rT_3 维持一定比例,可以反映甲状腺激素在体内代谢情况。临床采用 RIA 法和化学发光免疫法测定血清中 rT_3 浓度。

(一)参考范围

0.15～0.45 nmol/L。

(二)临床应用

rT_3 与 T_3 在化学结构上属异构体,但 T_3 是参与机体代谢的重要激素,该过程消耗氧,而 rT_3 则几乎无生理活性。rT_3 增加,T_3 减

少，可以降低机体氧和能量的消耗，是机体的一种保护性机制。

（1）甲亢时血清 rT_3 增加，与血清 T_4、T_3 的变化基本一致。而部分甲亢初期或复发早期仅有 rT_3 的升高。

（2）甲低时血清 rT_3 降低。rT_3 是鉴别甲低与非甲状腺疾病功能异常的重要指标之一。

（3）非甲状腺疾病，如心肌梗死、肝硬化、糖尿病、尿毒症、脑血管意外和一些癌症患者，血清中 rT_3 增加，T_3/rT_3 比值降低。这一指标对上述疾病程度的判断、疗效观察及预后估计均有重要意义。

（4）羊水中 rT_3 浓度可作为胎儿成熟的指标。如羊水中 rT_3 低下，有助于先天性甲低的宫内诊断。

四、T_3 摄取率的测定

将 ^{125}I 标记的 T_3（^{125}I-T_3）加入患者血清，^{125}I-T_3 即与血清 TBG 的剩余部分（剩余结合容量）结合，未被结合而成游离态的 ^{125}I-T_3 可被吸附剂（如红细胞、树脂等）吸附。通过测定吸附剂所摄取的 ^{125}I-T_3，即可了解 TBG 的剩余结合容量，从而间接反映 TT_4 水平。

^{125}I-T_3 摄取率＝（吸附剂摄取 ^{125}I-T_3 量）/（加入的 ^{125}I-T_3 总量）×100%

本试验为体外试验，适于孕妇、乳母及儿童。该试验不受碘剂及抗甲状腺药物的影响，但受血清 TBG 浓度、T_4/T_3 比值及苯妥英钠等药物影响，应用时应与 T_4 测定合并进行。

（一）参考范围

13%±4.6%（红细胞摄取率）。

（二）临床应用

摄取率>17% 可诊断为甲亢，甲减时降低。

第二节　肾上腺皮质激素检验

肾上腺皮质激素或称甾体激素，是维持生命所不可缺少的物质。肾上腺皮质的球状带、束状带及网状带,各分泌功能是不同的激素。醛固酮(盐皮质激素)由球状带分泌,是调节水、盐代谢的激素。束状带分泌的皮质醇及皮质酮(糖皮质激素)调节糖、脂肪、蛋白质三大代谢。网状带分泌的性激素主要作用于肌肉、毛发及第二性征的发育。目前已由肾上腺皮质中提出激素数十种,但一般认为皮质醇、皮质酮、醛固酮是正常情况下分泌的最主要的激素。皮质激素的半寿期很短,在血浆中为80~120分钟,其代谢产物由尿中排出。尿中出现的皮质激素代谢产物有三大类,即 17-羟皮质类固醇、17-酮类固醇和17-生酮类固醇。前两者为临床上最常用的测量肾上腺皮质功能的试验。肾上腺皮质疾病可分为肾上腺类固醇的增多、减少或不释放等几点。肾上腺皮质功能亢进可表现为皮质醇增多(库欣综合征)、醛固酮增多症及肾上腺雄激素增多(先天性肾上腺增生)。引起库欣病最多见的原因属于医源性,即长期使用糖皮质激素,又可见于良性垂体瘤(ACTH 增加)、肾上腺恶性肿瘤(少见)或腺瘤、异位性 ACTH 分泌等情况。醛固酮增多症时,由于醛固酮体用于远曲小管而引起保钠排钾,钠潴留又使血浆体积增加,血压上升。醛固酮增多症可分为原发性与继发性两种。原发性者即所谓 Conn 综合征,可由肾上腺瘤、癌或增生引起。因此血浆肾素是反应性降低,并有钾钠代谢异常。继发性醛固酮增加,多为非肾上腺性刺激引起,如心功能不全、肾病综合征、梗阻性肾病等,与原发性相反,其血浆肾素升高。

　　肾上腺皮质功能低下:原发性肾上腺皮质功能低下,即所谓艾迪生病,此病80%是由特异性肾上腺皮质萎缩引起(可能由于自身免疫性原因),此时常合并有内分泌病,如糖尿病、甲状旁腺功能低下、甲状腺病等。其余 20% 可能是肾上腺皮质结核、出血、肿瘤、淀粉样变性或感染等。双侧皮质损害 90% 时出现症状,由于皮质醇的减少,血 ACTH 升高。

　　肾上腺皮质功能低下还可能继发于各种原因所引起的 ACTH 减少。

　　肾上腺皮质功能试验一般可分 3 类:①直接测定体液(血、尿)

中肾上腺皮质激素及其产物,是最常用的一类;②通过外源药物的影响而反映肾上腺功能试验;③间接反映肾上腺皮质功能的试验,如唾液中钾、钠浓度测定,这一类试验极为少用。

一、皮质醇测定

肾上腺皮质分泌类固醇激素以皮质醇(氢化可的松)为主,血浆皮质醇分为游离与结合两种形式。测定其血浆皮质醇浓度,是直接了解垂体肾上腺皮质系统功能的方法。皮质醇是由肾上腺皮质束状带合成分泌的一种糖皮质激素,每天分泌 $10\sim35$ mg,半衰期约 100 分钟。皮质醇的分泌有明显的昼夜节律,以清晨 $6\sim8$ 时最高 $(50\sim250\ \mu g/L)$,晚上 10 时至次日凌晨 2 时为最低 $(20\sim100\ \mu g/L)$。皮质醇的主要功能是增加糖异生,对蛋白质和脂肪代谢的影响亦非常显著。皮质醇分泌入血后绝大部分与血循环中皮质类固醇结合球蛋白(CBG)结合。真正具有生物活性的只是游离皮质醇,它只占总皮质醇的 $1\%\sim3\%$,亦只有游离的皮质醇才能从肾小球滤过,从尿中排出。故测定尿皮质醇,可排除 CBG 变化的影响,反映血浆游离皮质醇水平。

(一)参考值

上午 8:00:$(127\pm55)\mu g/L$。

下午 4:00:$(47\pm19)\mu g/L$。

午夜:$(3.4\pm12)\mu g/L$。

新生儿脐带血浆:$85\sim550\ \mu g/L$。

(二)临床应用

1.血浆总皮质醇升高

皮质醇增多症(库欣病)、肾上腺肿瘤、妊娠、口服避孕药、异位 ACTH 综合征、垂体前叶功能亢进症、单纯性肥胖、应激状态(如手术、创伤、心肌梗死等)。

2.血浆总皮质醇降低

肾上腺皮质功能降低,垂体前叶功能低下,全身消耗性疾病,口服苯妥钠、水杨酸钠等药物。先天性肾上腺皮质功能低下症,希恩综合征。皮质醇功能减退者,分泌节律基本正常;而血浓度明显降低。

二、皮质酮测定

皮质酮属 21 碳类固醇激素,是合成醛固酮的前体物质。其糖皮质激素活性为皮质醇的 1/5,盐皮质激素样活性为皮质醇的 2 倍,为醛固酮的 1/200。

(一)参考值

上午 8:00:(25.5±8.4)nmol/L[(8.8±2.9)ng/mL]。

下午 4:00:(17±8.4)nmol/L[(5.9±1.6)ng/mL]。

(二)临床应用

1.皮质酮升高

见于库欣病、ACTH 瘤、肾小管性酸中毒、肾病综合征、口服避孕药、先兆子痫、充血性心力衰竭、异常钠丢失、特发性水肿、钾离子治疗后给予低钠饮食等。

2.皮质酮降低

见于肾上腺皮质功能减退、单纯性醛固酮缺乏、去氧皮质酮分泌过多(先天性肾上腺皮质增生症,11-β-羟化酶缺乏等)、摄钾过低、大量水摄入、大量滴注高渗盐水。

三、去甲肾上腺素测定

去甲肾上腺素又名正肾上腺素,属于儿茶酚胺类激素。主要由交感神经末梢释放,小部分由肾上腺髓质释放。主要作用于 α 受体。有强烈的收缩血管作用,特别对皮肤、黏膜和肾血管有强烈收缩作用,使血压升高。但对冠状动脉有微弱扩张作用,对心脏 β 受体也有兴奋作用,但比肾上腺素要弱。

(一)参考值

血浆:125～310 ng/L,(200±80)ng/L。

尿:10～70 μg/24 h,(41.5±11.0)μg/24 h。

(二)临床应用

去甲肾上腺素升高见于下列情况。嗜铬细胞瘤、神经母细胞瘤及神经节神经瘤、肝性脑病、晚期肾脏病、充血性心力衰竭。

四、18-羟-11-脱氧皮质酮(18-OH-DOL)测定

18-羟-11-脱氧皮质酮属 21 碳类固醇激素。主要由肾上腺皮质束状带产生,为盐皮质激素。其分泌受 ACTH 和肾素、血管紧张素系统双重调节,以前者为主。其生物效应主要为潴钠排钾。

(一)参考值

普食:(68±26)ng/L。

低钠饮食:(125±24)ng/L。

高钠饮食:(66±8)ng/L。

(二)临床应用

18-羟-11-脱氧皮质酮检测能反映垂体-肾上腺皮质功能。血浆 18-OH-DOL 升高见于库欣综合征或库欣病,原发性醛固酮增多症,原发性高血压。18-羟-11-脱氧皮质酮降低见于艾迪生病,垂体前叶功能低下。

五、醛固酮测定

醛固酮(aldosterone,ALD)是肾上腺皮质球状带合成和分泌的类固醇激素,分子量 360.4,是一个非常强的电解质排泄的调节因子,其作用是增加 Na^+ 和 Cl^- 的回收,排出 K^+ 和 H^+。由于它能影响电解质和水的排泄及血容量,所以对维持机体内环境的恒定起着重要作用。ALD 含量可用放免方法测定。血浆 ALD 可受体位、饮食中钾、钠含量的影响,受血钾、钠浓度的调节,其排泄受肝、肾功能影响。检测血 ALD 的患者应停服利尿剂至少 3 周,停服抗高血压药物1 周。测定 ALD 时,在试验前要给予高盐饮食,因为高血压患者多维持低盐饮食,会导致尿 ALD 增加而给以假阴性结果。

(一)参考值

1.血 ALD(放免法)

(1)普食饮食:卧位为(86.0±37.5)pmol/L(59.9～173.9 pmol/L);立位为(151.3±88.3) pmol/L(65.2～295.7 pmol/L)。

(2)低钠饮食:卧位为(233.1±20.2)pmol/L(121.7～369.6 pmol/L);立位为(340.9±177.0) pmol/L(139.0～634.0 pmol/L)。

2.尿 ALD

普食:1.0~8.0 μg/24 h 尿;低钠:7~26 μg/24 h 尿。

(二)临床应用

1.ALD 升高

原发性 ALD 增多症、Conn 综合征;双侧肾上腺增生,肾上腺癌、继发性 ALD 增多症、肾素瘤、肾血管性高血压、多发性肾囊肿、Wilms 肿瘤、Portter 综合征,特发性水肿,恶性高血压,充血性心力衰竭、肾性综合征,肝硬化、17α-羟化酶缺乏,Dasmit 综合征,体位性高血压,口服避孕药,先兆子痫或子痫,肾小管酸中毒,妊娠。

2.血 ALD 浓度和尿 ALD 排泄降低

原发性低醛固酮症,继发性低醛固酮症,艾迪生病,双侧肾上腺切除,原发性高血压、18-羟类固醇脱氢酶缺乏、18-羟化酶缺乏,Rose 综合征,Liddle 综合征,11-β-羟化酶缺乏,3-β-羟类固醇脱氢酶缺乏,库欣综合征,服用甘草、可乐定、β-阻滞剂后。

六、口服地塞米松抑制试验

垂体与肾上腺皮质之间,存在着刺激与负反馈之间相互关系,垂体分泌 ACTH,刺激肾上腺皮质分泌糖皮质激素在血中水平升高,反过来抑制垂体前叶 ACTH 的分泌,此试验的原理即在于此。方法是作用强、而剂量小的地塞米松,观察用药后尿中 17-羟皮质类固醇比用药前减少的程度,借此来诊断库欣综合征及其肾上腺皮质病变性质。有小剂量与大剂量法两种。

(一)小剂量法

口服地塞米松,每天 2 mg 分 4 次服,连续 2 天。试验前留 24 小时尿做17 羟皮质类固醇测定,用药后即留 24 小时尿亦做 17-羟皮质类固醇测定,前后两次所测结果进行比较。

临床应用:正常人服地塞米松后,尿 17-羟皮质类固醇排出量明显降低,降低值超过试验前的 50%,或低于 11 μmol/d。肥胖病、Stenleventhal 综合征(多囊卵巢综合征),也受到抑制。

甲状腺功能亢进患者,服地塞米松后,尿 17-羟皮质类固醇降低不如正常人显著。库欣综合征病患者,不管其病变性质如何,均很少下降到 11 μmol/d 或根本不下降。肾上腺皮质功能亢进者,不论其病原为增生性或肿瘤,其抑制一般不大于对照值 50%。

(二)大剂量法

口服地塞米松,每天 8 mg,分 4 次服,连续 2 天仍测定药前后 24 小时进尿中 17-羟皮质类固醇含量,以示比较。

临床应用:病变性质为肾上腺增生所致的库欣综合征者,服药后尿中 17-羟皮质类固醇含量比用药前下降 50%。而病变为肾上腺肿瘤或癌者,则服药后无明显下降或不下降,为肿瘤细胞分泌皮质素有其自主性,不受垂体分泌的 ACTH 控制。女性男性化,先天性肾上腺皮质增生引起的女性假两性畸形者,尿中 17-酮类固醇排泄量明显高于正常。因此,小剂量法试验尿中 17-酮类固醇明显降低。如肾上腺皮质肿瘤中所致的男性化病例,在大剂量法试验下,尿中 17-酮类醇无明显降低。

第三节　性激素检验

一、睾酮测定

男性睾酮(testosterone,T)主要是由睾丸间质细胞分泌。肾上腺皮质及卵巢也有少量分泌。属 19 碳类固醇激素,是血中活性最强的雄性激素。睾酮经代谢生成生物活性更强的双氢睾酮(DHT),也可被芳香化为雌二醇。睾酮的分泌受促黄体生成激素(LH)的调节,与下丘脑-垂体轴之间存在负反馈关系。在女性睾酮主要由卵巢和肾上腺分泌的雄烯二酮转化而来。睾酮分泌具有生理节律,通常清晨最高,中午最低。睾酮主要在肝脏灭活,与清蛋白和性腺结合球蛋白结合在体内运输。其主要生理功能是刺激男性性征的出现,促进蛋白质的合成伴有水钠潴留和骨钙磷沉积,此外,睾酮还与

FSH 协同维持生精。

（一）参考值

男性：成人 3～10 ng/mL（放免法）；青春期前（后）0.1～0.2 ng/mL。

女性：成人 0.2～0.8 ng/mL；青春期前（后）0.2～0.8 ng/mL；绝经期 0.08～0.35 ng/mL。

（二）临床应用

1.血睾酮升高

（1）睾丸间质细胞瘤。

（2）先天性肾上腺皮质增生（21-、1-羟化酶缺陷）及肾上腺肿瘤。

（3）女性男性化，XYY 女性，多囊卵巢综合征患者。

（4）注射睾酮或促性腺激素。

（5）多毛症。

2.血睾酮降低

（1）先天性睾丸发育不全综合征、睾丸炎或 X 线照射后等。

（2）垂体前叶功能减退。

（3）性腺功能减退：类睾综合征（如 Kallman 综合征）及睾丸不发育或睾丸消失综合征。

二、双氢睾酮测定

双氢睾酮（dihydratestosterone，DHT）是 19 碳类固醇雄性激素。血循环中的双氢睾酮一部分来自睾丸间质细胞的合成、分泌，一部分由睾酮在外周的代谢转化而来。其产生量男性约为 300 μg/d，女性为 50～70 μg/d，在有的靶细胞内睾酮必须代谢至 DHT 后，再和相应的特异受体相结合发挥生理效应。DHT 的生理作用同睾酮。

（一）参考值

男性：1.02～2.72 nmol/L（放免法）。

女性：0.10～0.43 nmol/L。

（二）临床应用

1.双氢睾酮升高

男性睾丸间质细胞瘤、女子多毛症、多囊卵巢综合征、真性性早熟等。

2.双氢睾酮降低

睾丸女性化、发育不良、睾丸间质细胞发育不良、女性外阴硬化性苔藓等。

三、脱氧异雄酮测定

脱氢异雄酮（dehydroepiandrosterone,DHA）是由 17α 羟孕烯醇酮经 17 碳链酶作用而成,为雄烯二酮及睾酮的前体,DHA 是肾上腺皮质分泌的主要雄激素。此外,卵巢与睾丸也有少量产生,分泌量成人平均每天约为 25 mg。DHA 入血后,一部分在外周组织转化为睾酮(雄性激素的生理作用见睾酮项目)。

（一）参考值

男性:(32.3±12.1)nmol/L(20.8～45 nmol/L)。

女性:(21.4±8.3)nmol/L(13.8～31.2 nmol/L)。

（二）临床应用

肾上腺皮质肿瘤患者能产生大量的 DHA,尤其是恶性肾上腺肿瘤。先天性肾上腺皮质增生症,如3-β 羟脱氢酶缺乏症(17-β-羟脱氢酶缺陷症)、女性多毛症。妊娠中晚期母血中 DHA 降低。

四、雄烯二酮测定

雄烯二酮的生物活性介于活性很强的雄性激素睾酮和雄性激素很弱的去氢雄酮之间。雄烯二酮具有激素原的特性。在女性雄烯二酮的 50% 来自卵巢、50% 来自肾上腺。女性日产率超过 3 000 μg,男性则更高。成年男性雄烯二酮测定水平略低同龄女性,绝经妇女因肾上腺及卵巢的含量均减少致血循环中的浓度下降。

（一）参考值

男性:(6.3±1.7)nmol/L(3.5～7.5 nmol/L)。

女性:(7.1±2.0)nmol/L(4.5～10.8 nmol/L)。

（二）临床应用

正常妇女雄烯二酮的分泌量为睾酮的 10 倍。在女性卵巢中也能测到雄烯二酮,男性化疾病的女性雄烯二酮水平可升高。先天性肾上腺皮质增生时可升高,多囊卵巢病时雄烯二酮正常或轻度升高,多毛症升高。

雄烯二酮降低:男性发育延迟(1.6～3.0 nmol/L),侏儒症。

五、17α-羟孕酮测定

17α-羟孕酮(17-α-hydosy progesterone,17α-OHP)由肾上腺皮质及性腺产生,其黄体酮活性很低。17α-OHP经21-羟化生成皮质醇的前体化合物 S(CpS)。17α-OHP具有与肾上腺皮质醇相一致的昼夜节律变化。成年育龄妇女17α-OHP浓度随月经周期而变化,黄体期高于卵泡期。妊娠时胎儿、胎盘及肾上腺可产生大量 17α-OHP。妊娠 32 周后 17α-OHP 浓度急剧升高直到分娩期,17α-OHP 也存在于新生儿的脐带血中。

(一)参考值

育龄女性:卵泡期 0.1～0.8 ng/mL;黄体期 0.27～2.9 ng/mL;妊娠末 3 个月 2～12 ng/mL。

男性:0.31～2.13 ng/mL。

(二)临床应用

21-羟化酶缺乏的先天性肾上腺皮质增生患者血 17α-OH-P 浓度明显升高,11-羟化酶缺乏时17α-OHP上升幅度较少。约 6%的成年多毛女性有不同程度的 21-羟化酶缺乏。这一类迟发型缺乏症病例中 17P 浓度常超过卵泡期的高限0.9 ng/mL。17α-OHP 的测定也用于分析男性和女性的普通痤疮、男性秃顶及一些不明原因的不育症。

六、雌二醇测定

雌二醇(estradiol,E₂)是一种 C18 类固醇激素,E₂ 由睾丸、卵巢和胎盘分泌释放入血,或由雄激素在性腺外转化而来。E₂ 是生物活性最强的天然雌激素。对于排卵的女性,E₂ 起初来源于一组正在成熟的卵泡,最后则来源于一个完整的即将排卵及由它形成的黄体。绝经后的女性 E₂ 来源于雄激素的转化,循环中 E₂ 水平低,不具周期性变化。青春期前的儿童和男性 E₂ 水平低也不具周期性变化。

(一)参考值

男性:110～264.2 pmol/L。

女性：卵泡期 132～220 pmol/L；排卵期 1 431～2 932 pmol/L；黄体期403.7～1 123.0 pmol/L。

（二）临床应用

E_2 浓度是检查下丘脑、垂体、生殖靶腺轴功能指标之一。对诊断早熟、发育不良等内分泌及妇科疾病有一定价值。E_2 升高还见于多胎妊娠、糖尿病孕妇、肝硬化、卵巢癌、浆液性囊腺癌、不明原因乳房发育、男性、肾上腺肿瘤等。

E_2 降低见于妊娠高血压综合征、无脑儿、下丘脑病变、垂体卵巢性不孕、皮质醇升高症、希恩综合征、胎儿宫内死亡、下丘脑促性腺激素释放激素（GnRH）类似物对垂体具有调节作用等。

七、雌三醇测定

雌三醇（estriol，E_3）属 18 碳类固醇激素。一般认为 E_3 是 E_2 和雌酮的代谢产物，生物活性较它们为低。在妊娠中晚期，胎盘合成的 E_3 大部分来自胎儿的 16-α-羟硫酸脱氢异雄酮。E_3 能反映胎儿-胎盘单位功能，因此，通过测定 E_3 监测胎盘功能及胎儿健康状态具有重要意义。

（一）参考值

成人：$(0.58 \pm 0.04) \mu g/L$。

（二）临床应用

1. E_3 升高

先天性肾上腺增生所致胎儿男性化、肝硬化、心脏病。

2. E_3 降低

胎儿先性肾上腺发育不全，无脑儿，胎儿宫内生长迟缓，孕期应用糖皮质激素，胎盘硫酸酯酶缺乏，过期妊娠，胎儿窘迫，死胎，胎儿功能不良，妊娠高血压综合征，先兆子痫等。

八、雌酮测定

雌酮（estrone，E_1）属 18 碳类固醇雌激素，其活性次于 E_2。E_1 来源于脱氧异雄酮（DHA），E_2 在肝脏灭活后亦生成 E_1。

(一)参考值

男性:(216.1±83.3)pmol/L。

女性:卵泡期(290.8±77.3)pmol/L;排卵期(1 472.6±588.7)pmol/L;黄体期(814.0±162.8)pmol/L;绝经后(125.1±88.8)pmol/L。

(二)临床应用

1.E_1升高

睾丸肿瘤、心脏病、肝病、系统性红斑狼疮、心肌梗死、多囊卵巢综合征、卵巢颗粒细胞肿瘤。

2.E_1降低

原发性、继发性闭经、垂体促性腺激素细胞功能低下,LH和FSH分泌减少,继而卵巢内分泌功能减退,雌酮和雌二醇均降低。高催乳素征、神经性厌食、特纳综合征。

九、黄体酮测定

黄体酮(progesterone,P)是在卵巢、肾上腺皮质和胎盘中合成的,尿中主要代谢产物是孕二醇。由于LH和FSH的影响,在正常月经周期的排卵期卵巢分泌黄体酮增加,排卵后6～7天达高峰。排卵后的黄体是月经期间黄体酮的主要来源,如果卵子未受精,则本黄体萎缩出现月经,黄体酮水平下降;如果卵子受精,由于来自胎儿胎盘分泌的促性腺激素的刺激,黄体继续分泌黄体酮。妊娠第七周开始胎盘分泌黄体酮的自主性增强,在量上超过黄体。黄体酮可排制子宫兴奋性,此种对子宫收缩的抑制作用可持续至分娩前。

(一)参考值

女性:卵泡期(0.79±0.40)ng/mL(0.2～0.9 ng/mL);排卵期(2.05±1.11)ng/mL(1.16～3.13 ng/mL);黄体期(13.59±4.25)ng/mL(3.0～35 ng/mL);绝经期后0.03～0.3 ng/mL;妊娠20～400 ng/mL。

男性:(0.48±0.17)ng/mL。

(二)临床应用

1.确证排卵

要使黄体酮成为排卵的有用指标需在黄体中期取血。太靠近月经或在 LH 分泌高峰的3～4天内,黄体酮正急剧升高或下跌,结果不稳定。一次随机的黄体期水平＞3 ng/mL 是支持排卵的强有力证据。

2.除外异位妊娠

黄体酮水平≥25 ng/mL 可除外异位妊娠(97.5％)。

3.除外活胎

不管胎位如何,单次血清黄体酮≤5 ng/mL,可除外活胎提示为死胎。

4.流产

先兆流产时虽其值在高值内,若有下降则有流产趋势。

第四节　其他激素检验

一、尿 17-酮类固醇(17-KS)检验

(一)原理

尿中 17-酮类固醇是肾上腺皮质激素及雄性激素的代谢产物,大部分为水溶性的葡萄糖醛酸酯或硫酸酯,必须经过酸的作用使之水解成游离的类固醇,再用有机溶剂提取,经过洗涤除去酸类与酚类物质。17-酮类固醇分子结构中的酮-亚甲基($-CO-CH_2-$)能与碱性溶液中的间二硝基苯作用,生成红色化合物。在 520 nm 有一吸收峰,可以进行比色测定。

(二)患者准备与标本处理

(1)取样前 1 周,患者应停止饮茶和服用甲丙氨酯、氯丙嗪、降压灵、普鲁卡因胺、类固醇激素、中草药及一些带色素的药物,以减少阳性干扰。

(2)尿量应通过饮水调控在 1 000～3 000 mL/24 h。

(3)收集 24 小时尿液加浓盐酸约 10 mL 或甲苯 5 mL 防腐。如

尿液不能及时进行测定,应置冰箱内保存,以免 17-酮类固醇被破坏而使测定数值降低。

(三)参考值

成年男性:$(28.5\sim61.8)\mu mol/24\ h$。

成年女性:$(20.8\sim52.1)\mu mol/24\ h$。

二、尿 17-羟皮质类固醇(17-OHCS)检验

(一)原理

在酸性条件下,17-羟皮质类固醇水溶性下降,用正丁醇-氯仿提取尿液中的 17-羟皮质类固醇,在尿提取物中加入盐酸苯肼和硫酸,17-羟皮质类固醇与盐酸苯肼作用,成黄色复合物,用氢化可的松标准液同样呈色,以分光光度计比色,求得其含量。

(二)患者准备与标本处理

同尿 17-酮类固醇测定。

(三)参考值

成年男性:$(27.88\pm6.6)\mu mol/24\ h$。

成年女性:$(23.74\pm4.47)\mu mol/24\ h$。

三、尿香草扁桃酸(VMA)检验

(一)原理

用乙酸乙酯从酸化尿液中提取 VMA 和其他酚酸,然后反提取到碳酸钾水层。加入高碘酸钠($NaIO_4$),使 VMA 氧化成香草醛。用甲苯从含有酚酸杂质的溶液中选择性提取香草醛,再用碳酸盐溶液反抽提到水层,用分光光度计于波长为 360 nm 测定水层中香草醛的浓度。

(二)患者准备与标本处理

(1)收集标本前 1 周限制患者食用含有香草醛类的食物,如巧克力、咖啡、柠檬、香蕉及阿司匹林和一些降压药物,这些药物中含有酚酸对该法有阳性干扰,可使结果假性升高。

(2)尿量应通过饮水调控在 1 000～3 000 mL/24 h。

(3)收集 24 小时尿液加浓盐酸约 10 mL 或甲苯 5 mL 防腐。若

尿液不能及时进行测定,应置冰箱内保存,以免 VMA 被破坏而使测定数值降低。

(三)分光光度法参考值

见表 8-2。

表 8-2　分光度法参考值

年龄	mg/24 h	μmol/24 h
0～10 天	＜0.1	＜0.5
11 天到 24 个月	＜2.0	＜10
25 个月到 18 岁	＜5.0	＜25
成人	2～7	10～35

第九章

细菌学检验

第一节　分枝杆菌属检验

分枝杆菌属是一类细长或略带弯曲、为数众多（包括 54 个种）、呈分枝状生长的需氧杆菌。因其繁殖时呈分枝状生长，故称分枝杆菌。本属细菌的主要特点是细胞壁含有大量脂类，可占其干重的60％，这与其染色性、抵抗力、致病性等密切相关。耐受酸和抗乙醇，一般不易着色，若经加温或延长染色时间而着色后，能抵抗 3％盐酸乙醇的脱色作用，故又称抗酸杆菌。需氧生长，无鞭毛，无芽孢和荚膜。引起的疾病均为慢性，有肉芽肿病变的炎症特点。

分枝杆菌的种类较多，包括结核分枝杆菌、非结核分枝杆菌和麻风分枝杆菌。非结核分枝杆菌是一大群分枝杆菌的总称，与人类有关的非结核分枝杆菌主要有堪萨斯分枝杆菌、海分枝杆菌、瘰疬分枝杆菌、戈登分枝杆菌、鸟分枝杆菌、蟾分枝杆菌、龟分枝杆菌、偶发分枝杆菌和耻垢分枝杆菌等。本属细菌无内、外毒素，其致病性与菌体某些成分，如索状因子、蜡质 D 及分枝菌酸有关。

一、结核分枝杆菌

结核分枝杆菌是引起人和动物结核病的病原菌。目前已知在我国引起人类结核病的主要有人型和牛型结核分枝杆菌。

(一)临床意义

1.致病性

结核分枝杆菌主要通过呼吸道、消化道和受损伤的皮肤侵入易感机体,引起多种组织器官的结核病,其中以通过呼吸道引起的肺结核最多见。肺外感染可发生在脑、肾、肠及腹膜等处。该菌不产生内毒素和外毒素,也无荚膜和侵袭性酶。

2.Koch 现象

结核的特异性免疫是通过结核分枝杆菌感染后所产生,试验证明,将有毒结核分枝杆菌纯培养物初次接种于健康豚鼠,不产生I型变态反应,而经 10～14 天,局部逐渐形成肿块,继而坏死、溃疡,直至动物死亡。若在 8～12 周给动物接种减毒或小量结核分枝杆菌,第2 次接种时则局部反应提前,于 2～3 天内发生红肿硬结,后有溃疡但很快趋于痊愈。此现象为 Koch 在 1891 年观察到的,故称为 Koch 现象。

3.结核菌素试验

利用Ⅳ型变态反应的原理,检测机体是否感染过结核分枝杆菌。

(二)微生物学检验

1.标本采集

根据感染部位的不同,可采集不同标本。结核患者各感染部位的标本中大多都混有其他细菌,为此应采取能抑制污染菌的方法。若做分离培养,必须使用灭菌容器,患者应停药 1～2 天再采集标本。可采集痰、尿、粪便、胃液、胸腔积液、腹水、脑脊液、关节液、脓液等。

2.检验方法

(1)涂片检查:①直接涂片。薄涂片:挑取痰或其他处理过的标本约0.01 mL,涂抹于载玻片上,用姜-尼(热染法)或 Kinyoun(冷染法)抗酸染色,镜检,报告方法:一,全视野(或 100 个视野)未找到抗酸菌;＋,全视野发现 3～9 个;＋＋,全视野发现10～99 个;＋＋＋,每视野发现 1～9 个;＋＋＋＋,每视野发现10 个以上(全视野发现

1～2 个时报告抗酸菌的个数)。厚涂片：取标本 0.1 mL，涂片，抗酸染色、镜检，报告方法同上。②集菌涂片：主要方法有沉淀集菌法和漂浮集菌法。③荧光显微镜检查法：制片同前。用金胺 O 染色，在荧光显微镜下分枝杆菌可发出荧光。

（2）分离培养：结核分枝杆菌的分离培养对于结核病的诊断、疗效观察及抗结核药物的研究均具有重要意义。培养前针对标本应做适当的处理，如痰可用 4% H_2SO_4 或 4% NaOH 处理 20～30 分钟，除去杂菌再接种于罗氏培养基，37 ℃培养，定时观察，持续 4～8 周。此方法可准确诊断结核分枝杆菌。

（3）基因快速诊断：简便快速、灵敏度高、特异性强。但需注意实验器材的污染问题，以免出现假阳性。

（4）噬菌体法。

（三）治疗原则

利福平、异烟肼、乙胺丁醇、链霉素为第一线药物。利福平与异烟肼合用可以减少耐药的产生。对于严重感染，可用吡嗪酰胺与利福平及异烟肼联合使用。

二、非结核分枝杆菌

分枝杆菌属中，除结核分枝杆菌和麻风分枝杆菌以外，均称为非结核分枝杆菌。因其染色性同样具有抗酸性，亦称非结核抗酸菌，其中有 14～17 个非结核分枝杆菌种能使人致病，可侵犯全身脏器和组织，以肺最常见，其临床症状、X 线所见很难与肺结核病区别，而大多数非结核分枝杆菌对主要抗结核药耐药，故该菌的感染和发病已成为流行病学和临床上的主要课题。与发达国家一样，我国近年来发现率也有升高趋势。以鸟分枝杆菌、偶发分枝杆菌及龟分枝杆菌为多。

三、麻风分枝杆菌

麻风分枝杆菌是麻风的病原菌。首先由 Hansen 于 1937 年从麻风患者组织中发现。麻风分枝杆菌亦为抗酸杆菌，但较结核分枝杆菌短而粗。抗酸染色着色均匀，呈束状或团状排列。为典型的胞内寄生菌。该菌所在的细胞胞质呈泡沫状,称麻风细胞。用药后细菌可断裂为颗粒状、链状等,着色不均匀。革兰染色为阳性,无动力,无荚膜和芽孢。

麻风分枝杆菌是麻风的病原菌,麻风是一种慢性传染病,早期主要损害皮肤、黏膜和神经末梢,晚期可侵犯深部组织和器官。人类是麻风分枝杆菌的唯一宿主,也是唯一的传染源。本病在世界各地均有流行。

麻风根据机体的免疫、病理变化和临床表现,可将多数患者分为瘤型和结核样型两型,另外还有界线类和未定类两类。治疗原则为早发现、早治疗。治疗药物主要有利福平、氯法齐明及丙硫异烟胺。一般采用 2 种或 3 种药物联合治疗。

第二节　需氧或兼性厌氧革兰阳性杆菌检验

常见的与临床有关的需氧革兰阳性杆菌有棒状杆菌属、芽孢杆菌属、李斯特菌属、丹毒丝菌属。上述菌属的主要区别见表 9-1。

表 9-1　革兰阳性杆菌属的鉴别

鉴别项目	棒状杆菌属	芽孢杆菌属	李斯特菌属	丹毒丝菌属
形态	棒状	杆菌有芽孢	短杆、链状或丝状	细杆或线状
触酶	+	+	+	
动力	-	V	+	
对氧	需氧、兼性厌氧	需氧、兼性厌氧	兼性厌氧	兼性厌氧
G＋Cmol%	51～65	32～69	36～38	36～40

一、棒状杆菌属

棒状杆菌属是革兰阳性杆菌,菌体粗细、长短不一,一端或两端膨大呈棒状,故名棒状杆菌。本菌着色不匀,有异染颗粒。无鞭毛、无荚膜、无芽孢。需氧或兼性厌氧,营养要求较高,能分解一些糖类,产酸不产气。本属细菌种类较多,有白喉棒状杆菌、假白喉棒状杆菌、干燥棒状杆菌、溃疡棒状杆菌等。引起人类致病的主要是白喉棒状杆菌,其他大多数为条件致病菌。

(一)白喉棒状杆菌

1.致病性

白喉棒状杆菌引起白喉,多在秋冬季节流行。以咽白喉最常见,鼻白喉次之,偶亦引起眼结膜、外耳道、阴道及皮肤的局部病变。

本菌一般不侵入血流,但其产生的大量外毒素可吸收入血,引起毒血症。毒素能与敏感的心肌、肝、肾、肾上腺等组织细胞及外周神经,尤其与支配咽肌和腭肌的神经结合,引起细胞变性、坏死、内脏出血和神经麻痹等严重损害。

2.微生物学检验

(1)标本采集:用无菌棉拭子,从可疑的假膜边缘采集分泌物,未见假膜的疑似患者或带菌者,可采集鼻咽部或扁桃体黏膜上的分泌物。若为培养,应在使用抗生素或其他抗菌药物前采集双份标本。如不能立即送检,应将标本浸于无菌生理盐水或15%甘油盐水中保存。

(2)检验方法及鉴定。①直接镜检:将标本涂于2～3张载玻片上,分别做革兰染色和异染颗粒染色(奈瑟法或阿培特法)。镜检如见革兰阳性形态典型的棒状杆菌,并有明显的异染颗粒,可初步报告"检出形似白喉棒状杆菌"。②分离培养:将另一份标本接种下列培养基。吕氏血清斜面:本菌在此培养基上生长较标本中的杂菌迅速,于35℃培养8～12小时,即形成灰白色的菌落,而其他杂菌则尚未形成菌落;本菌在甘油吕氏血清斜面上形成的异染颗粒更为明显。亚碲酸钾血琼脂平板:经35℃培养24～48小时,观察菌落特点。在此培养基上,大部分杂菌被抑制,白喉棒状杆菌则生长缓慢,故应结合吕氏血清斜面培养基进行观察。若在吕氏血清斜面和亚碲酸钾血琼脂平板上,同时发现菌落和菌体形态很典型的棒状杆菌,即可准确报告为阳性;若在亚碲酸钾血琼脂平板上菌落典型,而吕氏血清斜面培养阴性,也可报告阳性;若吕氏血清斜面培养基上的菌落及菌体形态典型,而在亚碲酸盐血琼脂平板上无典型菌落生长,可暂报告为可疑,并将吕氏血清斜面之培养物转种于亚碲酸盐血琼脂平板,等待生长出典型菌落;若两者均为阴性,必须观察72小时后方可作出报告。

(3)生化反应:主要用于鉴别白喉棒状杆菌与类白喉棒状杆菌。

(4)毒力试验:可作为鉴定致病菌株的重要依据。试验方法分体外法和体内法两种。体外法有双向琼脂扩散法(做琼脂平板毒力试验)、协同凝集试验、对流免疫电泳;体内法可用豚鼠做毒素中和试验。

(5)临床意义:白喉棒状杆菌的致病因素为白喉外毒素抗原性强,毒性剧烈。表面抗原及索状因子亦与其致病力有关。引起的白喉是一种急性呼吸道传染病。白喉的免疫主要是抗毒素免疫。白喉棒状杆菌可引起类白喉,白喉是一种急性呼吸道传染病,该病原菌存在于患者及带菌者的鼻咽腔中,随飞沫或污染的物品传播。白喉棒状杆菌可致气管、支气管假膜,是白喉早期死亡的主要原因,其产生的外毒素也经血液与易感组织结合,出现各种症状,如心肌炎、软腭麻痹等,是白喉晚期死亡的主要原因。

(6)治疗原则:用青霉素或红霉素等进行抗菌治疗,同时应尽早注射足量白喉抗毒素。注射抗毒素前,应做皮试。

(二)其他棒状杆菌

棒状杆菌除白喉棒状杆菌外,其余统称为类白喉棒状杆菌。此类细菌种类多,一般无致病性或仅能与其他化脓细菌产生混合感染,有的可能为条件致病菌。类白喉棒状杆菌常寄生于人类或动物鼻腔、咽喉、外耳道、眼结膜、外阴及皮肤表面等处。临床标本中较常见的类白喉棒状杆菌有溃疡棒状杆菌、假白喉棒状杆菌、干燥棒状杆菌、溶血棒状杆菌、化脓棒状杆菌等。

二、芽孢杆菌属

芽孢杆菌属是一大群有芽孢的革兰阳性大杆菌。大多数菌种在有氧环境下形成芽孢。有动力,非抗酸性。为需氧或兼性厌氧菌,在普通培养基上生长良好。

它们广泛分布于空气、土壤、尘埃及腐烂物中,绝大多数为腐生菌,许多菌种成为实验室等环境的污染菌。少数寄生于动物或昆虫并对人类及动物致病,其中炭疽杆菌是人畜共患的重要致病菌,蜡样芽孢杆菌能致食物中毒。还有枯草芽孢杆菌、环状芽孢杆菌和浸麻芽孢杆菌等,偶可引起败血症、脑膜炎及肺炎等。

(一)炭疽杆菌

炭疽杆菌主要引起食草动物患炭疽病,也可经一定途径感染人类,为人畜共患的急性传染病。

1.致病性

炭疽杆菌可经皮肤、呼吸道和胃肠道侵入机体引起炭疽病。临床类型有皮肤炭疽、肺炭疽、肠炭疽,病死率很高。

2.微生物学检查

(1)标本采集:皮肤炭疽采取病灶分泌物;肺炭疽采取痰液;肠炭疽采取粪便;炭疽脑膜炎采取脑脊液;各型炭疽均可采取血液。

(2)检验方法及鉴定:炭疽杆菌的检查要特别注意芽孢型的实验室感染,故应有专门防护的实验室,并对用过的器具、检材等进行严格的消毒处理。

直接镜检:将可疑材料涂片,组织标本可做压印片,用1:1 000的升汞固定5分钟,再行革兰染色和荚膜染色。镜检发现有荚膜的革兰阳性竹节状大杆菌,可初步诊断。荚膜荧光抗体染色,链状或竹节状大杆菌周围有发荧光的荚膜者为阳性。

分离培养:一般标本接种血平板,37 ℃培养维持24小时后观察菌落特点。污染严重的标本可预先加热至65 ℃,30分钟杀灭杂菌,或接种炭疽杆菌选择培养基——戊烷脒血琼脂平板,培养时间稍长,菌落特征与血平板培养基的生长相似,但菌落较小。为提高检出效果,可选用2%兔血清肉汤增菌,然后分离培养。

动物试验:将标本或培养物制成悬液,皮下接种于豚鼠(1 mL)或小白鼠(0.2 mL)。均可引起败血症,并于1～3天死亡。内脏和血液中存在大量有荚膜的细菌。

鉴定试验。①串珠试验:炭疽杆菌在每毫升含 0.05~0.50 IU 青霉素的肉汤培养基中,可发生形态变异,形成大而均匀的圆球形并相连如串珠状,而类炭疽及其他需氧芽孢杆菌则无此现象,本试验鉴别意义较大。②噬菌体裂解试验。③重碳酸盐毒力试验:将待检菌接种于含0.5%碳酸氢钠和10%马血清琼脂平板上,置于10% CO_2 环境下,37 ℃培养24~48 小时,观察菌落形态,有毒力的炭疽杆菌能产生大量的谷氨酸物质,形成荚膜,菌落呈 M 型,无毒力芽孢杆菌不形成荚膜,呈 R 型菌落。④青霉素抑制试验。⑤植物凝集素试验。

判定标准:革兰染色为阳性,两端平整,竹节状成双或呈短链排列,为有荚膜的粗大杆菌,或荚膜肿胀试验阳性,串珠试验阳性;重碳酸盐毒力试验出现 M 型菌落可作出诊断。

(二)蜡样芽孢杆菌

微生物学检查:除做分离培养外,细菌计数对本菌所致食物中毒有诊断价值,因暴露于空气中的食品均在一定程度上受本菌污染。

三、单核细胞增生李斯特菌

单核细胞增生李斯特菌隶属于李斯特菌属。该属包括 8 个种,主要包括单核细胞增生李斯特菌、格氏李斯特菌和默氏李斯特菌等,其中只有单核细胞增生李斯特菌对人有致病性。李斯特菌属广泛存在于自然界,动物、人类、植物、土壤、水及青贮饲料均能分离到此菌。

(一)致病性

本菌由带菌动物或人粪便污染动物制品,而经口感染。通过胎盘或产道感染新生儿是本病的重要特点。宫内感染常可导致流产、死胎及新生儿败血症,病死率较高。本菌常伴随 EB 病毒引起传染性单核细胞增多症,此外可引起脑膜炎。

(二)微生物学检验

1.标本采集

根据感染部位不同而采取相应标本。如全身感染采取血液,局部采取分泌物或脓液,感染动物则用组织匀浆。

2.检验方法与鉴定

(1)分离培养:将血液标本(3~5 mL)或脑脊液的离心沉淀物接种于两支脑心浸液(标本量的 10 倍)培养基中。其中 1 支置 10% CO_2 环境中,37 ℃培养24~48 小时,各做 1 次血平板分离;另 1 支置 4 ℃培养,每24 小时做 1 次血平板分离,连续 4 天,以后每周 1 次,共 4 周。咽拭子、组织及粪便接种于肉汤培养基中,置4 ℃培养,进行冷增菌。转种和培养方法同上。从血平板上挑取 β 溶血环的菌落,做涂片染色镜检并进一步鉴定。

(2)鉴定:本菌可根据下列特点加以确定。在血琼脂上有狭窄的 β 溶血环,25 ℃动力最强,在半固体培养基上呈伞状生长,可在 4 ℃冷增菌生长,木糖、甘露醇和 H_2S 试验阴性。协同溶血试验阳性。触酶试验阳性。

四、丹毒丝菌属

丹毒丝菌属以引起局部感染为主。

第三节 厌氧性细菌检验

一、概述

厌氧性细菌(简称厌氧菌)是一大群专性厌氧、必须在无氧环境中才能生长的细菌。主要可分为两大类,一类是革兰染色阳性、有芽孢的厌氧芽孢梭菌;另一类是无芽孢的革兰阳性及革兰阴性球菌与杆菌。前一类因有芽孢,抵抗力强,在自然界(水、土等)、动物及人体肠道中广泛存在,并且能长期耐受恶劣的环境条件。一旦在适宜条件下,即可出芽繁殖,产生多种外毒素,引起严重疾病。后一类则是人体的正常菌群,可与需氧菌、兼性厌氧菌共同存在于口腔、肠道、上呼吸道、泌尿生殖道等。这类无芽孢厌氧菌的致病性属条件致病性的内源性感染,在长期使用抗生素、激素、免疫抑制剂等发生菌群失调或机体免疫力衰退,或细菌进入非正常寄居部位才可致病。两类细菌都必须做厌氧培养以分离细菌,但细菌学诊断的价值却有所不同。1986 年版的《伯杰氏系统细菌学手册》的分类标准为:①革兰染色特性;②形态;③鞭毛;④芽孢;⑤荚膜;⑥代谢产物等。以此为基础将主要厌氧菌归类如下:革兰阳性有芽孢杆菌、革兰阳性无芽孢杆菌、革兰阴性无芽孢杆菌、革兰阳性厌氧球菌、革兰阴性厌氧球菌。

厌氧菌的分类:厌氧菌是指在有氧条件下不能生长,在无氧条件下才能生长的一大群细菌。目前已知,与医学有关的无芽孢厌氧菌有40 多个菌属,300 多个菌种和亚种;而有芽孢的厌氧菌只有梭菌属。

(一)生物学分类

据厌氧菌的生物学性状及代谢产物分析,将主要厌氧菌归类。

(二)据耐氧性分类

1.专性厌氧菌

专性厌氧菌是指在降低氧分压的条件下才能生长的细菌。又分为极度厌氧菌(氧分压<0.5%,空气中暴露 10 分钟致死,如丁酸弧菌)和中度厌氧菌(氧分压为 2%～8%,空气中暴露 60～90 分钟能生存,如大多数人类致病厌氧菌)。

2.微需氧菌

能在含 5%～10%CO_2 空气中的固体培养基表面生长的细菌,如弯曲菌属。

3.耐氧菌

其耐氧程度刚好能在新鲜配制的固体培养基表面生长。一旦生长,暴露数小时仍不死亡,如第三梭菌、溶组织梭菌。

主要厌氧菌的分类见表 9-2。

表 9-2　主要厌氧菌的生物学分类

分类	种和亚种类	主要常见菌种
革兰阳性有芽孢杆菌梭菌属	83	破伤风梭菌、肉毒梭菌、艰难梭菌、溶组织梭菌、产气荚膜梭菌等

分类	种和亚种类	主要常见菌种
革兰阳性无芽孢杆菌		
1.短棒菌苗属	8	痤疮短棒菌苗、颗粒短棒菌苗、贪婪短棒菌苗、嗜淋巴短棒菌苗
2.优杆菌属	34	不解乳优杆菌、迟缓优杆菌、黏性优杆菌、短优杆菌等
3.乳酸杆菌属	51	本菌属与致病关系不大
4.放线菌属	12	衣氏放线菌、奈氏放线菌、溶齿放线菌、化脓放线菌等
5.蛛网菌属	1	丙酸蛛网菌
6.双歧杆菌属	24	两歧双歧杆菌、青春双歧杆菌、婴儿双歧杆菌、短双歧杆菌、长双歧杆菌等
革兰阴性无芽孢杆菌		
1.类杆菌属	18	脆弱类杆菌、多形性杆菌、普通类杆菌
2.普雷沃菌属	20	产黑色素普雷沃菌、中间普雷沃菌等
3.紫单胞菌属	12	不解糖紫单胞菌、牙髓紫单胞菌
4.梭杆菌属	10	具核梭杆菌、坏死梭杆菌、变形梭杆菌、死亡梭杆菌等
5.纤毛菌属	1	口腔纤毛菌属
6.沃廉菌属	2	产琥珀酸沃廉菌（来自牛瘤胃）和直线沃廉菌（来自人牙龈沟）
7.月形单胞菌属		生痰月形单胞菌（来自人牙龈沟）和反刍月形单胞菌（来自反刍动物瘤胃）
革兰阳性厌氧球菌		
1.消化球菌属	1	黑色消化球菌

分类	种和亚种类	主要常见菌种
2.消化链球菌	9	厌氧消化链球菌、不解糖消化链球菌、吲哚消化链球菌、大消化链球菌、天芥菜春还原消化链球菌、四联消化链球菌
3.厌氧性链球菌或微需氧链球菌	4	麻疹链球菌、汉孙链球菌、短小链球菌。另外还有已属于口腔链球菌的中间型链球菌和星群链球菌
4.瘤胃球菌属	8	
5.粪球菌属	3	
6.八叠球菌属	2	
革兰阴性厌氧球菌		
1.韦荣球菌属	7	小韦荣球菌属、产碱韦荣球菌
2.氨基酸球菌属	1	发酵氨基酸球菌
3.巨球菌属	1	埃氏巨球菌

厌氧菌是人体正常菌群的组成部分,在人体内主要聚居于肠道,其数量比需氧菌还多,每克粪中高达 10^{12} 个,其中最多的是类杆菌。

二、厌氧菌感染

(一)厌氧菌在正常人体的分布及感染类型

1.厌氧菌在正常人体的分布

厌氧菌分布广泛,土壤、沼泽、湖泊、海洋、污水、食物,以及人和动物体都有它的存在。正常人的肠道、口腔、阴道等处均有大量的厌氧菌寄居,其中肠道中的厌氧菌数量是大肠埃希菌的 $1\,000\sim10\,000$ 倍。此外,人体皮肤、呼吸道、泌尿道也有厌氧菌分布。正常情况下,寄居于人体的正常菌群与人体保持一种平衡状态,不致病。一旦环境或机体的改变导致了这种平衡的改变,可导致厌氧菌感染。重要的厌氧菌种类及其在正常人体的分布见表 9-3。

表 9-3　重要的厌氧菌种类及其在正常人体内的分布

厌氧菌	皮肤	上呼吸道	口腔	肠道	尿道	阴道
一、芽孢菌						
革兰阳性杆菌						
梭状芽孢杆菌属	0	0	±	＋＋	±	±
二、无芽孢菌						
（一）革兰阳性杆菌						
乳杆菌属	0	0	＋	＋＋	±	＋＋
双歧杆菌属	0	0	＋	＋＋	0	±
优杆菌属	±	±	＋	＋＋	0	±
短棒菌苗属	＋＋	＋	±	±	±	±
放线菌属	0	±	＋＋	＋	0	0
（二）革兰阴性杆菌						
类杆菌属	0	＋	＋	＋	＋	＋
梭杆菌属	0	＋	＋＋	＋	＋	±
普雷沃菌属	0	＋	＋＋	＋＋	＋	＋
紫单胞菌属	0	＋	＋＋	＋＋	＋	＋
（三）革兰阳性球菌						
消化球菌属	＋	＋	＋＋	＋＋	±	＋＋
消化链球菌属	＋	＋	＋＋	＋＋	±	＋＋
（四）革兰阴性球菌						
韦荣球菌属	0	＋	＋	＋	±	＋

　　2.外源性感染

　　梭状芽孢杆菌属引起的感染,其细菌及芽孢来源于土壤、粪便和其他外界环境。

　　3.内源性感染

　　无芽孢厌氧菌大多数是人体正常菌群,属于条件致病菌,在一定条件下可引起感染,一般不在人群中传播。

(二)临床意义

由厌氧菌引起的人类感染在所有的感染性疾病中占有相当大的比例,有些部位的感染,如脑脓肿、牙周脓肿和盆腔脓肿等,80%以上是由厌氧菌引起的。其中部分为厌氧菌单独感染,大部分为与需氧菌混合感染。

1.厌氧菌感染的危险因素

(1)组织缺氧或氧化还原电势降低,如组织供血障碍、大面积外伤、刺伤。

(2)机体免疫功能下降,如接受免疫抑制剂治疗、抗代谢药物治疗、放射治疗(简称放疗)、化学药物治疗的患者,以及糖尿病患者、慢性肝炎患者、老年人、早产儿等均易并发厌氧菌感染。

(3)某些手术及创伤,如开放性骨折、胃肠道手术、生殖道手术及深部刺伤等易发生厌氧菌感染。

(4)长期应用某些抗菌药物,如氨基糖苷类、头孢菌素类、四环素类等,可诱发厌氧菌感染。

(5)深部需氧菌感染,需氧菌生长可消耗环境中的氧气,为厌氧菌生长提供条件,从而导致厌氧菌合并感染。

2.厌氧菌感染的临床及细胞学指征

(1)感染组织局部产生大量气体,造成组织肿胀和坏死,皮下有捻发感,是产气荚膜梭菌所引起感染的特征。

(2)发生在口腔、肠道、鼻咽腔、阴道等处的感染,易发生厌氧菌感染。

(3)深部外伤如枪伤后,以及动物咬伤后的继发感染,均可能是厌氧菌感染。

(4)分泌物有恶臭或呈暗血红色,并在紫外光下发出红色荧光,均可能是厌氧菌感染。分泌物或脓肿有硫黄颗粒,为放线菌感染。

(5)分泌物涂片经革兰染色,镜检发现有细菌,而培养阴性者,或在液体及半固体培养基深部生长的细菌,均可能为厌氧菌感染。

(6)长期应用氨基糖苷类抗生素无效的病例,可能是厌氧菌感染。

（7）胃肠道手术后发生的感染。

三、厌氧菌标本的采集与送检

标本采集与送检必须注意两点：标本绝对不能被正常菌群所污染；应尽量避免接触空气。

（一）采集

用于厌氧菌培养的标本不同于一般的细菌培养，多采用特殊的采集方法，如针筒抽取等，应严格无菌操作，严禁接触空气。不同部位标本采集方法也各有不同特点，具体方法见表 9-4。

表 9-4　不同部位标本采集法

标本来源	收集方法
封闭性脓肿	针管抽取
妇女生殖道	后穹隆穿刺抽取
下呼吸道分泌物	肺穿刺术
胸腔	胸腔穿刺术
窦道、子宫腔、深部创伤	用静脉注射的塑料导管穿入感染部位抽吸
组织	无菌外科切开
尿道	膀胱穿刺术

（二）送检方法与处理

采集标本须注意：不被正常菌群污染，并尽量避免接触空气。采集深部组织标本时，需用碘酊消毒皮肤，用注射器抽取，穿刺针头应准确插入病变部位深部，抽取数毫升即可，抽出后可排出 1 滴标本于酒精棉球上。若病灶处标本量较少，则可先用注射器吸取 1 mL 还原性溶液或还原性肉汤，然后再抽取标本。

在紧急情况下，可用棉拭子取材，并用适合的培养基转送。厌氧培养最理想的检查材料是组织标本，因厌氧菌在组织中比在渗出物中更易生长。

标本送到实验室后，应在 20～30 分钟处理完毕，最迟不超过 2 小时，以防止标本中兼性厌氧菌过度繁殖而抑制厌氧菌的生长。如不能及时接种，可将标本置室温保存（一般认为，冷藏对某些厌氧菌有害,而且在低温时氧的溶解度较高)。

1.针筒运送

一般用无菌针筒抽取标本后,排尽空气,针头插入无菌橡皮塞,以隔绝空气,立即送检。这种方法多用于液体标本的运送,如血液、脓液、胸腔积液、腹水、关节液等。

2.无菌小瓶运送

一般采用无菌的青霉素小瓶,瓶内加一定量的培养基和少量氧化还原指示剂,用橡皮盖加铝盖固定密封,排除瓶内空气,充以 CO_2 气体。同时先观察瓶内氧化还原指示剂的颜色,以判断瓶内是否为无氧环境,如合格,用无菌注射器将液体标本注入瓶中即可。

3.棉拭子运送

一般不采用棉拭子运送,如果使用该方法,一定使用特制运送培养基,确保无氧环境,确保不被污染,确保快速送检。

4.厌氧罐或厌氧袋运送

将厌氧罐或厌氧袋内装入可有效消耗氧气的物质,确保无氧环境。该方法一般用于运送较大的组织块或床边接种的培养皿等。

四、厌氧菌的分离与鉴定

(一)直接镜检

直接镜检根据形态和染色性,结合标本性状与气味,初步对标本中可能有的细菌作出估计(见表9-5)。

表 9-5　厌氧菌直接镜检初步鉴别

菌名	革兰染色	形态及其他特征
脆弱类杆菌	革兰阴性杆菌	两端钝圆,着色深,中间色浅且不均匀,且有气泡,长短不一
产黑素普雷沃菌	革兰阴性杆菌	多形性,长短不一,有浓染和空泡,无鞭毛和芽孢。标本有恶臭,琥珀味,紫外线照射发红色荧光
具核菌杆菌	革兰阴性杆菌	菌体细长,两头尖,紫色颗粒菌体长轴成双排列,标本有丁酸味
坏死菌杆菌	革兰阴性杆菌	高度多形性,长短不一,菌体中部膨胀成圆球形

菌名	革兰染色	形态及其他特征
韦荣球菌	革兰阴性球菌	极小的革兰阴性球菌
消化链球菌	革兰阳性球菌	革兰阳性成链状的小球菌
乳酸杆菌	革兰阳性杆菌	细长,有时多形性,呈单、双、短链或栅状分布
痤疮短棒菌苗	革兰阳性杆菌	排列特殊呈 X、Y、V 或栅状,标本有丙酸气味
双歧杆菌	革兰阳性杆菌	多形性,有分支呈 Y、V 形或栅状,标本中有醋酸气味
放线菌	革兰阳性杆菌	分支呈棒状、X、Y、V 或栅状,浓汁中的黄色颗粒,有琥珀酸的气味
破伤风梭菌	革兰阳性杆菌	细长,梭形或鼓槌状,有芽孢,有周鞭毛
产气荚膜梭菌	革兰阳性杆菌	粗大杆菌,呈单或双排列,有芽孢,有荚膜
艰难梭菌	革兰阳性杆菌	粗长杆菌,有芽孢,有鞭毛,近来发现有荚膜

(二)分离培养

主要分初代培养和次代培养两个阶段,其中初代培养相对比较困难,关键的问题就是厌氧环境和培养基的选择。初代培养的一般原则:①先将标本涂片染色直接镜检,指导培养基的选择。②尽量选用在厌氧菌中覆盖面宽的非选择性培养基。③最好多选 1～2 种覆盖面不同的选择性培养基。④尽量保证培养基新鲜。⑤要考虑到微需氧菌存在的可能。

1.选用适当的培养基接种

应接种固体和液体两种培养基。

(1)培养基的使用:应注意下列各点。①尽量使用新鲜培养基,2～4 小时内用完。②应使用预还原培养基,预还原 24～48 小时更好。③可采用预还原灭菌法制作的培养基(用前于培养基中加入还原剂,尽可能使预还原剂处于还原状态)。④液体培养基应煮沸10 分钟,以驱除溶解氧,并迅速冷却,立即接种。⑤培养厌氧菌的培养基均应营养丰富,并加还原剂与生长刺激因子(血清、维生素 K、氯化血红素、聚山梨酯-80 等）。

（2）培养基的选择：初次培养一般都使用选择培养基和非选择培养基。①非选择培养基：本培养基使分离的厌氧菌不被抑制，几乎能培养出所有的厌氧菌。常使用心脑浸液琼脂、布氏琼脂、胰豆胨肝粉琼脂、胰胨酵母琼脂、厌氧血琼脂基础培养基等。②选择培养基：为有目的选择常见厌氧菌株，以便尽快确定厌氧的种类。常用的有 KVLB 血平板（即上述非选择培养基中加卡那霉素和万古霉素）、KVLB 冻溶血平板（置－20 ℃,5～10 分钟,以利产黑素类杆菌早期产生黑色素）、七叶苷胆汁平板（用于脆弱类杆菌）、梭杆菌选择培养基、优杆菌选择培养基、双歧杆菌选择培养基、卵黄及兔血平板（用于产气荚膜梭菌）、艰难梭菌选择培养基等。

2.接种

每份标本至少接种 3 个血平板,分别置于有氧、无氧及 5% ～ $10\%CO_2$ 环境中培养,以便正确培养出病原菌,从而判断其为需氧菌、兼性厌氧菌、微需氧菌或厌氧菌。

3.厌氧培养法

（1）厌氧罐培养法：在严密封闭的罐子内,应用物理或化学的方法造成无氧环境进行厌氧培养。常用冷触媒法、抽气换气法、钢末法和黄磷燃烧法。

（2）气袋法：利用气体发生器产生 CO_2 和 H_2,后者在触媒的作用下与罐内的氧气结合成水,从而造成无氧环境。

（3）气体喷射法：本法为从培养基的制备到标本的接种直至进行培养的全过程,均在 CO_2 的不断喷射下进行。

（4）厌氧手套箱培养法：是迄今厌氧菌培养的最佳仪器之一,该箱由手套操作箱与传递箱两部分组成,前者还附有恒温培养箱,通过厌氧手套箱可进行标本接种、培养和鉴定等全过程。

（5）其他培养法：平板焦性没食子酸法；生物耗氧法；高层琼脂培养法。

4.厌氧状态的指示

无氧时均呈白色,有氧时亚甲蓝呈蓝色,刃天青呈粉红色。

5.分离培养厌氧菌失败的原因

培养前未直接涂片和染色镜检;标本在空气中放置太久或接种的操作时间过长;未用新鲜配制的培养基;未用选择培养基;培养基未加必要的补充物质;初代培养应用了硫乙醇酸钠;无合适的厌氧罐或厌氧装置漏气;催化剂失活;培养时间不足;厌氧菌的鉴定材料有问题。

6.鉴定试验

可根据厌氧菌的菌体形态、染色反应、菌落性状及对某些抗生素的敏感性作出初步鉴定。最终鉴定则要进行生化反应及终末代谢产物等检查。

(1)形态与染色:可为厌氧菌的鉴定提供参考依据。

(2)菌落性状:不同的厌氧菌其菌落形态和性质不同。梭菌的菌落特点是形状不规则,而无芽孢厌氧菌多呈单个的圆形小菌落。色素、溶血特点及在紫外线下产生荧光的情况也可以作为厌氧菌鉴定的参考依据。

(3)抗生素敏感性鉴定试验:常用的抗生素有卡那霉素及甲硝唑。卡那霉素可用于梭杆菌属与类杆菌属的区分,甲硝唑用于厌氧菌与非厌氧菌的区分。

(4)生化特性:主要包括多种糖发酵试验、吲哚试验、硝酸盐还原试验、触酶试验、卵磷脂酶试验、脂肪酸酶试验、蛋白溶解试验、明胶液化试验、胆汁肉汤生长试验及硫化氢试验等。目前有多种商品化的鉴定系统可以使用。

(5)气液相色谱:可以利用该技术来分析厌氧菌的终末代谢产物,已成为鉴定厌氧菌及其分类的比较可靠的方法。

五、常见厌氧菌

(一)破伤风梭菌

1.微生物学检查

破伤风的临床表现典型,根据临床症状即可作出诊断,所以一般不做细菌学检查。①特殊需要时,可从病灶处取标本涂片,做革兰染色镜检。②需要培养时,将标本接种疱肉培养基培养。③也可进行动物试验。

2.临床意义

本菌可引起人类破伤风,对人的致病因素主要是它产生的外毒素。细菌不入血,但在感染组织内繁殖并产生毒素,其毒素入血引起相应的临床表现。本菌产生的毒素对中枢神经系统有特殊的亲和力,主要症状为骨骼肌痉挛。

(二)产气荚膜梭菌

1.微生物学检查

(1)直接涂片镜检:在创口深部取材涂片,做革兰染色镜检,这是极有价值的快速诊断方法。

(2)分离培养及鉴定:可取坏死组织制成悬液,接种血平板或疱肉培养基中,厌氧培养,取培养物涂片镜检,利用生化反应进行鉴定。

2.临床意义

本菌可产生外毒素及多种侵袭酶类,外毒素以 α 毒素为主,本质为卵磷脂酶;还可产生透明质酸酶、DNA 酶等。本菌主要可引起气性坏疽及食物中毒等。气性坏疽多见于战伤,也可见于工伤造成的大面积开放性骨折及软组织损伤等。患者表现为局部组织剧烈胀痛,局部严重水肿,触摸有捻发感,并产生恶臭。病变蔓延迅速,可引起毒血症、休克,甚至死亡。某些 A 型菌株产生的肠毒素可引起食物中毒,患者表现为腹痛、腹泻,1～2 天可自愈。

(三)肉毒梭菌

1.微生物学检查

(1)分离培养与鉴定:在怀疑为婴儿肉毒病的粪便中检出本菌,并证实其是否产生毒素,诊断意义较大。

(2)毒素检测:可取培养滤液或悬液上清液注射入小鼠腹腔,观察动物出现的中毒症状。

2.临床意义

本菌主要可引起食物中毒,属单纯性毒性中毒,并非细菌感染。临床表现与其他食物中毒不同,胃肠症状很少见,主要表现为某些部位的肌肉麻痹,重者可死于呼吸困难与呼吸衰竭。本菌还可以引起婴儿肉毒病,1岁以下婴儿肠道内缺乏拮抗肉毒梭菌的正常菌群,可因食用被肉毒梭菌芽孢污染的食品后,芽孢在盲肠部位定居,繁殖后产生毒素,引起中毒。

(四)艰难梭菌

1.微生物学检查

由于本菌的分离培养困难,所以在临床上一般不采用分离培养病原菌的方法,可通过临床表现及毒素检测来进行诊断。

2.临床意义

本菌可产生 A、B 两种毒素,毒素 A 为肠毒素,可使肠壁出现炎症,细胞浸润,肠壁通透性增加,出血及坏死。毒素 B 为细胞毒素,损害细胞骨架,致细胞固缩坏死,直接损伤肠壁细胞,因而导致腹泻及假膜形成。本菌感染与大量使用抗生素有关,如阿莫西林、头孢菌素和克林霉素等,其中以克林霉素尤为常见。艰难梭菌所致假膜性肠炎,患者表现为发热,粪便呈水样,其中可出现大量白细胞,重症患者的水样便中可出现地图样或斑片状假膜。这些症状一般可在使用有关抗生素 1 周后突然出现。

六、无芽孢厌氧菌

(一)主要种类及生物学性状

无芽孢厌氧菌共有 23 个属,与人类疾病相关的主要有 10 个属。见表 9-6。

表 9-6　与人类相关的主要无芽孢厌氧菌

革兰阴性		革兰阳性	
杆菌	球菌	杆菌	球菌
类杆菌属	韦荣球菌属	短棒菌苗属	消化链球菌属
普雷沃菌属		双歧杆菌属	
卟啉单胞菌属		真杆菌属	
梭杆菌属		放线菌属	

(1)革兰阴性厌氧杆菌有 8 个属,类杆菌属中的脆弱类杆菌最

为重要。形态呈多形性,有荚膜。除类杆菌在培养基上生长迅速外,其余均生长缓慢。

(2)革兰阴性厌氧球菌有 3 个属,其中以韦荣球菌属最重要。为咽喉部主要厌氧菌,但在临床厌氧菌分离标本中,分离率<1%,且为混合感染菌之一。其他革兰阴性厌氧球菌极少分离到。

(3)革兰阳性厌氧球菌有 5 个属,其中有临床意义的是消化链球菌属,主要寄居在阴道。本菌属细菌生长缓慢,培养需 5~7 天。

(4)革兰阳性厌氧杆菌有 7 个属,其中以下列 3 个属为主。①短棒菌苗属:小杆菌,无鞭毛,能在普通培养基上生长,需要 2~5 天,与人类有关的有 3 个种,以痤疮短棒菌苗最为常见。②双歧杆菌属:呈多形性,有分支,无动力,严格厌氧,耐酸。29 个种中有 10 个种与人类有关,其中只有齿双歧杆菌与龋齿和牙周炎有关。其他种极少从临床标本中分离到。③真杆菌属:单一形态或多形态,动力不定,严格厌氧,生化反应活泼,生长缓慢,常需培养 7 天。

(二)微生物学检查

要从感染灶深部采取标本。最好是切取感染灶组织或活检标本后立即送检。

1.直接涂片镜检

将采集的标本直接涂片染色镜检,观察细菌形态、染色及菌量,为进一步培养及初步诊断提供依据。

2.分离培养与鉴定

分离培养是鉴定无芽孢厌氧菌感染的关键步骤。标本应立即接种至相应的培养基中,最常用的培养基是以牛心脑浸液为基础的血平板。置 37 ℃厌氧培养 2~3 天,如无菌生长,继续培养 1 周;如有菌生长,则进一步利用有氧和无氧环境分别传代培养,证实为专性厌氧菌后,再经生化反应进行鉴定。

(三)临床意义

无芽孢厌氧菌是一大类寄生于人体的正常菌群,引起的感染均为内源性感染,在一定的致病条件下,可引起多种人类感染。所致疾病如下。

1.败血症

败血症主要由脆弱类杆菌引起,其次为革兰阳性厌氧球菌。

2.中枢神经系统感染

中枢神经系统感染主要由革兰阴性厌氧杆菌引起,常可引起脑脓肿。

3.口腔与牙齿感染

口腔与牙齿感染主要由消化链球菌、产黑素类杆菌等引起。

4.呼吸道感染

呼吸道感染主要由普雷沃菌属、坏死梭杆菌、核梭杆菌、消化链球菌和脆弱类杆菌等引起。

5.腹部和会阴部感染

腹部和会阴部感染主要由脆弱类杆菌引起。

6.女性生殖道感染

女性生殖道感染主要由消化链球菌属、普雷沃菌属和卟啉单胞菌等引起。

7.其他

无芽孢厌氧菌可引起皮肤和软组织感染、心内膜炎等。

七、厌氧球菌

在临床标本中检出的厌氧菌约有 1/4 为厌氧球菌。其中与临床有关的有革兰阳性黑色消化球菌和消化链球菌属及革兰阴性的韦荣球菌属。

(一)黑色消化球菌的临床意义

黑色消化球菌通常寄生在人的体表及与外界相通的腔道中,是人体正常菌群的成员之一。本菌可引起人体各组织和器官的感染(肺部、腹腔、胸膜、口腔、颅内、阴道、盆腔、皮肤和软组织等)。常与其他细菌混合感染,也可从阑尾炎、膀胱炎、腹膜炎及产后败血症的血中分离出来。

(二)消化链球菌属的临床意义

在《伯杰氏系统细菌学手册》1986 年第 2 卷中,把消化链球菌属分成厌氧消化链球菌、不解糖消化链球菌、吲哚消化链球菌、大消化链球菌、微小消化链球菌等共 9 个菌种。本菌在临床标本中以厌氧消化链球菌最常见。产生消化链球菌则很少见。消化链球菌可引起人体各组织和器官的感染，又以混合感染多见。

(三)韦荣球菌属的临床意义

韦荣球菌属有小韦荣球菌和产碱韦荣球菌两个种。它们都是口腔、咽部、胃肠道及女性生殖道的正常菌群。大多见于混合感染，致病力不强，小韦荣球菌常见于上呼吸道感染中，而产碱韦荣球菌则多见于肠道感染。

八、厌氧环境的指示

(一)化学法

亚甲蓝指示剂或刃天青指示剂。

(二)微生物法

专性需氧菌。

第四节　病原性球菌检验

一、葡萄球菌属

(一)标本采集

根据葡萄球菌感染所致的疾病不同，可采集脓汁、渗出液、伤口分泌物、血液、尿液、粪便、痰液及脊髓液等。

(二)检验方法及鉴定

1.直接镜检

无菌取脓汁、痰、渗出物和脑脊液(离心后取沉渣)涂片，经革兰染色后镜检，如为革兰阳性球菌且呈葡萄状排列，可初步报告为："找到革兰阳性葡萄状排列球菌，疑为葡萄球菌。"

2.分离培养

血液标本(静脉血约 5 mL)注入 50 mL 葡萄糖肉汤或含硫酸镁肉汤增菌培养,迅速摇匀,以防凝固,置 35 ℃,一般于 24 小时后开始观察有无细菌生长,若均匀混浊,溶血及胶冻状生长,则接种于血琼脂,进一步鉴定,若无细菌生长,于 48～72 小时自行观察(一般以 7 天为限),并接种血琼脂,以确定有无细菌生长。血液标本也可注入商品血培养瓶中培养。

脓汁、尿道分泌物、脑脊液离心沉淀物,通常可直接接种血琼脂。经 35～37 ℃18～24 小时培养,可见直径 2～3 mm、产生不同色素的菌落。金黄色葡萄球菌在菌落周围有透明的溶血环。

尿液标本,必要时做细菌菌落计数。

粪便、呕吐物应接种高盐卵黄或高盐甘露醇琼脂平板,经 35 ℃ 18～24 小时培养,可形成细小菌落,48 小时后形成典型菌落。

3.鉴定试验

(1)触酶试验:细菌产生的过氧化氢酶催化双氧水生成水和氧气,产生气泡。方法:取营养琼脂上的菌落置于洁净试管内或洁净玻片上,滴加 3% 过氧化氢溶液数滴,观察结果,如立即(1 分钟内)有大量气泡产生,则为阳性;不产生或气泡量少,则为阴性。葡萄球菌属为触酶试验阳性。

(2)血浆凝固酶试验:血浆凝固酶是金黄色葡萄球菌所产生的一种与其致病力有关的侵袭性酶,分游离型和结合型两种。其作用是使血浆中的纤维蛋白在菌体表面沉积和凝固,以阻碍吞噬细胞的吞噬。可分别用试管法和玻片法检测。玻片法用于粗筛,若玻片法为可疑或阴性结果,还需用试管法证实。使用的血浆为乙二胺四乙酸(EDTA)抗凝兔血浆。

(3)甘露醇发酵试验。

(4)新生霉素敏感试验:凝固酶阴性的葡萄球菌的鉴别,采用新生霉素敏感试验。一般新生霉素耐药者多为腐生葡萄球菌,敏感者为表皮葡萄球菌。

(5)同时进行体外药物敏感试验,其中对苯唑西林的敏感性测试是必须的,由此可将葡萄球菌分为对苯唑西林敏感的葡萄球菌和对苯唑西林耐药的葡萄球菌。

金黄色葡萄球菌:触酶试验阳性,血浆凝固酶试验阳性,甘露醇发酵试验阳性,对新生霉素敏感。

表皮葡萄球菌:触酶试验阳性,血浆凝固酶试验阴性,对新生霉素敏感。

腐生葡萄球菌:触酶试验阳性,血浆凝固酶试验阴性,对新生霉素耐药。

报告:检出"XXX 葡萄球菌"。

4.耐药性检测

耐甲氧西林的金黄色葡萄球菌,耐甲氧西林的表皮葡萄球菌,耐万古霉素的金黄色葡萄球菌,耐万古霉素的表皮葡萄球菌。

5.临床意义

葡萄球菌感染的特点是感染部位组织的化脓、坏死和脓肿形成。金黄色葡萄球菌、表皮葡萄球菌和腐生葡萄球菌是引起临床感染最常见的葡萄球菌。

(1)金黄色葡萄球菌常引起疖、痈、外科伤口、创伤的局部化脓性感染,播散入血后可引起深部组织的化脓性感染。此外,其产生的肠毒素可引起食物中毒,表现为急性胃肠炎。主要致病物质有血浆凝固酶、葡萄球菌溶血素、杀白细胞素、肠毒素、表皮溶解毒素和毒性休克综合征毒素等。

(2)表皮葡萄球菌是存在于皮肤的正常栖居菌,由于各种导管植入和人造组织的使用,该菌已成为医院感染的重要病原菌,它是导致血培养污染的常见细菌之一。

(3)腐生葡萄球菌是导致尿路感染的常见病原菌之一。

二、链球菌属

链球菌属为触酶试验阴性,兼性厌氧,呈圆形或卵圆形的革兰阳性球菌。在液体培养基中生长时,易形成长链而表现为沉淀生长(但肺炎链球菌为混浊生长)。

(一)标本采集

根据链球菌感染所致疾病不同,可采集脓汁、咽拭、痰、血、尿等标本。

(二)检验方法及鉴定

1.直接镜检

革兰染色,如符合链球菌的形态特征,可初诊。

2.分离培养

血液标本,以无菌操作取两份血液,各 8～10 mL,分别注入肉汤培养基,分别置需氧和厌氧环境中增菌,有细菌生长,然后分别接种于两个血平板,置需氧和厌氧环境中培养。脓汁和咽拭标本接种血平板并涂片染色镜检,若形态似链球菌,革兰阳性,可初诊。上述的培养物经 35 ℃18～24 小时培养后,观察菌落特征和溶血情况。链球菌的菌落通常较小,透明或半透明,似针尖大小,凸起,菌落周围可出现 α 溶血或 β 溶血,也可不出现溶血。然后取可疑菌落经涂片、染色镜检证实。甲型溶血性链球菌和肺炎链球菌可产生 α 溶血,它们的菌落形态非常相似,应予以区别。猪链球菌在羊血平板上为 α 溶血,在兔血平板上呈 β 溶血。

3.鉴定

(1)胆汁七叶苷试验:因 D 群链球菌(非 D 群阳球菌)能在 40% 胆汁培养基中生长,并可分解七叶苷,使培养基变黑。

(2)Optochin 试验:几乎所有的肺炎链球菌菌株都对 Optochin 敏感,而其他链球菌通常不被其所抑制。

(3)马尿酸钠水解试验:B 群链球菌具有马尿酸氧化酶,使马尿酸水解。

(4)协同溶血试验:羊血平板上 B 群链球菌与金黄色葡萄球菌协同形成箭头状溶血。

(5)杆菌肽敏感试验:化脓性链球菌为阳性。

经涂片染色,分离培养和鉴定试验后即可报告"检出 XXX 链球菌"。

三、肺炎链球菌

肺炎链球菌属链球菌科,链球菌属。

(一)标本采集

取患者的脑脊液、血液或刺破出血斑取出的渗出液。带菌者检查可用鼻咽拭子。

(二)检验方法及鉴定

1.直接涂片检查

除血液标本,其他标本均可做直接涂片检查。经革兰染色,镜检见革兰阳性矛尖状双球菌。

2.分离培养

血液、脑脊液需增菌培养,经葡萄糖硫酸镁肉汤增菌后,肺炎链球菌可呈均匀混浊,而且有绿色荧光。无须增菌培养的脓汁或脑脊液沉渣接种于血琼脂,置 $5\%\sim10\%CO_2$ 环境中,经 35 ℃18～24 小时培养后观察菌落,并取可疑菌落做进一步鉴定。

3.鉴定试验

(1)胆汁溶解试验:阳性。

(2)菊糖发酵试验:阳性。

(3)动物试验:小白鼠对肺炎链球菌极为敏感。

(4)荚膜肿胀试验:阳性。

(5)Optochin 试验:阳性。

四、肠球菌属

肠球菌属是肠道的正常栖居菌。对营养要求较高。在血平板上主要表现为 γ 溶血和 α 溶血,需氧或兼性厌氧。触酶试验阴性,多数肠球菌能水解吡咯烷酮-β-萘基酰胺。与同科链球菌的显著区别在于肠球菌能在高盐(6.5%NaCl)、高碱(pH＝9.6)、40%胆汁培养基上和 10～45 ℃环境下生长,并对许多抗菌药物表现为固有耐药,如头孢菌素、克林霉素和低浓度的氨基糖苷类药物。目前,肠球菌是革兰阳性菌中仅次于葡萄球菌的重要医院感染病原菌,其所致感染中最常见的为尿路感染,其次为腹部和盆腔等部位的创伤和外科术后感染。临床上分离率最高的是粪肠球菌,其次是尿肠球菌。粪肠球菌的某些菌株在马血、兔血平板上出现 β 溶血环。

(一)微生物学检查

合理采取相应标本,如尿液、脓汁、胆汁、分泌物或血液等,以直接涂片进行初步检查。分离培养后,挑取可疑菌落,进行涂片、染色、镜检、触酶试验、胆汁七叶苷试验和 6.5% NaCl 耐受试验,可鉴定到属。如鉴定到种,还需进行必要的生化试验。对具有临床意义的肠球菌,应进行体外药物敏感试验,一般要测试对 β-内酰胺类尤其是青霉素类(如青霉素、氨苄西林)、万古霉素和氨基糖苷类(如庆大霉素)的敏感性,耐万古霉素肠球菌国外检出率较国内高。根据对庆大霉素的敏感性水平,可将庆大霉素耐药的肠球菌分为庆大霉素高水平耐药株和庆大霉素低水平耐药株。同时也应对 β-内酰胺酶进行测试。

(二)临床意义

常可引起尿路感染,其中大部分为医院感染,还可以引起老年人及有严重基础病患者败血症。另外也可以引起腹腔感染、胆管炎及心内膜炎,脑膜炎少见。

(三)结果评价

由于肠球菌属的种间药物敏感性差异较大,所以临床标本中分离出的肠球菌一般应鉴定到种。药物敏感试验结果中必须注明 β-内酰胺类(如青霉素 G、氨苄西林)的敏感性、庆大霉素的耐药水平(是否为高水平耐药)、万古霉素的敏感性及 β-内酰胺酶测试结果。

五、奈瑟菌属

奈瑟菌属为一大群革兰阴性双球菌,无鞭毛,无芽孢,有菌毛。专性需氧,氧化酶阳性。本属主要有 9 个种。其中对人致病的是脑膜炎奈瑟菌和淋病奈瑟菌。

(一)脑膜炎奈瑟菌

脑膜炎奈瑟菌是引起流行性脑脊髓膜炎的病原体。

1.微生物学检查

（1）标本采集：血液；瘀斑渗出液；脑脊液；鼻咽分泌物。因本菌能产生自溶酶，易自溶，故采集的标本不宜置冰箱，应立即送检。

（2）检验方法及鉴定。①直接涂片检查：取脑脊液离心后沉淀物涂片或刺破瘀斑血印片，干燥固定后进行革兰染色，若发现中性粒细胞内（或胞外）革兰阴性双球菌，呈肾形成对排列，可初诊。②分离培养：将标本葡萄糖肉汤增菌培养液直接接种于血琼脂平板、巧克力琼脂上，置5%～10% CO_2 环境中，35～37 ℃ 18～24 小时培养后可见圆形、灰褐色、湿润、光滑、边缘整齐、直径1～2 mm的小菌落，经涂片证实为革兰阴性双球菌，并进一步根据相应的生化反应等试验予以鉴定。③鉴定：该菌的鉴定主要通过氧化酶、糖类发酵和血清学等试验。细菌染色形态；氧化酶试验阳性；触酶试验阳性；分解葡萄糖、麦芽糖产酸不产气；荚膜多糖抗原直接凝集试验。直接镜检形态为革兰染色阴性双球菌时可初诊，经分离培养后见菌落特征典型、生化反应能力弱，只分解葡萄糖、麦芽糖、产生少量酸，氧化酶试验阳性。血清凝集试验阳性，即可报告"检出脑膜炎奈瑟菌"。

2.临床意义

脑膜炎奈瑟菌是流行性脑脊髓膜炎的病原菌。存在于携带者或患者的鼻咽部，借飞沫经空气传播，冬末春初为流行高峰。

3.治疗原则

青霉素 G 为首选，第三代头孢菌素对脑膜炎奈瑟菌也具有很强的抗菌活性。青霉素过敏的患者，可考虑选用第三代头孢菌素或氯霉素。

（二）淋病奈瑟菌

淋病奈瑟菌是淋病的病原体，人类是其唯一的天然宿主和传染源。

1.微生物学检验

（1）标本采集：脓性分泌物，尿道拭子，宫颈口分泌物，结膜分泌物，血液。

（2）检验方法及鉴定。

直接涂片检查：收集标本后立即涂片、革兰染色，镜检时见中性粒细胞内数对革兰阴性双球菌，可初诊。

分离培养：细菌培养仍是目前世界卫生组织推荐的筛选淋病患者的唯一方法。所采集的标本应及时接种含有两种以上抗生素（万古霉素和多黏菌素等）的营养培养基上。淋病奈瑟菌对培养基的营养要求很高，且对冷、热、干燥和消毒剂抵抗力低，故采样后须立即接种于预温的选择性培养基和非选择性培养基中，如巧克力平板，置于含 $5\%\sim10\%$ 的 CO_2 环境中，$35\ ℃$ 培养 48 小时，取小而透明、似水滴状、无色素易乳化菌进一步鉴定。

鉴定：取可疑菌落进行涂片，革兰染色镜检，若见革兰阴性双球菌，可初诊。①生化反应：氧化酶阳性，仅分解葡萄糖产酸。②免疫学方法：荧光抗体染色法、协同凝集试验。③核酸探针杂交法。氧化酶试验阳性，可初诊，并进行相关的生化反应，如仅发酵葡萄糖而不发酵麦芽糖与蔗糖，以及 30% 过氧化氢试验阳性，可与脑膜炎奈瑟菌等相鉴别。

2.临床意义

淋病奈瑟菌是常见的性传播疾病，主要通过性接触直接侵袭感染泌尿生殖道、口咽部及肛门直肠的黏膜。如单纯性淋病、盆腔炎、淋菌性结膜炎。

六、卡他布兰汉菌

本菌为革兰阴性双球菌，直径为 $0.6\sim1.0\ \mu m$，无芽孢，无鞭毛，形态上不易与脑膜炎奈瑟菌鉴别，营养要求不高，在普通培养基上 $18\sim20\ ℃$ 即可生长，借此可与脑膜炎奈瑟菌鉴别。需氧，菌落光滑，直径为 $1\sim3\ mm$，不透明，灰白色，菌落易从培养基上刮下。氧化酶和触酶试验阳性，产 DNA 酶，大部分菌株还原硝酸盐和亚硝酸盐，借此可与奈瑟菌属相鉴别。可致中耳炎、鼻窦炎、肺炎。

第五节 放 线 菌

放线菌是一群呈分枝状生长的革兰阳性杆菌。按对氧的需要可分为需氧性放线菌、兼性厌氧放线菌和厌氧性放线菌。对人致病的放线菌可按是否含有分枝菌酸分为两大类，一类不含分枝菌酸，如放线菌属；另一类含有放线菌酸，如诺卡菌属。

一、放线菌属

放线菌属的细菌是革兰阳性无芽孢厌氧杆菌，多为动物体表面，特别是口腔正常菌群的成员，少数可引起内源性感染。其中，衣氏放线菌是人类放线菌病最常见的菌种，牛放线菌主要引起牛放线菌病。

(一)致病性

衣氏放线菌是口腔和生殖道常见的正常菌群，正常情况下并不致病。只在机体抵抗力减弱或受伤时引起内源性感染，导致软组织的化脓性炎症，常出现多发瘘管，排出的脓性物质中含有硫黄颗粒。

(二)微生物学检验

1.标本采集

主要采集脓液和痰液或活检组织。首先检查标本中有无硫黄颗粒，可用灭菌注射器抽取未破脓肿的脓汁做检查。

2.直接镜检

将硫黄颗粒置于玻片上，以盖玻片轻压后镜检。在低倍镜下如见有典型的放射状排列的棒状或长丝状菌体，边缘有透明发亮的棒状菌鞘，即可确定诊断。也可用革兰染色、镜检，颗粒的中心部菌丝体染色为阳性，分枝状菌丝排列不规则，四周放射状的肥大菌鞘可呈阴性。抗酸染色阴性。

二、诺卡菌属

诺卡菌是广泛分布于土壤中的一群需氧性放线菌，多数为腐物寄生性的非病原菌。其中有5～6种诺卡菌可引起人或动物的急性或慢性诺卡菌病。主要为星形诺卡菌和巴西诺卡菌。

(一)致病性

主要为外源性感染。星形诺卡菌主要通过呼吸道引起人的原发性、化脓性肺部感染,产生类似肺结核的症状。也可经肺部病灶转移到皮下组织,产生脓肿及多发性瘘管,或扩散到其他脏器,如引起脑脓肿、腹膜炎等。在病变组织或脓汁可见黄、红、黑等色素颗粒。而巴西诺卡菌可因外伤侵入皮下组织,引起慢性化脓性肉芽肿组织,表现为脓肿及多发性瘘管,好发于足、腿部,故称为足菌肿。

(二)微生物学检验

1.标本采集

可采集痰液、支气管冲洗液、组织渗出液、脓液和脑脊液标本。标本采集后,应仔细查找有无黄、红或黑色颗粒,其直径一般＜1 mm。本菌在脑脊液、胸腔穿刺液及痰中多不形成颗粒。

2.直接镜检

如标本中有色素颗粒,取其用玻片压碎涂片,用革兰染色和抗酸染色检查。镜检有革兰阳性(有时染色性不定)纤细的菌丝体和长杆菌,抗酸染色具弱抗酸性,可初步确定为诺卡菌。

3.分离培养

将标本接种于沙保弱琼脂、脑心浸液琼脂等培养基上,置于25～37 ℃需氧环境中,培养2～4天,观察菌落特征。如有黄、橙或红色等色素的湿润菌落,挑取菌落按上述生化鉴别特征进行鉴别。

第十章

病毒学检验

第一节 弓形虫检验

一、检验诊断

(一)一般检查

白细胞数略有升高,以淋巴细胞或嗜酸性粒细胞为主,也可见异常淋巴细胞。

(二)病原学检查

1.涂片染色法

将急性期患者的体液、血液、脑脊液或胸腔积液、腹水、羊水等离心沉淀、涂片,或取活组织穿刺物直接涂片,经吉姆萨染色后,镜检弓形虫速殖子。此法阳性检出率不高,若采用免疫荧光或酶染色法,可提高虫体的检出率。

2.动物接种分离法或细胞培养法

将样本接种于小白鼠的腹腔内,1周后取腹腔液进行检查,阴性者需传代至少3次;还可将样本接种于离体培养的单层有核细胞中进行体外培养。

(三)免疫学检查

由于弓形虫病原学检查困难且阳性率不高,所以血清学检查是目前重要的诊断参考依据。常用方法有以下几种。

1.染色试验（DT）

染色试验为经典的血清免疫学方法。由于活的弓形虫速殖子在致活因子的参与下，与样本中相应的特异性抗体反应，虫体表膜受损而不被亚甲蓝着色。虫体不被亚甲蓝着色者为阳性，反之为阴性。阳性血清最高滴度以 50％虫体不着色者为判断标准。

2.间接血细胞凝集试验（IHA）

其原理是采用致敏的红细胞与受检血清进行反应，根据是否出现凝集反应来判别阴性与阳性。该法操作简便易行，有较好的特异性和敏感性，现已广泛应用于弓形虫病的筛查和现场调查。

3.间接荧光抗体试验（IFAT）

采用虫体抗原，与血清中被测抗体反应后，再以荧光标记的第二抗体来检测相应抗体是否存在，其中 IgM 的检测具有早期诊断价值。

4.酶联免疫吸附试验（ELISA）

酶联免疫吸附试验是目前最常用的方法之一，现有多种改良法通过检测宿主体内的特异性循环抗原或抗体，用以早期诊断急性感染和先天性感染。临床上多采用同时检测 IgM 和 IgG 的方法来诊断现症感染。

此外，在孕妇怀孕期间，进行 B 超检查、羊水或胎血检查，可以监测弓形虫抗体水平的动态变化、胎儿是否在子宫内受感染以及受损情况，减少或避免不良后果的发生。

（四）分子生物学检测

近年来，将 PCR 及 DNA 探针技术应用于检测弓形虫感染，更具有灵敏、特异、早期诊断的意义。由于此类技术的高度敏感性，操作不当则易产生假阳性。

二、诊断建议

弓形虫病常并发于多种器官和系统，引起复杂的病变，且有进行性和反复发作性特点，尤其是中枢神经系统及先天性弓形虫病，可出现脑瘫、癫痫、视力和语言障碍等多种严重后遗症。本病临床表现复杂,诊断较困难。某些临床表现(如脉络膜视网膜炎、积水、小头畸形、脑钙化等)应考虑本病可能。结合临床表现、病原学和免疫学检查可以最终诊断该病,但判断活动性感染、隐性感染和激活复发仍有一定难度。

第二节 疱疹病毒检验

疱疹病毒(Herpesviruses)在自然界中广泛存在,根据其生物学特性分为 α、β、γ 三个亚科。与人类感染有关的疱疹病毒包括:单纯疱疹病毒 1 型(Herpes simplex type 1,HSV-1)、单纯疱疹病毒 2 型(Herpes simplex type 2,HSV-2)、水痘-带状疱疹病毒(Varicella-zoster virus,VZV)、EB 病毒(Epsteinbarr virus,EBV)、巨细胞病毒(Cytomegalovirman herpes virus 7,CMV)、人疱疹病毒 6 型(Human herpes virus 6,HHV-6)、人疱疹病毒 7 型(Human herpes virus 7,HHV-7)、人疱疹病毒 8 型(Human herpes virus 8,HHV-8)。疱疹病毒的主要性质见表 10-1。

表 10-1 人类疱疹病毒的主要性质

亚科	属	增殖周期和细胞病变/潜伏感染部位	常用名	所致疾病
α 疱疹病毒	单纯疱疹病毒	增殖周期短,溶解细胞/感觉神经节	单纯疱疹病毒 1 型(HSV-1)	唇疱疹、龈口炎、角膜炎、脑炎、脑膜炎
	水痘病毒属		单纯疱疹病毒 2 型(HSV-2)	新生儿疱疹、生殖器疱疹
			水痘-带状疱疹病毒(VZV)	水痘、带状疱疹

亚科	属	增殖周期和细胞病变/潜伏感染部位	常用名	所致疾病
β疱疹病毒	巨细胞病毒	增殖周期长，细胞肿大/腺体、肾	巨细胞病毒（CMV）	先天性巨细胞包涵体病、单核细胞增多症、间质性肺炎
	玫瑰疹病毒属		人疱疹病毒6型（HHV-6）	急性玫瑰疹
			人疱疹病毒7型（HHV-7）	急性玫瑰疹
γ疱疹病毒	淋巴滤泡病毒属	增殖周期可变，淋巴细胞增生/类淋巴组织	EB病毒（EBV）	传染性单核细胞增多症、非洲儿童恶性淋巴瘤、鼻咽癌
	细长病毒属		人疱疹病毒8型（HHV-8）	卡波济肉瘤

一、生物学特性

（一）形态结构

球形，二十面体立体对称衣壳，直径 $120 \sim 300$ nm。病毒基因组为双链线性 DNA，长度为 $124 \sim 235$ kb，存在末端重复序列和内部重复序列。病毒体含有 35 种以上的蛋白质。其最外层是包膜，含有病毒糖蛋白以及 Fc 受体。

1.HSV

HSV 为双链线性 DNA，HSV-1 和 HSV-2 的基因组结构相似，序列同源性约为 40%。完整的 HSV 颗粒直径 $110 \sim 120$ nm，HSV 的基因组较大，编码 100 种以上的多肽，包括一些病毒糖蛋白（糖蛋白 A～K）、外壳蛋白、病毒蛋白激酶、病毒 DNA 聚合酶以及病毒复制有关的 DNA 结合蛋白。gB、gC、gD、gE、gG、gH 等糖蛋白可参与病毒对宿主细胞的吸附和穿入；gH 能控制病毒从细胞核膜出芽释放；gB、gC、gD、gH 则诱导细胞融合，并具有诱生中和抗体（gD 最强）和细胞毒作用。此外，gC 是补体 C3b 结合蛋白；gE 是 Fc 受体；gG 蛋白是型特异性蛋白，gG 具有型特异性，是 HSV-1 和 HSV-2 血清型鉴定的依据。HSV 抵抗力不强，在脂溶性溶剂、pH＜4 和温度高于 56 ℃环境中易于失活。

2.VZV

基因组为线性 DNA，含有约 125 kb。VZV 产生约 30 种结构和非结构蛋白，包括至少 6 种糖蛋白：E、B、H、I、C 和 L，与 HSV 糖蛋白部分相似。糖蛋白在 VZV 病毒吸附和穿入宿主细胞中起重要作用，免疫系统通过识别糖蛋白和病毒其他成分引发体液和细胞免疫。非结构蛋白所激发的免疫力同样在机体的防御功能中起到重要作用。

3.HCMV

基因组容量是人疱疹病毒中最大的，240 kb。由 M、G、Smith（1958）从先天性巨细胞包涵体病患者中分离出来。病毒粒子的直径为 130～270 纳米，含分子量为（32～64）×10^6 的 DNA。

4.EBV

EB 病毒的形态与其他疱疹病毒相似，圆形、直径 180 nm，基本结构含核物质、衣壳和囊膜三部分。核物质为直径 45 nm 的致密物，主要含双股线性 DNA，其长度随不同毒株而异平均为 17.5×10^4 bp。衣壳为 20 面体立体对称，由 162 个壳微粒组成。囊膜由感染细胞的核膜组成，其上有病毒编码的膜糖蛋白，有识别淋巴细胞上的 EB 病毒受体，及与细胞融合等功能。此外，在囊膜与衣壳之间还有一层蛋白被膜。

5.HHV-6、HHV-7、HHV-8

HHV-6 具有疱疹病毒科典型形态特征，但属于疱疹病毒科一个独特成员，在血清学和遗传学方面均不同于其他疱疹病毒。HHV-6 基因组 DNA 为 160～170 kb。根据抗原的多态性，可将

HHV-6 分成 HHV-6 A 和 HHV-6 B 两种型别,但尚无区分两组病毒的血清学方法。

(二)细胞培养

HSV、VZV 和 CMV 能够在人二倍体细胞增殖,并产生明显的 CPE,核内出现嗜酸性包涵体。病毒可通过细胞间桥直接扩散。感染细胞与邻近未感染的细胞融合后可形成多核巨细胞。EBV、HHV-6、HHV-7 和 HHV-8 只能在淋巴细胞中增殖。

VZV 没有动物贮存宿主,能够在人胚组织细胞培养中增殖,产生典型的细胞核内包涵体。与 HSV 比较,其所产生的 CPE 较局限,而且扩散十分缓慢。VZV 易被脂溶剂所灭活。

HCMV 具有严格的种属特异性,即只感染人,人是 HCMV 的唯一宿主。HCMV 还具有严格的细胞特异性,虽然在宿主体内感染上皮细胞,但是在体外只能在人纤维细胞中增殖。病毒在宿主细胞核中复制表达的基因包括立即早期、早期和晚期基因。

在体内,EBV 可在鼻咽部、腮腺和子宫颈上皮细胞增殖,EBV 主要感染 B 淋巴细胞。在体外,EBV 只能在人类和灵长类动物 B 淋巴细胞内繁殖,是疱疹病毒科中唯一能转化成熟和未成熟 B 淋巴细胞的病毒。

根据病毒抗原表达时所处病毒增殖周期的不同阶段,将 EBV 抗原分为三类:①潜伏期抗原,为潜伏感染细胞所合成,包括 EBV 核抗原(EB nuclear antigen,EBNA)和潜伏期膜蛋白(latent membrance protein,LMP)。检测到这类抗原表明存在 EBV 基因组。②早期抗原(early antigen,EA),属于病毒非结构蛋白,其合成不依赖于病毒 DNA 的复制。EA 的表达显示病毒开始复制,是 EBV 增殖的标志。③晚期抗原(late antigen,LA),包括病毒衣壳抗原(viral capsid antigen,VCA)和病毒包膜抗原(membrane antigen)。

HHV-8 在体内主要感染淋巴细胞,尤其是 B 淋巴细胞,但是现在还不能在现有的细胞培养系进行病毒分离。

二、致病性

疱疹病毒感染可表现出潜伏感染、增殖性感染、整合感染和先天性感染。潜伏感染和复发感染是疱疹病毒感染的突出特点,病毒在感染宿主中无限期持续存在,在免疫功能缺损的宿主经常发生复活,这一生物学行为可导致某些疱疹病毒的基因组整合于宿主的基因组而构成潜在的癌基因,引起肿瘤发生。

(一)HSV

HSV 对动物感染宿主范围较广。常用实验动物为家兔、豚鼠及小鼠等。HSV 在多种细胞中能增殖,常用原代兔肾、人胚肾细胞以及地鼠肾等传代细胞培养分离病毒。感染细胞很快出现明显细胞病变,表现为细胞肿胀、变圆和出现嗜酸性核内包涵体。

单纯疱疹病毒在全球广泛分布,人群中感染极为普遍,患者及健康病毒携带者是传染源。病毒常存在于疱疹病灶或健康人唾液中,主要通过直接密切接触与两性接触而传播。从发生后四个月到数年被感染的人数可达人口总数的 $50\% \sim 90\%$,是最易侵犯人的一种病毒,但在临床仅有一部分发病,可分为口唇性疱疹、疱疹性角膜炎、疱疹性皮肤炎、阴部疱疹、卡波西病等。口唇部疱疹一般较易诊断,同时因日晒、发热等种种的刺激因素而引起复发。另外,HSV-2与宫颈癌的发生有密切的关系,但仍不能做出 HSV-2 就是宫颈癌病因的推论。

HSV 的感染可表现为原发感染、潜伏感染及先天性感染。

1.原发感染

多发生在无 HSV 特异抗体的婴幼儿和学龄前儿童,其中大多数为隐性感染。HSV-1 的原发感染常局限在口咽部,尤以龈口炎最为多见。临床表现为牙龈和咽颊部成群疱疹、发热、咽喉痛,破溃后形成溃疡。此外还可引起脑炎、皮肤疱疹性湿疹。成人可引起咽炎和扁桃体炎。病毒潜伏在三叉神经节。HSV-2 的原发感染主要引起生殖器疱疹,男性表现为阴茎的水疱性溃疡损伤,女性为宫颈、外阴、阴道的水疱性溃疡损伤,并发症包括生殖器外损伤和无菌性脑膜炎。病程约 3 周。病毒潜伏在骶神经节。

2.潜伏与复发感染

感觉神经元的潜伏感染是嗜神经 HSV 和 VZV 的一种特征。

人受 HSV 原发感染后,HSV 常在感觉神经节中终身潜伏,有时也能在迷走神经、肾上腺组织和脑中检出。约 1% 的受感染细胞携带病毒基因,病毒的 DNA 以游离环状附加体形式存在,每个受感染细胞约有 20 个拷贝。潜伏状态下只有很少的病毒基因表达。当机体受到多种因素如紫外线(太阳暴晒)、发热、创伤和情绪紧张、细菌或病毒感染以及使用肾上腺素等影响后,潜伏的病毒被激活,病毒沿感觉神经纤维轴索下行至神经末梢,感染上皮细胞,特别在骨髓移植或大剂量化疗后,在缺少预防的状态下,约有 80% 的患者复发。研究表明,不是所有激活都导致明显损伤,但可以无症状排毒。潜伏与激活的机制尚不十分清楚。在 HSV 潜伏感染的细胞核中发现有病毒的 RNA 转录,但未证实有病毒编码的蛋白,因此不被免疫系统识别而逃逸。激活时,CD^{8+} 抑制性 T 细胞活性增加,病毒的蔓延受某些因子如前列腺素的影响而增强,免疫效应细胞功能下降,因此,激活与局部前列腺素水平的增加、细胞免疫的抑制有关。

3.新生儿及先天性感染

新生儿疱疹是临床上常见而又严重的感染,据统计死亡率超过 50%,存活者约有 1/2 严重损伤。HSV-1、HSV-2 在分娩时均可通过产道感染新生儿,以 HSV-2 为多见,约占 75%。常发生在出生后第 6 天。感染类型有①皮肤、眼和口腔的局部损伤;②脑炎;③病毒播散到内脏,发生脓毒血症,常引起死亡。早期抗感染可减少死亡率。剖宫产是避免生殖道感染的有效方法。妊娠妇女感染 HSV-1,病毒有可能经胎盘感染胎儿,造成流产、死胎或先天性畸形。

(二)VZV

VZV 感染在世界范围内很常见,在临床上可引起水痘和带状疱疹两种截然不同的临床表现。

1.水痘

水痘是一种常见儿童呼吸道传染病,传染性强,具有季节流行性(主要发生在晚冬和春天温和的气候中)。其传播途径为人与人的密切接触,尤其飞沫传播。临床特征是全身性皮肤和黏膜疱疹。水痘为 VZV 原发性感染,临床上再次感染水痘很少见。一般儿童水痘病情较轻,预后良好,机体可产生终生免疫力。但是病毒可潜伏在脊髓后根神经或者脑神经的感觉神经节中,并且不为机体的免疫力所清除。对于免疫功能缺损的患者,VZV感染易引起各种并发症,甚至是致命的疾病。

2.带状疱疹

带状疱疹为VZV复发感染所引起,由潜伏在感染神经节中的VZV被激活所致。临床上以一个感觉神经节支配的皮肤疱疹为特征,疱疹常成簇,沿神经节分布,串联成带状。

(三)EBV

EBV在人群中广泛感染,根据血清学调查,我国3～5岁儿童EB病毒VCA-IgG抗体阳性率达90%以上,幼儿感染后多数无明显症状,或引起轻症咽炎和上呼吸道感染。青年期发生原发感染,约有50%出现传染性单核细胞增多症。主要通过唾液传播,也可经输血传播。EBV在口咽部上皮细胞内增殖,然后感染B淋巴细胞,这些细胞大量进入血液循环而造成全身性感染。并可长期潜伏在人体淋巴组织中,当机体免疫功能低下时,潜伏的EBV活化形成复发感染。由EBV感染引起或与EBV感染有关疾病主要有以下三种。

1.传染性单核细胞增多症

该病是一种急性淋巴组织增生性疾病。多见于青春期初次感染EBV后发病。临床表现多样,但有三个典型症状:发热、咽炎和颈淋巴结肿大。随着疾病的发展,病毒可播散至其他淋巴结。肝脾肿大、肝功能异常,外周血单核细胞增多,并出现异型淋巴细胞。偶而可累及中枢神经系统(如脑炎)。此外,某些先天性免疫缺陷的患儿中可呈现致死性传染性单核白细胞增多症。

2.非洲儿童淋巴瘤(即Burkitt淋巴瘤)

该病多见于5～12岁儿童,发生于中非新几内亚和美洲温热带地区,呈地方性流行。好发部位为颜面、腭部。所有患者血清含HBV抗体,其中80%以上滴度高于正常人。在肿瘤组织中发现EBV基因组,故认为EBV与此病关系密切。

3.鼻咽癌

我国南方(及广东省、广西壮族自治区)及东南亚是鼻咽癌高发区,多发生于 40 岁以上中老年人。EBV 与鼻咽癌关系密切,表现:①在所有病例的癌组织中有 EBV 基因组存在和表达;②患者血清中有高效价 EBV 抗原(主要是 VCA 和 EA)的 IgG 和 IgA 抗体;③一个病例中仅有单一病毒株,提示病毒在肿瘤起始阶段已进入癌细胞。

免疫性:人体感染 EBV 后能诱生抗 EBNA 抗体、抗 EA 抗体、抗 VCA 抗体及抗 MA 抗体。已证明抗 MA 抗原的抗体能中和 EBV。上述体液免疫系统能阻止外源性病毒感染,却不能消灭病毒的潜伏感染。

(四)CMV

巨细胞病毒(Cytomegalovirus,CMV)对宿主或培养细胞有高度的种特异性,人巨细胞病毒(HCMV)只能感染人,及在人纤维细胞中增殖。病毒在细胞培养中增殖缓慢,复制周期长,初次分离培养需 30～40 天才出现细胞病变,其特点是细胞肿大变圆,核变大,核内出现周围绕有一轮"晕"的大型嗜酸性包涵体在人群中感染非常广泛,我国成人感染率达 95% 以上,通常呈隐性感染,多数感染者无临床症状,但在一定条件下侵袭多个器官和系统可产生严重疾病。病毒可侵入肺、肝、肾、唾液腺、乳腺其他腺体,以及多核白细胞和淋巴细胞,可长期或间隙地自唾液、乳汁、汗液、血液、尿液、精液、宫颈分泌物多处排出病毒。通常可以从口腔、生殖道、胎盘、输血或器官移植等多途径传播。

1.根据其感染的次序分类

(1)原发感染:指宿主初次感染 CMV,而在感染前缺乏对 CMV 的任何特异性抗体(6 个月以前的婴儿可有从母体被动获得的 IgG 抗体)。

(2)再发感染:是由于潜伏在宿主体内的病毒被重新激活而复制增殖;或再次感染外源性不同毒株或更大剂量的同株病毒。CMV 侵入宿主体内,并在宿主体内复制或潜伏,即为 CMV 感染。

2.根据宿主获得感染的时间分类

（1）先天性感染:指由 CMV 感染的母亲所生育的子女,在其出生 14 天内(含 14 天)证实有 CMV 感染,为宫内感染所致。

（2）围生期感染:为 CMV 感染母亲的子女,在出生 14 天内没有发现 CMV 感染,而于生后第 3～12 周内证实感染者,主要经产道或母乳途径获得感染。以上两型都是原发性感染。

（3）生后感染或获得性感染:指在出生 12 周后证实有感染(出生 12 周内无 CMV 感染证据),可以是原发感染,也可以为再发感染。人们前瞻性观察 47 例由 CMV 感染母亲生育的子女至 1 周岁,其中先天性感染 27.7%,围生期感染 23.7%,生后感染 34%,无感染14.6%。但在临床工作中,由于患儿没有从出生开始定期作过 CMV 检测,因此较晚就诊者很难确定为何型感染。有些先天性感染患儿,出生时没有症状,以后才出现智能减退或耳聋,故应格外重视,予以定期随访。

3.根据有无症状出现分类

（1）症状性感染:指出现与 CMV 感染相关的症状和体征。若CMV 损害宿主两个或两个以上的器官、系统时又称全身性感染,多见于先天性感染,仍可沿用病理诊断名称即巨细胞包涵体病(cyto-megalicinclusiondisease,CID);若 CMV 损害主要集中于宿主的某一器官或系统,则可相应地称为 CMV 性肝炎、CMV 性肺炎或传染性单核细胞增多症等。在症状性感染时,患儿体内均有病毒活动,处于产毒型感染阶段。

（2）无症状性感染:指体内病毒复制状态有两种情况:一是有病毒复制,若足以引起靶器官或组织损害,临床表现有体征和器官功能改变,称之为亚临床型感染;若未引起靶器官损害,则无相应体征和功能变化,为真正的无症状性感染。二是病毒处于潜伏状态或呈不全感染。

唾液、尿液、宫颈分泌液等标本离心沉淀,将脱落细胞用吉姆萨染色镜检,检查巨大细胞及核内和浆内嗜酸性包涵体,可作初步诊断。

分离培养可将标本接种于人胚肺成纤维细胞中,由于 CMV 生长周期长,细胞病变出现慢,为了快速诊断,可将培养 24 小时的感染细胞固定,用 DNA 探针进行原位杂交,检测 CMV DNA。

用 ELISA 检测 IgM 抗体和 IgG 抗体,适用于早期感染和流行病学调查。IgG 抗体可终身持续存在,IgM 抗体与急性感染有关。

不论是初次感染或复发感染,当病毒血症时,可用葡聚糖液提取 PBMC,制成涂片,加 CMV 单克隆抗体,采用免疫酶或荧光染色,检测细胞内抗原。

近年应用免疫印迹法和分子杂交技术直接从尿液、各种分泌物中检测 CMV 抗原和 DNA 是既迅速又敏感、准确的方法。

(五)HHV-6

HHV-6 感染在人群中十分普遍。有研究表明,90% 的 6～24 个月月龄儿童呈 HHV-6 血清抗体阳性,可能是来自母体血清抗体保护婴儿免受感染。30% 的儿童初次感染 HHV-6 表现为玫瑰疹,但多数初次感染的儿童无临床症状。成人初次感染 HHV-6 很罕见,但在一些器官移植等免疫功能缺陷的患者,可发生 HHV-6 重症感染,引起各种并发症。HHV-7 是一种普遍存在的人类疱疹病毒,但除了幼儿急疹外,还没有发现其他任何疾病和 HHV-7 存在必然的联系。从健康成人的唾液中能够分离到 HHV-7,提示 HHV-7 可能是经口腔分泌物接触传播。HHV-8 是疱疹病毒科的最新成员,是一种新的人类肿瘤病毒,以潜伏状态存在,与卡波西肉瘤(KS)的发生、增生性淋巴细胞系统疾病和部分增生性皮肤病密切相关。

三、微生物学检测

(一)单纯疱疹病毒

1.标本的采集和保存

用于 HSV 分离培养时,最好采用棉拭子采集有病损皮肤黏膜。在疑似疱疹性中枢感染的患者,可采集脑脊液直接进行 HSV 分离。此外,对于怀疑播散性感染患者,可采集周围血的淋巴细胞进行 HSV 分离,但不宜用肝素作抗凝剂,以免干扰病毒分离。应将拭子标本直接放入病毒运送液尽快送达实验室。4～22 ℃内,HSV 能够在病毒运送液中存活 2～3 天,但不能在 - 20 ℃冻存。

2.标本直接检测

(1)病毒抗原检测:目前最常用的快速检测方法是间接免疫荧光法。此外,还可以应用 ELISA、免疫过氧化物酶分析、血凝试验以及生物素-亲和素酶联试验。也可以将涂片标本吉姆萨染色,光镜下检测多核巨细胞和细胞内嗜酸性包涵体,此方法敏感性与特异性都不高。此外,也可采用 DNA 杂交技术或 PCR 法直接检测标本中的 HSV DNA,此方法有很高的敏感性和特异性。如怀疑 HSV 感染引起的脑炎,脑活检组织 HSV 抗原检测可能是病原学明确诊断的可靠方法。

(2)病毒核酸检测:通过 PCR 方法对 HSV DNA 扩增可以检测到病毒的存在。它比病毒抗原检测方法敏感性和特异性都高。

3.病毒的分离与鉴定

病毒分离培养是实验室诊断 HSV 最敏感的方法,而且可对分离到的病毒进行分型。HSV-1 和 HSV-2 在很多细胞系产生典型的 CPE。原代的兔肾细胞、横纹肌瘤细胞以及貂肺细胞都可以用于培养 HSV。一般富含 HSV 的标本可在接种后 18～24 小时出现 CPE,低浓度的标本,则需 3～5 天出现细胞病变。

目前,采用 HSV 特异性的单克隆抗体进行免疫学染色,或者采用 HSV 型特异性 DNA 探针,可对出现 CPE 的 HSV 分离株进行鉴定和分型。

4.血清学检测

用 ELISA 或胶乳凝集试验检测 HSV 特异性抗体。双份血清 HSV 抗体阳转,可诊断为原发感染,但不能区分 HSV-1 和 HSV-2。目前可根据 HSV-1、HSV-2 的 gG 蛋白的差异,建立型特异性的血清学方法。应用针对 HSV-IgG 的单克隆抗体,通过捕获 ELISA 的方法可以检测出 HSV-2 的感染。由于 HSV 的复发感染并不伴随着血清中抗体滴度的明显变化,并且在没有病毒复发感染时,HSV-IgG 抗体效价亦可波动 4 倍以上,因此抗体效价的检测不能用于诊断复发感染。对 HSV-IgM 的检测亦不能确定 HSV 的原发感染与复发感染,因为复发感染 HSV 的宿主体内亦有 IgM 特异性抗体的产生。

(二)水痘带状疱疹病毒

一般根据临床症状和皮疹特点既可水痘和带状疱疹作出诊断,但在不典型或特殊病例需要依赖实验室作出病原体学诊断。

1.标本的采集与保存

疱疹损伤部位的涂片、皮肤拭子、疱疹液和尸检组织均可。涂片必须含有大量的感染上皮细胞,至少需要制备两张涂片,以便进行荧光染色。取标本时,使用无菌针揭开疱疹顶部,再用无菌拭子用力刮受损部位基部,压力大小以收集到上皮细胞而不引起出血为宜,拭子应立即在无荧光的玻片上涂片,并立即送往实验室处理。如不能及时送检,应浸入 0.5 mL 丙酮中,丙酮蒸发后,玻片置 2～8 ℃冷藏。疱疹液可以使用毛细管、注射器或拭子进行采集。

用于病毒分离的标本采集后应尽快接种到合适的培养基中,如不能立即接种,应置于冰水混合物或 2～8 ℃保存。用于检测病毒抗原的标本要低温保存,但用于检测核内包涵体或 PCR 的标本则不必如此。

2.直接检测

(1)病毒颗粒检测:在电子显微镜下观察,可以检测到疱疹病毒的典型形态,但不能作为 VZV 感染的特异性诊断。

(2)病毒抗原检测:应用荧光标记的 VZV 单克隆抗体在 VZV 感染细胞涂片上进行染色。镜下观察到 2 个或 2 个以上的具有典型苹果绿荧光的细胞可认定为阳性标本。

(3)病毒核酸检测:用 PCR 检测 VZV DNA 需要两对引物,使一对引物扩增出含 PstI 位点的 350 bp 片段,存在于所有 VZV 野生株中,另一对引物扩增出 222 bp 片段,含新产生的 BglI 位点,存在于 Oka 疫苗型 VZV。扩增产物进行 PstI 和 BglI 酶切,通过检测扩增片段或酶切图谱可以区分野毒株和疫苗型 VZV。

3.病毒的分离和鉴定

人原代培养细胞和人二倍体细胞是 VZV 培养的最敏感细胞系。大多数情况下 3～7 天就会观察到 CPE。病变初期,具有折光性的圆缩的细胞形成小的、独立的新月形病灶。采用 VZV 单抗进行免疫荧光染色,可对出现细胞病变的病毒进行鉴定。

4.血清学检测

目前,VZV 感染的血清学诊断采用 EIA 作为常规的检测方法。其他还有抗补体免疫荧光染色(ACIF)、LA 和测定膜抗体的免疫荧光试验等方法。

(三)人巨细胞病毒

1.标本的采集与保存

组织标本、呼吸道分泌物、尿液沉积物、脑脊液、羊水及外周血白细胞都可以用于病毒的直接抗原检测或核酸检测。HCMV 可从各种体液中分离。由于 HCMV 在尿液中排泄是间歇性的,应通过检测多个标本来增加发现病毒的阳性率。对不能及时检测的标本,应保存在 4 ℃的冰箱或冰水浴中,不能放置－20 ℃保存。

2.直接检测

(1)病毒颗粒的检测:运用电子显微镜的假复制方法可检测先天感染 HCMV 的婴儿尿液和口腔标本的 HCMV。其敏感性≥104 噬斑形成单位/ml。

(2)病毒包涵体检测:活检或者尸检组织标本的常规切片或者先天性感染新生儿尿液中的脱落细胞涂片,以赖特-吉姆萨染色、HE 染色等常规染色,观察细胞核内嗜碱性包涵体和巨大细胞。在细胞核膜外周有从细胞核向外延伸的晕环,显现出典型"鹰眼"样的形状。该方法可用于 HCMV 感染的快速诊断,但敏感性较低,阴性结果不能排除 HCMV 的感染。

(3)病毒抗原检测:以 HCMV 单克隆抗体进行免疫荧光或者免疫酶染色,检测 HCMV 特异性抗原,可用于 HCMV 感染的快速诊断以及严重感染高危个体的常规监测。

(4)病毒核酸检测:PCR 方法是目前用于检测和定量 HCMV

DNA 的最广泛的分子生物学方法。

3.病毒的分离和鉴定

从临床标本中分离 HCMV 是诊断 HCMV 感染最可靠的金标准。人类成纤维细胞最适于 HCMV 的培养,可以从人类胚胎组织或可连续传代的肺二倍体细胞株如周 I-38、MRC-5 或 IMR-90 获得。HCMV 特征性 CPE 为细胞肿胀变圆,形成巨大细胞,病变细胞呈局灶性分布,其病变灶的长轴与成纤维细胞的长轴平行。如观察到特征性 CPE,可作出初步诊断。经过 HCMV 单克隆抗体进行免疫荧光染色,其典型的核荧光现象则可证实为 HCMV。应用针对 HCMV 立刻早期抗原的单克隆抗体可以直接检测 HCMV 感染后表达的立刻早期抗原,一般在细胞培养 24 小时后可检出。

4.血清学检测

酶联免疫吸附试验是检测 HCMV 特异性 IgG 和 IgM 最常用的方法。其他血清学方法有被动胶乳凝集试验、抗补体免疫荧光试验(ACIF)和 IFA 等试验。

(四)EB 病毒

1.直接检测

(1)病毒抗原的检测:采用免疫荧光方法对病变组织进行染色可以检测到大部分 EBV 相关的核蛋白和膜蛋白等病毒产物。怀疑鼻咽癌的患者,可以检测活检组织中 EBNA1,其阳性率可超过 50%。

(2)病毒核酸的检测:PCR 和核酸杂交方法在 EBV 感染及其相关疾病的诊断中发挥着重要的作用。

2.病毒的分离与鉴定

用于病毒分离的标本主要是唾液、咽部漱液、外周血细胞等,其他多数 EBV 相关疾病感染的细胞标本并不存在感染性病毒。将滤过的标本直接与新鲜人脐带血淋巴细胞进行孵育,连续观察 4 周。无病毒感染的培养物一般在 2 周后出现坏死,而病毒阳性的培养物会出现大量转化,呈簇状生长的淋巴母细胞,提示病毒培养阳性。可进一步利用免疫荧光技术检测转化的淋巴细胞中病毒抗原。

3.血清学检测

血清学检测是目前 EBV 感染及其相关疾病最常用的实验室诊断方法。可用酶联免疫试验（EIA）、间接荧光抗体试验（IFA）和 ACIF 等方法，通过检测对应抗原复合体的抗体，包括 VCA、EA/D、EA/R 和 EBNA，90%～95% 的患者能被判断出属于何种类型的感染。

（五）人疱疹病毒 6、7、8 型

人疱疹病毒 6、7、8 型感染的实验室诊断方法包括病毒核酸的检测、病毒分离、鉴定及血清学方法。检测特异性 IgM 和 IgG 抗体的血清学方法很多，包括 EIA 试验、IFA 试验、ACIF 试验及中和试验等方法。

第三节 呼吸道病毒检验

呼吸道病毒是一群能侵犯呼吸道并导致呼吸道病变或以呼吸道途径感染而主要引起呼吸道以外组织器官病变的病毒。常见的呼吸道病毒有正黏病毒科的流感病毒，副黏病毒科的副流感病毒、麻疹病毒、腮腺炎病毒、呼吸道合胞病毒、腺病毒、冠状病毒、风疹病毒以及呼肠病毒等。

急性呼吸道感染中 90%～95% 是由病毒所致，其中许多病毒具有感染力强、传播快、潜伏期短、发病急、病后免疫力短暂等特点。

一、流行性感冒病毒

流行性感冒病毒，简称流感病毒，属正黏病毒科。

（一）生物学特性

正黏病毒科包括人和动物的流感病毒，根据宿主不同，可分为人、马、猪、鸟流感病毒。根据病毒核蛋白和基质蛋白抗原性不同，分为甲、乙、丙型流感病毒，其中甲型流感病毒易发生变异，当新变异株与原来流行的毒株抗原性差异较大时,则引起流感世界大流行,世界大流行仅见于甲型流感病毒。

流感病毒的生物学结构主要由三部分组成:①核心位于病毒最内层,是由核酸和核蛋白组成,核酸为分节段的单负股 RNA;②基质蛋白(M 蛋白)位于病毒脂质包膜下面,并与膜结合的蛋白;③包膜位于基质蛋白之外的双层脂质,来源于宿主细胞膜,含两种重要的糖蛋白,具有重要的抗原性,即血凝素(hemagglutinin,HA)和神经氨酸酶(neuraminidase,NA)(图 10-1)。

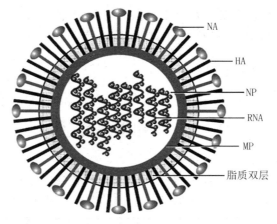

图 10-1　甲型流感病毒模式图

HA 与病毒的吸附和穿入宿主细胞有关;NA 帮助成熟病毒的释放和扩散,其诱导所产生的抗体可阻止病毒的复制,但不能中和病毒的感染性。目前发现 HA 有 15 个亚型(H1～H15),NA 有 9 个亚型(N1～N9),抗原变异幅度取决于 HA 和 NA 的变异大小,并直接影响流感流行的规模,表现为抗原漂移,由于流感病毒 HA、NA 发生点突变,并在免疫人群中被选择出来,变异幅度小,属于量变,可引起中小型流行;或抗原转换,由于不同流感病毒株或亚型基因重组,发生幅度大的抗原性变异,属于量变,可引起大型流行。

(二)致病性

呼吸道病毒在呼吸道柱状上皮细胞内复制,很少入血,但在代谢过程中产生的毒素样物质可进入血流引起全身症状。少数患者病毒可蔓延到下呼吸道,引起间质性肺炎。

(三)微生物检查

1.标本采集

发病三天之内采集鼻腔洗液、咽拭子、鼻拭子、喉拭子等标本。

2.分离培养与鉴定

可采用鸡胚接种、细胞培养和动物接种进行分离,用人"O"型血或豚鼠红细胞进行血凝试验,并用血凝抑制试验鉴定型和亚型。

(1)鸡胚培养:用新鲜的临床标本接种鸡胚的尿囊和羊膜腔。10~11天的鸡胚最适于分离甲型和乙型流感病毒。而7~8天的鸡胚则更适于丙型流感病毒。操作过程注意避免交叉污染,含有流感病毒的材料要高压灭活。

(2)细胞培养:常用细胞株有原代猴肾细胞和Madin-Darby狗肾细胞系(MDCK,ATCC CCL 34)。另外Vero细胞和MRC5人胚肺二倍体成纤维细胞液支持流感病毒的生长,一种人黑色素瘤细胞系对丙型流感病毒高度敏感。

(3)流感病毒实验室毒株和临床检测样本的交叉污染问题:当在同一工作区域内操作临床标本和已知流感病毒时应该有特殊警示。有些实验室用已知的病毒作为阳性控制,将商用推荐病毒作为质量确证程序,由于商用推荐病毒极优的生长特性易被选择出来,因此这些已知毒株常与临床检测标本发生交叉污染。最好在流感流行季节前准备该类病毒,如果在此期间需补充这类已知病毒,必须与处理临床标本的时间分开。应尽量将已知病毒和未知材料在不同时间、不同生物安全柜、不同房间进行操作。由于试验所用的已知毒株和商用推荐病毒都是实验室适应的,有良好的生长特性,通常滴度较高。用推荐血清做抗原分析和基因序列分析可以确定污染状况。

重要原则:禁止在同一实验室、同一时间处理接种未知临床标本和已知标准病毒;禁止在同一实验室、同一时间处理接种来自不同动物的标本;动物标本(如猪、禽等)必须与人的标本分别保存。

3.快速诊断

采用免疫电镜检查、血凝抑制试验、免疫荧光、酶联免疫吸附、补体结合试验。免疫荧光法或酶免疫方法检测病毒抗原;用分子杂交或 RT-PCR 法检测病毒 RNA;免疫电镜查病毒颗粒;用血清学方法检测特异性抗体。

4.WHO 关于用于实验室诊断 A/H5 型流感病毒感染的人体标本收集的指导方针

呼吸道病毒的诊断取决于高质量标本的采集,并将它们快速运送到实验室以及在进行实验室测试之前采取适当的保存措施。在包含受感染的细胞和分泌物的标本中最易检测到病毒。用于直接检测病毒抗原或核酸的标本以及用于细胞培养分离病毒的标本最好在临床症状出现之后的三天之内采集。

(1)标本的类型:可为鼻拭子、鼻咽拭子、鼻咽呼气、洗鼻液、咽拭子等。除了上呼吸道的拭子之外,对于临床表现有下呼吸道病毒感染的诊断可采用以下一些措施:经气管呼气、支气管灌洗、肺组织活检、肺或气管组织。用于实验室诊断高致病性 A/H5 型禽流感病毒几种比较好的标本依次为:鼻咽呼气、急性期血清、康复期血清。

(2)标本保存要求:用免疫荧光法对感染细胞进行病毒抗原直接检测的标本应当在 1～2 小时内冻存;用于商业性测试的标本应当遵照制造商的指导而进行保存;用于病毒分离的标本应当在采集后及时冷冻,并尽快接种到受感染细胞中进行培养。如果标本不能在 48～72 小时内进行检测,它们应当在 ≤ - 70 ℃ 冻存。呼吸道标本应当使用无菌病毒运输液(viral transport media,VTM)进行收集和运送。

(3)标本采集所需要的器材:取痰或黏液收集器、酯纤维结构的涂药器、压舌板、塑料瓶、15 mL 离心管、采样杯或器皿以及移液管。

(4)标本收集。①鼻拭子:用干的聚酯拭子插入鼻腔中,与上腭平行,并停留几秒。然后慢慢地旋转式抽出。用同一拭子采集两侧鼻腔的标本。拭子末端放入有 2～3 mL VTM 的瓶中,并将剩余部分折断。②鼻咽拭子:用柔软带柄的聚酯拭子插入鼻腔中,并至鼻咽部停留几秒,然后慢慢地旋转式抽出。用另一拭子采集另一侧标本。③鼻咽呼气:导管与上腭平行插入鼻腔中,鼻咽部的分泌物通过所连接的导管呼出到一个黏液收集器中,产生真空后将导管慢慢地旋转式取出。另一鼻腔的黏液也用同一导管以同样的方式采集。④洗鼻液:患者坐在舒适的位置,头略微后倾,建议用冲洗液(通常为生理盐水)冲洗鼻腔时让患者说"K"而使其咽部闭合。通过移液管在一侧鼻腔中一次加入 $1\sim1.5$ mL 的冲洗液。然后让患者头后仰,让冲洗液流入采样杯中;在另一侧鼻腔重复此过程,共使用 $10\sim15$ mL 冲洗液。⑤咽拭子:用拭子用力搽拭两侧扁桃体及后咽,并按上述方式将拭子放入运送介质中。⑥血清标本:急性期的血清标本($3\sim5$ mL 全血)应当在临床症状出现后立刻采集,并且不能拖延至 7 天之后。恢复期的血清标本应当在症状出现 14 天之后采集。患者临死前应当采集第二份标本。尽管单份的血清标本不能够在单个病例的诊断中提供结论性的证据,但是在症状出现后两周以上采集的标本,在中和试验中对禽流感病毒抗体的检测是十分有用的。

(5)诊断甲型流感病毒感染的实验:快速抗原检测的结果可以在 $15\sim30$ 分钟内获得。方法有流感临界患者试验、免疫荧光试验、酶联免疫试验。

病毒培养:MDCK 细胞(Madin-Darby Canine Kidney)是培养流感病毒的首选细胞株。鉴定未知的流感病毒可以使用:①特异的单克隆抗体进行免疫荧光法检测;②通过血凝试验;③选择参考抗血清通过血凝抑制试验进行抗原分析(亚型分类)。结果可在 $2\sim10$ 天内获得,需要通过免疫荧光法或血凝抑制反应法鉴别病毒。

PCR:目前更广泛使用的是针对正在流行的流感 A/H1 型、A/H3 型和 B 型病毒的血凝素基因特异的引物。

二、副流感病毒

副流感病毒(Parainfluenza virus,PIV)广泛分布于自然界,除人群中存在外,许多动物也携带此病毒。在儿童和成人中引起上呼吸道疾病的人类副流感病毒有 4 个型(PIV1～4)。

(一)生物学特性

副流感病毒为球形,有包膜,膜上有 HN、F 两种刺突;核酸为单负股 RNA,不分节段。

(二)致病性

副流感病毒是经感染者的呼吸道分泌物通过人与人密切接触或气溶胶传播,引起儿童和成人上呼吸道感染,其潜伏期一般为 1～7 天。虽然副流感病毒和其他感染因子均能引起小儿咽喉炎、气管支气管炎,但 PIV1 和 PIV2 是主要的致病因子。PIV3 能引起婴儿气管炎和肺炎,其致病性仅次于呼吸道合胞病毒。PIV4 引起轻微上呼吸道疾病。由 PIV1 和 PIV2 引起的疾病最严重,常发生于 2～4 岁儿童。

(三)微生物学检测

采集发病早期的上呼吸道标本,接种于原代人胚肾、原代猴肾细胞,在 CPE 出现以前可用豚鼠红细胞做吸附试验,用红细胞吸附抑制试验、血凝抑制试验、中和试验和补体结合试验进行鉴定。

可用免疫学方法直接检测标本脱落细胞中的病毒抗原;也可用血清学方法进行诊断,但与其他副黏病毒存在一定的交叉反应。

三、呼吸道合胞病毒

呼吸道合胞病毒属副黏病毒科肺病毒亚科肺病毒属。

(一)生物学特性

病毒呈球形,包膜上有 F、G 两种糖蛋白组成的刺突,核酸是单负股 RNA。

(二)致病性

经呼吸道传播,引起上呼吸道感染,继而引起下呼吸道感染,感染婴儿有时会出现呼吸暂停。

(三)微生物学检测

采集发病早期的呼吸道标本,接种于 Hep-2、HeLa、A549 细胞或原代猴肾细胞等,CPE 的特点是形成多核巨细胞。用免疫学方法直接检查鼻咽上皮细胞中的病毒抗原。血清学试验常用病毒中和试验、免疫荧光试验和酶联免疫试验等,中和试验需双份血清来检测 IgG 滴度的变化,因此只能作追溯性诊断;后两种方法尤其是酶联免疫试验除能检测 IgG 外,尚能检测患者血清中 IgM、IgA 以及鼻咽分泌物中的 SIgA,达到早期诊断的目的。

四、腺病毒

腺病毒属于腺病毒科哺乳动物腺病毒属。

(一)生物学特性

腺病毒呈球形,二十面立体对称,无包膜,核心为双链 DNA,12 个五邻体位于二十面体的顶角上;不能在鸡胚中增殖,只能在人源的组织、细胞中增殖,人胚肾细胞易感。

(二)致病性

腺病毒可以感染人体呼吸道、消化道、尿道和眼结膜等部位,出现相应的临床症状,如腺病毒在冬春季引起局部呼吸道疾病的暴发;夏季引起游泳池相关咽结膜热(swimming poolassociated pharyngoconjunctival fever,PCF)的暴发;常年可以引起与工业性眼外伤或与眼科处置有关的流行性角膜结膜炎(epidemic keratoconjunctivitis,EKC);婴儿和学龄前儿童的胃肠炎中有 5%~15% 是腺病毒引起的。

(三)微生物学检测

发病早期采集咽拭子、鼻拭子或吸取物、眼渗出拭子、粪便或直肠拭子、尿道或宫颈拭子、活检或尸检组织以及双份血清标本。可采用电镜和免疫电镜、免疫荧光和酶免疫试验、PCR 与核酸电泳的方法直接检查病毒抗原与核酸;用人源传代和原代细胞进行分离培养,典型的 CPE 为细胞肿胀、变圆、聚集、拉丝呈葡萄状,受染细胞核中形成嗜碱性包涵体。2 周内仍无 CPE 可进行盲传;用 CF、IF、EIA、HI、NT 等试验方法进行鉴定;用 CF、EIA、HI、NT 等试验方法进行血清学诊断。

五、腮腺炎病毒

腮腺炎病毒只有一个血清型,核酸为 RNA,有包膜,鸡胚羊膜腔内生长,多核巨细胞和嗜酸性包涵体,经飞沫或唾液污染玩具而传播。

病毒可致病毒血症,播散到腮腺、睾丸、卵巢、胰腺、中枢神经系统,引起腮腺炎、睾丸炎、不育、无菌性脑膜炎。

六、麻疹病毒

麻疹病毒是有包膜不分节段单负链 RNA 病毒,包膜上有血凝素(H)和融合蛋白(F)两种刺突,免疫力牢固,抗 H 和抗 F 可抵御再感染,恢复期主要为细胞免疫,母亲抗体可保护新生儿。抗原稳定只有一个血清型,因此可用注射疫苗来预防。常引起儿童急性呼吸道传染病。

七、风疹病毒

风疹病毒属披膜病毒科风疹病毒属,RNA 病毒,只有一个血清型,能在多种细胞内增殖,引起细胞病变效应。

风疹病毒能通过垂直传播,导致胎儿先天性风疹综合征。

八、冠状病毒

冠状病毒属冠状病毒科冠状病毒属,核酸是单股正链 RNA,螺旋对称型衣壳,包膜刺突外形呈冠状。

$10\%\sim30\%$普通感冒由冠状病毒引起,还可引起呼吸道感染、肺炎、人类腹泻、胃肠炎,冬季是流行季节。

以上几种病毒中腮腺炎病毒、麻疹病毒和风疹病毒等均可直接镜检、细胞培养分离、血清学试验鉴定,但是细胞培养用于冠状病毒的分离较困难。

九、偏肺病毒

(一)生物学特性

偏肺病毒发现于 2001 年,分类上属于副黏病毒科,偏肺病毒亚科。

颗粒直径为 $150\sim600$ nm,电镜下形态似于副黏病毒颗粒,呈丝状、多晶形、球形。病毒核心为一种单链负链 RNA,与禽肺病毒的同源性约为 66%。

(二)致病性

研究表明,偏肺病毒是呼吸道感染的重要病原之一,可感染各年龄人群,引起上、下呼吸道感染,但大部分发生于儿童尤其是婴幼儿。

(三)微生物学检查

RT-PCR 法是偏肺病毒实验室诊断的参考方法。病毒直接分离可采用 Vero 细胞或 LLC-MK2 细胞系。此外,双份样本直接免疫荧光法测偏肺病毒抗体也是辅助诊断的常用方法。

十、新型冠状病毒

(一)生物学特性

严重急性呼吸综合征(severe acute respiratory syndrome, SARS)的病原体是一种新型冠状病毒。SARS 冠状病毒(SARS-CoV)分类上属冠状病毒科、冠状病毒属,为有包膜病毒,直径多为 $60\sim120$ nm,包膜上有放射状排列的花瓣样或纤毛状突起,形如花冠,与经典冠状病毒相似。

病毒基因组为单股正链 RNA,由大约 3 万个核苷酸组成,平均 GC 含量为 41%,与经典冠状病毒仅有 $50\%\sim60\%$ 的同源性,但基因组的组织形式与其他冠状病毒相似:5′-多聚酶-S-E-M-N-3′。5′端有甲基化帽状结构,3′端有 polyA 尾。S 蛋白是病毒主要抗原,其功能是与细胞受体结合,使细胞发生融合,是 SARS 冠状病毒侵染细胞的关键蛋白。M 蛋白为跨膜蛋白,参与包膜形成。

SARS-CoV 不耐酸、热,对脂溶剂和化学消毒剂敏感,含氯化合物、碘伏、75%乙醇、过氧乙酸、甲醛、丙酮等可杀灭病毒。紫外线照射 60 分钟可杀死病毒。

(二)致病性

SARS 冠状病毒是严重急性呼吸综合征(SARS)的病原体。SARS-CoV 的传播机制尚不完全清楚,传染源主要是 SARS 患者,传播途径可能包括空气传染、接触传播、粪-口传播等。SARS 是一种全身损伤性疾病,主要靶器官为肺、免疫器官和小静脉。感染病毒后潜伏期一般为 2～10 天。一般肺部病变进展很快,严重的病例出现呼吸困难、低氧血症,并进一步产生呼吸窘迫、休克、DIC、心律失常,死亡率可达 10% 以上。

(三)微生物学检查

1.标本的采集、运输和处理

由于 SARS-CoV 具有极强的传染性,原则上在接触患者标本时,必须严格按照规定戴口罩、眼镜、手套,穿隔离衣,并且按照消毒规定处理。SARS 患者的病原检测采样包括呼吸道分泌物、血清或抗凝血、粪便标本。病原的体外细胞培养及繁殖或收集等操作需要生物安全Ⅲ级(BSL-3),对培养物转运时应遵循高致病性病原微生物的相关要求。

以下呼吸道标本均可用于病毒学检测,其中鼻咽刷洗液或鼻咽抽吸物是绝大多数呼吸道病毒检测的首选标本,尤其是<2 岁的患者。标本的选择及其时机可参见 WHO 的推荐,见表 10-2 和表 10-3。

表 10-2　WHO 推荐的 SARS-CoV 检测标本选择

标本选择	门诊患者	住院患者	死亡病例
组织	不推荐	不推荐	较大器官的固定组织标本肺和上气道的冰冻组织标本
上呼吸道	鼻咽冲刷液或抽吸物	鼻咽冲刷液或抽吸物	鼻咽冲刷液或抽吸物
	鼻咽拭子和咽拭子	鼻咽拭子和咽拭子	鼻咽拭子和咽拭子
下呼吸道	痰液	支气管肺泡灌洗液、气管抽吸物或胸腔积液、痰液	支气管肺泡灌洗液、气管抽吸物或胸腔积液
血液	血清(双份)、全血	血清(双份)、全血	血清(双份)、全血
粪便标本	粪便	粪便	粪便

表 10-3　SARS-CoV 不同病程采集的适合检测的标本

标本(尽早为佳)	出现症状后 <1周	出现症状后 1～3 周	出现症状后 >3 周
RT-PCR(病毒核酸检测)			
痰液	√	√√	√
支气管肺泡灌洗液.气管	√	√√	√
抽吸物或胸腔积液			
鼻咽刷洗液/抽吸物	√	√√	√
鼻咽拭子和咽拭子	√	√√	√
血清	√√	√	不推荐
血浆(EDTA 抗凝)	√√	√	不推荐
粪便(最少 10 g)	√	√√	√√
EIA(抗体检测)			
血清	√√	√√	√√

用于 RT-PCR 的血液标本应在疾病早期尽早采集,随疾病进展血液标本 RT-PCR 检测的可信度降低。收集急性期和恢复期的血清标本用于抗体检测。尽早采集患者粪便标本用于检测。标本应尽快检测,48 小时能检测的标本可置于 4 ℃保存,如不能于 48 小时内接种的标本则应置于－70 ℃或以下保存。血清可在－20 ℃短期存放。多样本的联合检测,可提高病原的检出率。

2.病毒的微生物学检测

(1)核酸检测:RT-PCR 检测各种标本中 SARS-CoV 的核酸是目前最理想的快速诊断方法。

SARS-CoV RNA 阳性判断标准:应用聚合酶链反应(PCR)方法,符合下列三项之一者可判断为检测结果阳性:①至少需要两个不同部位的临床标本检测阳性(例如鼻咽分泌物和粪便);②收集至少间隔两天的同一种临床标本检测阳性(例如两份或多份鼻咽分泌物);③在每一个特定检测中对原临床标本使用两种不同的方法,或从原标本新提取 RNA 开始重复 PCR 检测阳性。

PCR 测试阴性并不能排除 SARS 病毒的存在,由于以下几方面的原因可能出现阴性:①患者没有被 SARS 冠状病毒所感染;②病例是由其他的病原体(病毒、细菌和真菌)感染引起的,或者是由于非感染性的原因引起的;③测试结果不正确(假阴性)。

(2)抗体检测:WHO 推荐 ELISA 和免疫荧光试验(immunofluorescence assay,IFA)作为血清 SARS-CoV 抗体检测方法,SARS-CoV 抗体中和试验作为 SARS 血清学诊断的金标准。

一般在发病 10 天后检出率最高,故不能用于早期诊断。目前最常用 ELISA 检测患者血清中 IgM 和 IgG 的混合抗体;IFA 检测血清中的 IgM 抗体和 IgG 抗体。抗体检测阳性提示曾经有 SARS-CoV 的感染。急性期和恢复期抗体滴度 4 倍以上升高,或由阴性转为阳性提示为新近感染。检测结果为阴性的标本,不能完全排除 SARS-CoV 感染。

(3)病毒培养:利用 Vero-E6 或 Vero(绿猴肾细胞)细胞很容易对 SARS-CoV 进行分离培养,病毒在 37 ℃条件下生长良好,细胞感染 24 小时即可出现病变,可用空斑进行病毒滴定。在 RD(人横纹肌肿瘤细胞)、MDCK(狗肾细胞)、293(人胚肾细胞)、2BS(人胚肺细胞)等细胞系上也可以培养,但滴度较低。

十一、新型甲型 H1N1 流感病毒

(一)生物学特性

2009 年墨西哥和美国暴发一种新型 H1N1 流感,短时间内迅速在世界范围内传播流行。新型甲型 H1N1 流感病毒属于正黏病毒科、甲型流感病毒属,曾被命名为猪流感病毒。典型病毒颗粒呈球状,直径为 80～120 nm,有囊膜。为单股负链 RNA 病毒,与以往或目前的季节性流感病毒不同,该病毒毒株包含有猪流感、禽流感和人流感三种流感病毒的基因片段:HA、NA、MP、NP 和 NS 来源于猪流感病毒;PB2 和 PA 来源于禽流感病毒;PB1 来源于人流感病毒。

病毒对乙醚、氯仿、丙酮等有机溶剂均敏感,对氧化剂、卤素化合物、重金属、乙醇和甲醛也敏感;对热敏感,56 ℃条件下 30 分钟可

灭活。

(二)致病性

甲型 H1N1 流感为急性呼吸道传染病,可由人传染给猪、猫、狗等动物,也可在人群间传播。人群普遍易感,感染后的早期症状与普通流感相似,部分患者病情可迅速发展,继发严重肺炎、急性呼吸窘迫综合征、肾衰竭、败血症、呼吸衰竭及多器官损伤,甚至死亡。2009 年开始,甲型 H1N1 流感在全球范围内大规模流行,世界卫生组织预警级别曾达最高的 6 级。2010 年 8 月,WHO 宣布甲型 H1N1 流感大流行期已经结束。

(三)微生物学检测

1.标本的采集、运输和处理

呼吸道标本最适于病毒的检测,包括鼻咽拭子、鼻咽抽提物、鼻拭子、鼻洗液、咽漱液、支气管灌洗液等。

急性期和恢复期双份血清用于血清学诊断,如恢复期血清抗体效价升高 4 倍或以上,有诊断意义。

用于病毒分离和核酸检测的标本应尽快在 24 小时内进行检测,24 小时能检测的标本可置于 4 ℃保存,如不能于 24 小时内接种的标本则应置于−70 ℃或以下保存。血清可在 4 ℃存放 3 天,−20 ℃以下长期保存。标本应避免反复冻融。

2.病毒的微生物学检测

(1)分子生物学:目前新型甲型 H1N1 流感病毒的快速检测主要依赖于分子生物学的方法。但 PCR 结果阴性时并不能完全排除新型甲型 H1N1 流感病毒感染。包括:实时荧光定量 PCR 技术(real-time RT-PCR)、逆转录聚合酶链反应(RT-PCR)、基因芯片技术等。FDA 推荐采用 real-time RTPCR 法检测。

(2)病毒分离培养:病毒分离须在 BSL-3 实验室进行。目前常用于培养病毒的包括 MDCK 细胞和鸡胚。对分离的流感病毒进行鉴定和分型的方法有:PCR、针对特异 NP 单克隆抗体的间接免疫荧光抗体实验(IFA)、血凝实验(HA)或血凝抑制实验(HAI)等。

(3)流感病毒快速检测(rapid influenza diagnostic tests,RIDTs)或

直接免疫荧光分析（direct immunofluorescence assays，DFAs）：RIDTs 和 DFAs 检测耗时少，但敏感性较 realtime RT-PCR 低。当存在社区流行时检测结果的阳性预测值高，但阴性值仍不能排除感染。

RIDTs 不能区分新型甲型 H1N1 病毒和季节性流感病毒，而 DFAs 不能区分甲型流感的不同亚型。

（4）血清学实验：急性期和恢复期双份标本的滴度比较，有助于流行病学调查和辅助诊断。

第十一章

真菌学检验

第一节　酵母样真菌检验

一、念珠菌属

（一）分类

念珠菌属于半知菌亚门、芽孢菌纲、隐球酵母目、隐球酵母科。本菌属有 81 个种，其中 11 种对人致病，如白念珠菌、热带念珠菌、克柔念珠菌、光滑念珠菌、近平滑念珠菌、葡萄牙念珠菌、都柏林念珠菌等。

（二）生物学特性

白念珠菌呈圆形或卵圆形，直径为 $3\sim6~\mu m$，革兰染色阳性，但着色不均匀。以出芽方式繁殖，形成的芽生孢子可伸长成芽管，不与母细胞脱离而发育成假菌丝。在病灶中常见长短不一、不分枝的假菌丝。白念珠菌在普通琼脂、血琼脂和沙保弱（sabouraud agar，SDA）培养基生长均良好。需氧，29 ℃或 35 ℃培养 2～3 天即可形成表面光滑、灰白色或奶油色的典型酵母样菌落。在玉米-吐温 80 培养基上可形成假菌丝和厚膜孢子。白念珠菌在含有 0.05％氯化三苯基四氮唑（triphenyltetra zolium chloride，TZC）的培养基上，29 ℃培养 48 小时，培养基不变色，而其他念珠菌可使培养基变为红色，热带念珠菌最为明显，呈深红色或紫色。将白念珠菌置于动物或人血清中，37 ℃孵育 1～3 小时，白念珠菌可由孢子长出短小的芽管。因其他念珠菌一般不形成芽管,故常以此试验与之鉴别。热带念珠菌菌体卵圆形,可见芽生孢子及假菌丝,菌丝上芽生孢子可产生分支或呈短链状。在 SDA 培养基上形成米色或灰色的酵母样菌落,有时表面有皱褶。克柔念珠菌在 SDA 培养基上生长 48～72 小时后呈柔软、灰黄色,在 CHROMagar 显色培养基上菌落呈粉红色或淡紫色。光滑念珠菌在 SDA 培养基上培养 48～72 小时形成奶油色乳酪样菌落,在 CHROMagar 显色培养基上形成较大、紫红色菌落形态。

(三)致病性

念珠菌几乎可以引起人体任何器官或系统感染,分为浅部和深部感染。白念珠菌是临床常见的致病念珠菌,但是近几年非白念珠菌如近平滑念珠菌、热带念珠菌、光滑念珠菌等引起的感染逐渐增多。

白念珠菌最重要的毒力因素就是对机体上皮细胞的黏附和随后形成的假菌丝,以及产生的胞外蛋白酶。可侵犯人体许多部位如皮肤、黏膜、肠道、肺、肾、脑等,严重时可引起全身感染。常见白念珠菌感染:①皮肤念珠菌病,好发于皮肤潮湿、皱褶处;②黏膜念珠菌病,以鹅口疮、口角炎、外阴及阴道炎最多见;③内脏念珠菌病,热带念珠菌可引起皮肤、黏膜和内脏念珠菌病。近平滑念珠菌容易在静脉插管、肠外营养液等中定植,引起导管相关性感染、全身性感染等。

(四)实验室检查

1.标本采集

采集分泌物、尿液、血液或脑脊液等标本。

2.显微镜检查

取标本直接涂片、革兰染色,镜下可见革兰染色阳性、着色不均匀的圆形或卵圆形体以及芽生孢子和假菌丝,是念珠菌感染诊断的重要证据。

3.分离培养

将标本接种在 SDA 上,29 ℃或 35 ℃培养 1～4 天后,培养基表面可出现酵母样菌落。

4.鉴定

念珠菌的共同特征:芽生孢子、假菌丝和酵母样菌落。鉴定白念珠菌除必须具备以上特征外,还应有以下特征:体外血清中形成芽管,玉米培养中产生厚膜孢子,在含 TZC 的培养基中生长不使培养基变色。另外,根据念珠菌对糖类的发酵和同化能力的不同可以进行种间鉴别。目前临床用商品化的显色培养基,如科玛嘉念珠菌显色培养基,可快速鉴定白念珠菌和其他念珠菌。将念珠菌接种于显色培养基上,30 ℃培养48～72 小时后根据菌落颜色即可鉴别。

5.血清学检测

用特异性抗体血清或单克隆抗体进行玻片凝集试验可以鉴别念珠菌。目前已有成品试剂盒,如白念珠菌 IgM、IgG 抗体检测试剂盒(ELISA 法)。

6.核酸检测

通过 PCR 扩增念珠菌特异性 DNA 片段后以分子探针检测,具有良好的敏感性和特异性。

7.生化反应鉴定

目前有试剂盒如 API 20C 可以通过生化反应进行酵母菌的鉴定,能够鉴定常见的酵母菌。另外,目前有自动化鉴定卡 Vitek YST 可以鉴定临床常见致病菌。

8.药敏试验

目前在临床上常选择的药敏试验方法包括 ATB Fungus 3 等。

(五)检验结果解释和应用

念珠菌几乎可以引起人体任何器官或系统感染,念珠菌病可发生于表皮和局部,也可以发生于深层和具有播散性。白念珠菌是临床常见的致病性念珠菌,广泛分布于自然界,是正常体表、上呼吸道、胃肠道及阴道的定植菌之一,机体免疫力下降时可引起皮肤、黏膜、内脏及中枢感染等。无菌部位分离的念珠菌有较明确的意义。留置静脉插管是引起念珠菌血流感染的常见原因,若累及多个器官则引起播散性感染。痰液中分离的念珠菌多数为定植菌,不能单凭痰念珠菌培养阳性作为抗真菌治疗的指征,因此对于痰培养阳性的患者,应评估危险因素,结合有无临床表现,决定是否抗真菌治疗。念珠菌肺炎的诊断需依据组织学的检查。念珠菌尿与患严重基础疾病、患泌尿系统疾病、使用尿道插管、女性、入住 ICU 病房等相关,以白念珠菌为主,临床上发现念珠菌菌尿后是否治疗、何时治疗及疗程仍不明确,经典诊断依赖于脓尿和尿中念珠菌的高计数,若无症状常不需治疗。白念珠菌是引起免疫低下患者鹅口疮的病原体,有肉眼可见的白膜即可诊断。念珠菌是引起女性阴道炎最常见的病原体之一,若排除其他病原体感染,分泌物增多伴典型的豆腐渣样白色小块,即可诊断念珠菌性阴道炎。粪便中培养出念珠菌一般认为是定植菌。

1.耐药性

不同的念珠菌对不同药物的敏感性存在较大差异。白念珠菌、近平滑念珠菌和热带念珠菌对伏立康唑和氟康唑较敏感,而光滑念珠菌对氟康唑耐药率较高。克柔念珠菌对氟康唑天然耐药,对两性霉素 B 敏感度降低。皱褶念珠菌普遍对多烯类耐药,但对新的三唑类抗真菌药物和卡泊芬净敏感。伏立康唑和棘白菌素类对侵袭性念珠菌分离株的体外抗菌活性仍然很好。白念珠菌、热带念珠菌、光滑念珠菌、克柔念珠菌和乳酒念珠菌对所有棘白菌素类药物敏感性高,而近平滑念珠菌、季也蒙念珠菌、葡萄牙念珠菌和无名念珠菌对棘白菌素类药物敏感性减低。热带念珠菌对唑类的交叉耐药性较其他几种念珠菌要高。葡萄牙念珠菌通常对两性霉素 B 耐药。

2.常用药物

(1)治疗轻至中度念珠菌血流感染时,首选氟康唑或卡泊芬净或米卡芬净,次选两性霉素 B 或伏立康唑。

(2)治疗中度至重度血流感染时,首选卡泊芬净或米卡芬净,次选两性霉素 B、脂质体两性霉素 B、两性霉素 B 脂质复合物或伏立康唑。

(3)治疗念珠菌食管炎时,首选卡泊芬净或米卡芬净,次选伊曲康唑或伏立康唑。

（4）治疗外阴阴道炎时,首选制霉菌素（局部用药）或氟康唑（全身用药）,次选伊曲康唑或酮康唑。

（5）治疗泌尿系统感染时,有症状者首选氟康唑,次选两性霉素 B±氟胞嘧啶。

（6）治疗眼内炎时,首选两性霉素 B±氟胞嘧啶或氟康唑,次选两性霉素 B 脂质体、两性霉素 B 脂质复合物或伏立康唑。

（7）治疗感染性心内膜炎时,首选卡泊芬净、两性霉素 B±氟胞嘧啶,次选米卡芬净。

（8）治疗腹膜炎时,首选氟康唑、卡泊芬净或米卡芬净,次选两性霉素 B。

（9）治疗脑膜炎时,首选两性霉素 B 脂质体＋氟胞嘧啶,次选氟康唑。

二、隐球菌属

（一）分类

隐球菌属致病菌属包括 17 个种和 8 个变种,其中对人致病的主要是新型隐球菌。根据新型隐球菌多糖成分和生化方面的差异,将新型隐球菌分为 3 个变种,新型隐球菌新生变种,格特变种和格鲁比变种。已报道可引起人类疾病的还有浅黄隐球菌、浅白隐球菌和罗伦隐球菌等。

（二）生物学特性

新型隐球菌在组织中呈圆形或卵圆形,直径一般为 4～6 μm,菌体外有宽厚荚膜,荚膜比菌体大 1～3 倍,折光性强,一般染色法不易着色而难以发现故得名。新型隐球菌在室温或 37 ℃时易在各种培养基上生长,在 SDA 上数天内即可长出菌落,呈乳白色,日久呈黏液状。新型隐球菌按血清学分类可分为 A、B、C、D 及 AD,共五型,此外尚有少量为未确定型。

（三）致病性

新型隐球菌广泛分布于世界各地,且几乎所有的艾滋病患者并发的隐球菌感染都是由该变种引起。格特变种主要分布于热带、亚热带地区,尽管该地区艾滋病发病率非常高,但很少见艾滋病伴发的隐球菌病是由该变种引起。我国有 A、B、D 及 AD 型存在,以 A 型最多见。鸽粪被认为是最重要的传染源,还有马、奶牛、狗、猫、山羚羊、猪等也被报道曾分离出本菌。本菌属外源性感染,经呼吸道侵入人体,由肺经血行播散时可侵犯所有的脏器组织,主要侵犯肺、脑及脑膜,也可侵犯皮肤、骨和关节,但以侵犯中枢神经系统最常见,约占隐球菌感染的 80%。健康人对该菌具有有效的免疫能力。新型隐球菌病好发于细胞免疫功能低下者,如获得性免疫缺陷综合征、恶性肿瘤、糖尿病、器官移植及大剂量使用糖皮质激素者。因此,临床上隐球菌性脑膜炎常发生在系统性红斑狼疮、白血病、淋巴瘤等患者。近 20 年来,隐球菌的发病率不断升高。

(四)实验室检查

1.标本采集

临床常采集的标本为脑脊液、痰液、骨髓等。

2.显微镜检查

用患者脑脊液做墨汁负染色检查,可见透亮菌体,内有一个较大的反光颗粒和数个小的反光颗粒及出芽现象,菌体外有透亮的宽厚荚膜。若脑脊液直接制片未发现菌体,可离心沉淀后重复检查。该方法是诊断隐球菌脑膜炎最简单和快速的方法。常规染色可发现隐球菌,PAS 染色后新型隐球菌呈红色。用氢氧化钾涂片可看见发芽的菌体,不能看见荚膜,需与淋巴细胞、脓细胞等鉴别。支气管肺泡灌洗液墨汁染色偶能发现隐球菌。

3.分离培养

脑脊液标本、外周血等无菌体液标本建议接种添加 10% 羊血的脑心浸液;呼吸道标本、便标本等建议接种 SDA。置 25 ℃ 和 37 ℃ 培养,病原性隐球菌均可生长,而非病原性隐球菌在 37 ℃ 时不生长。培养 2~5 天后形成酵母型菌落。

4.鉴定

新型隐球菌主要特征为初代培养菌落墨汁负染色可见到荚膜,比标本直接镜检荚膜窄,经多次传代后荚膜可消失。37 ℃ 培养生长良好,呈酵母型菌落,脲酶试验阳性,能同化葡萄糖和麦芽糖但不能发酵,同化肌酐。

酚氧化酶试验:酚氧化酶是含铜的末端氧化酶,能催化单酚羟化为二酚,进一步将其氧化成醌,而醌在非酶促条件下自氧化生成黑色素。酚氧化酶是新型隐球菌所特有的酶。依据酚氧化酶试验可将新型隐球菌区别于其他隐球菌。

将新型隐球菌接种于 L-多巴枸橼酸铁和咖啡酸培养基中,经培养 2～5 天后新型隐球菌形成棕黑色菌落,但目前实验室使用较少。

5.血清学检测

利用单克隆抗体,直接或通过乳胶凝集试验、ELISA 等免疫学方法检测新型隐球菌荚膜多糖特异性抗原,已成为临床的常规诊断方法,其中以乳胶凝集试验最为常用。隐球菌抗原检测具有辅助诊断和判断预后的价值。该方法检测隐球菌感染的特异性和敏感性能够达到 90% 以上。巴西副球孢子菌的抗原浓度＞0.1 mg/mL 时存在交叉反应,会造成假阳性。也有文献报道毛孢子菌和结核分枝杆菌感染患者可出现假阳性。乳胶凝集法隐球菌抗原高浓度会出现前带效应,造成弱阳性或假阴性结果。根据临床症状高度怀疑隐球菌病,可以将标本稀释后进行检测。乳胶凝集法血清或脑脊液滴度为 1∶2 或 1∶4 的阳性反应结果,怀疑隐球菌感染;滴度≥1∶8 则认为患有隐球菌病。

6.核酸检测

核酸检测为诊断隐球菌提供了新的有效方法。临床标本可用痰液、支气管吸出物等,核酸检测方法有探针杂交法、PCR 扩增法。

7.手工或自动化鉴定

如 API 20C、Vitek YST 卡、质谱技术等。

8.药敏试验

临床上多采用 ATB Fungus 3、Etest 条进行新型隐球菌药物敏感性的测定。

(五)检验结果解释和应用

新型隐球菌广泛分布于自然界,在鸽粪中大量存在,也可以存在于人体表、口腔或肠道中。对人类而言,通常是条件致病菌,对于临床上出现中枢感染的症状、体征、脑脊液压力明显升高及糖含量明显下降的患者,应高度怀疑隐球菌脑膜炎的可能,尤其对具有免疫功能低下者、有养鸽或鸽粪接触史者等。2/3 以上的隐球菌病病例存在中枢神经系统感染,如隐球菌性脑膜炎、脑膜脑炎、脑脓肿或脑和脊髓的肉芽肿,以脑膜炎最为多见,本病起病常隐匿,表现为慢性或亚急性过程,起病前可有上呼吸道感染或肺部感染史。实验室检查具有重要意义,包括涂片镜检、培养、隐球菌抗原和病理检测等。脑脊液新型隐球菌抗原阳性、墨汁镜检看到荚膜菌体或培养分离出菌体,均为中枢神经系统隐球菌感染的确诊证据。血清新型隐球菌抗原阳性要高度怀疑呼吸系统、中枢神经系统感染可能;肿瘤、系统性红斑狼疮、结节病、风湿因子阳性可导致假阳性,但需排除感染后方考虑假阳性可能。呼吸道分泌物培养阳性,要仔细对呼吸系统状态进行评估,只有充分证据显示没有感染,才能视作定植。

隐球菌对棘白菌素类药物天然耐药。目前,被临床公认的、可用于治疗隐球菌病的药物为两性霉素 B、5-氟胞嘧啶和氟康唑。

1.免疫健全宿主

(1)轻症局限性肺隐球菌:治疗药物首选氟康唑,疗程为 8 周至 6 个月;次选伊曲康唑,疗程 6 个月。

(2)中枢神经系统或播散性隐球菌病:治疗药物首选两性霉素 B±氟胞嘧啶,2 周后改为氟康唑或伊曲康唑,疗程 10 周;次选两性霉素 B±氟胞嘧啶,疗程为 6～10 周。

2.免疫抑制宿主

(1)培养阳性、无/轻度症状肺隐球菌病:治疗药物选择氟康唑或伊曲康唑,疗程 6～12 个月,随后转为二级预防。

(2)中枢神经系统或播散性隐球菌病:治疗药物首选两性霉素 B±氟胞嘧啶,2 周后改为氟康唑或伊曲康唑,疗程为 8 周,随后维持;次选两性霉素 B±氟胞嘧啶,疗程为 6～8 周,随后维持;或两性霉素 B 脂质剂型,疗程为 6～10 周,随后维持。

(3)中枢神经系统或播散性隐球菌病维持治疗:治疗药物首选

氟康唑,次选伊曲康唑。

三、毛孢子菌属

(一)分类

毛孢子菌属分为阿萨希毛孢子菌、白吉利毛孢子菌、皮肤毛孢子菌、倒卵状毛孢子菌、皮瘤毛孢子菌等。

(二)致病性

常见的是侵犯毛发和须部的毛结节菌病,由白吉利毛孢子菌引起。华生等人是首例播散性毛孢子菌感染的报道者,该例患者患有支气管肿瘤且伴有脑转移。此后又有数十例报道,这些病例均系在原发病基础上的继发感染,且绝大多数被感染致死。近来发现大多是由阿萨希毛孢子菌感染引起。可有皮肤感染、肺部感染和播散性感染。

毛孢子菌属可引起毛发、指甲、皮肤以及系统感染,统称毛孢子菌病。临床较常见的有白毛结节和系统性毛孢子菌病。近来发现阿萨希毛孢子菌是皮肤、呼吸道和胃肠道的免疫受损患者和新生儿的条件致病菌。播散性感染和系统性念珠菌病有着同样的传播途径,且病死率高。它可以被常规培养出来,但应与其他的酵母菌相鉴别。

1.毛结节菌病

毛结节菌病多发生于毛发,毛干上附有白色或灰白色针尖大小至小米粒大的结节,中等硬度,易于从毛干上刮下,镜下检查为真菌菌丝和孢子。此外,胡须、腋毛、阴毛等处也可发生结节。

2.系统性毛孢子菌病

系统性毛孢子菌病多发生于原有基础疾病,如恶性肿瘤尤其是血液病、各种原因导致的白细胞减少症等。有时虽无免疫缺陷,但手术后可发病,如心瓣膜置换术、静脉导管、内镜等。可有持续发热,侵犯最多的部位是血液循环和肾,其次是肺、胃肠道、皮肤、肝脾等,导致相关器官的损害。皮损好发于头面部、躯干部、前臂等,常对称分布,多为紫癜性丘疹、结节,中心发生坏死、溃疡、结痂。皮损真菌培养 90％为阳性。在中性粒细胞减少的患者,可从皮肤和血液中分离到毛孢子菌。

(三)实验室检查

1.标本采集

临床常采集的标本为血液、脑脊液、骨髓、瓣膜组织、皮肤软组织等。

2.直接显微镜检查

镜下可见关节孢子、真假菌丝、芽生孢子。

3.分离培养

标本接种于 SDA,27 ℃培养后菌落呈奶油色,湿润或干燥,有时呈脑回状,表面附有粉末状物。

4.鉴定

糖发酵阴性,重氮蓝 B 阳性,水解尿素。毛孢子菌有芽孢,地霉没有芽生孢子;两者都有关节孢子及有隔菌丝,地霉从关节角部发芽;毛孢子菌属尿素阳性,而地霉菌属尿素阴性。属内鉴别需用 API 20C 进行。

(1)阿萨希毛孢子菌:此菌新近从白吉利毛孢子菌分出来,新版 API 20C 可鉴定出此菌。①菌落特征:中等速度扩展生长,干燥,有时脓液样,表面呈粉状,边缘有宽而深的裂隙;②显微镜检查:出芽细胞,无侧生分生孢子,关节孢子呈桶状,无附着孢。

(2)皮肤毛孢子菌:①菌落特征,SDA 上中等速度扩展生长,培养 10 天后菌落呈奶酪样、圆形、脑回状、闪光,表面无粉状物,老后边缘有裂隙;②显微镜检查,芽生细胞很多,反复接种菌丝增多,关节孢子柱状至椭圆形。

(3)倒卵状毛孢子菌:①菌落特征,菌落限制性生长,白色,有粉状物,中央有皱褶,边缘平坦;②显微镜检查,芽生细胞,无侧生分生孢子,玻片培养可见附着孢。

(4)皮瘤毛孢子菌:①菌落特征,SDA 上室温培养 10 天后菌落呈奶白色、圆形,脑回状较小;②显微镜检查,芽孢、关节孢子及真假菌丝;③核酸检测,rRNA 基因测序发现腐质隐球菌,在 CMA 上生长关节孢子,经过分子生物学鉴定是两个毛孢子菌菌种,一个是真皮毛孢子菌(T.dermatis),一个是 T.debeurmannianum。

(四)检验结果解释和应用

毛孢子菌广泛分布于世界各地,也是皮肤正常菌丛之一。毛孢子菌属可引起毛发、指甲、皮肤以及系统感染,统称为毛孢子菌病。毛孢子菌感染多见于白血病患者;亦可见于免疫功能低下的多发性骨髓瘤、再生障碍性贫血、淋巴瘤、器官移植及获得性免疫缺陷综合征患者;它还可见于非免疫功能低下的白内障摘除术者、人工心脏瓣膜、静脉药瘾、长期腹膜透析及外用激素治疗的患者。

对于毛孢子菌临床实验室一般不需要进行药敏试验,确证为毛孢子菌感染可选择伏立康唑、多烯类抗真菌药物进行治疗,棘白菌素类对其无活性。

四、红酵母属

(一)分类

红酵母属属于撕裂孢子真菌,隐球酵母科,在生理学和形态学上与隐球菌属有许多相似点。广泛存在于自然界中,常见的种为黏红酵母、小红酵母和深红酵母。

(二)致病性

该属细菌通常可从土壤、空气、水中分离到,是潮湿皮肤上的正常定植菌,因此可以从浴室的窗帘、浴缸、牙刷等潮湿的环境中分离到。有时能从阴道脓肿、皮肤及粪便中分离获得。

由红酵母属导致的人类感染非常罕见,虽然也有关于其他种导致人类感染的报道,但只有深红酵母被肯定地认为能感染人类。有报道显示能引起红酵母脓毒症、心内膜炎、脑膜炎和脑室炎、腹膜透析性腹膜炎、中心静脉插管引发的脓毒症、系统性感染。当医院的仪器,如用来清洗支气管镜的毛刷被污染时,可能在院内引起小的暴发流行。红酵母脓毒症是最常见的感染,它主要见于患有癌症、细菌性心内膜炎或其他消耗性疾病,且这些患者正在接受癌症化疗或通过导管留置控制感染症状,其最主要来源是导管污染或静脉高营养。最常见的临床症状是发热,但有些患者可表现为中毒性休克,这些患者的血培养往往呈阳性,一旦感染源(例如滞留的导管)去除,症状应会消失且血培养转阴。

(三)实验室检查

1.标本采集

根据患者临床表现、感染部位,采集标本。标本应于采集后2小时内送达实验室,若不能在2小时内送达,应于4 ℃保存。

2.直接镜检

由于红酵母常为污染菌,偶见少数芽生孢子,不好判定,除非有大量酵母菌芽生孢子,结合培养,才能判定。黏红酵母细胞与胶红酵母的主要区别为前者硝酸盐阴性,后者阳性。

3.分离培养

在 SDA 培养基上中等速度生长,菌落呈红色或粉红色,黏红酵母菌落呈珊瑚红到粉红色或橙红色,表面亮而光滑,但有时表面呈网状,多皱褶或呈波状,质地软,不发酵但能同化某些糖类,如葡萄糖、麦芽糖、蔗糖、木糖和棉籽糖等。

(四)检验结果解释和应用

红酵母属属于较湿润部位皮肤的正常定植菌,广泛分布于空气、土壤和海水中,能从人皮肤、肺、尿液和粪便等标本中分离出。较少引起人类感染,可引起脓毒症、脑膜炎、与腹膜透析相关的腹膜炎、与导管相关的脓毒症等。临床分离出该菌株需结合临床症状具体分析。

治疗方面的经验较少,有报道显示对于红酵母属真菌感染可用两性霉素 B±氟胞嘧啶或唑类治疗。

第二节 皮肤癣菌检验

一、分类

皮肤癣菌是一类嗜角质的丝状真菌,具有无性期和有性期两种形态。大多数从环境和人体分离到的菌株处于无性期。按菌落特征及大分生孢子的形态将皮肤癣菌分为 3 个属,即毛癣菌属、小孢子菌属及表皮癣菌属。有性期属于裸囊菌科、节皮菌属。

(一)毛癣菌属

毛癣菌属有 20 余种,其中约 8 个种存在有性期,约 14 个种能感染人和动物。常侵犯皮肤、毛发和甲板。该属大分生孢子狭长,呈棍棒状或腊肠状,壁光滑,分隔多,头较钝。

(二)小孢子菌属

小孢子菌属约有 18 个种,其中 9 个种存在有性期,约 13 个种可感染人或动物。可侵犯皮肤和毛发,一般不侵犯甲板,侵犯毛发主要引起发外感染,在发外产生大量孢子,呈镶嵌状或链状排列。该属大分生孢子较多,呈纺锤形或梭形,壁粗糙,壁厚,分隔多。

(三)表皮癣菌属

絮状表皮癣菌是主要的致病种。主要侵犯人的皮肤和甲板,不侵犯毛发。大分生孢子呈杵状或梨形,芭蕉样群生、末端钝圆、分隔少,有厚壁孢子,无小分生孢子。

二、致病性

从生态学角度根据其来源及寄生宿主的不同,皮肤癣菌可分为亲人性、亲动物性和亲土性三类。人类皮肤癣菌病主要由亲人性皮肤癣菌引起,后两类偶可感染人类。

亲土性和亲动物性皮肤癣菌感染可以产生炎症性皮损,进展迅速,伴有疼痛和瘙痒。人群之间也可以相互传播。在临床上一般根据感染部位来命名皮肤癣菌病,如头癣、甲癣、手足癣等。通常,小孢子菌不侵犯甲板,表皮癣菌不侵犯毛发。

皮肤癣菌通常引起毛发、皮肤和甲板的感染,临床称为皮肤癣菌病或癣。临床疾病一般按照皮肤癣菌侵犯身体的不同部位而命名,如皮肤癣菌感染头皮及毛发称头癣;感染面部胡须区皮肤、须毛或儿童的眉毛称须癣;感染平滑皮肤称体癣;股癣是发生于腹股沟、会阴部和肛门周围的皮肤癣菌感染,是体癣的特殊类型;发生在手掌和指间的感染称手癣;发生在足跖部及趾间的感染称足癣;由皮肤癣菌引起的甲板和甲床感染称甲癣。

三、标本采集

(一)甲标本

采集标本前常规消毒病甲,以减少培养时的细菌污染,提高阳性率。采用钝刀从甲的变色、萎缩或变脆部位、健甲与病甲的交界处取材,取材标本量要足且有一定深度。建议取材后立刻进行真菌镜检及培养,应尽量剪碎后接种。对于甲沟炎患者,应用75%乙醇清洁局部后采用棉拭子蘸取损害分泌物,每位患者至少应取两个拭子,放入无菌试管中以备镜检和培养。

(二)皮屑标本

采集标本前常规消毒取材区域。钝刀从损害边缘向外刮取或用剪刀剪去疱顶。如果鳞屑量较少或婴幼儿患者,可采用粘着透明胶带或粘着皮肤采样送检,将透明胶带粘着面紧压于损害之上,然后剥下,将粘着面向下贴在透明载玻片上送检。皮屑标本建议取材后立刻进行真菌镜检及培养。

(三)毛发标本

选择适当的毛发,应检测那些无光泽毛发或断发以及在毛囊口附近折断的毛发。用灭菌镊子将毛发从头皮拔除,不应去掉毛根部。如果怀疑头皮隐性感染,可用塑料梳子刷头皮后将其压在琼脂表面进行培养。毛发标本建议取材后立刻进行真菌镜检及培养。

四、实验室检查

(一)染色镜检

皮屑标本用10%KOH液、甲屑用20%KOH液处理后制成涂片;病发置载玻片上,加10%KOH微加温使角质溶解。直接镜检或棉蓝染色后镜检。检查时应遮去强光,先在低倍镜下检查有无菌丝和孢子,然后用高倍镜观察孢子和菌丝的形态、特征、位置、大小和排列等。

皮肤癣菌感染在皮屑、甲屑镜检时可见有隔菌丝或成串孢子,病发可见发内孢子或发外孢子。

(二)分离培养

皮肤癣菌呈丝状型菌落,呈绒毛状、棉毛状、粉末状等,表面光滑、折叠、沟回状;颜色为白、淡黄、棕黄、红色或紫色。在光镜下可见有隔、分支、无色的菌丝,菌丝旁有小分生孢子侧生,多散在,呈半球形、梨形或棒状;不同属大分生孢子有特征,是鉴定的重要依据。菌落观察在 25 ℃ SDA 培养基上描述其生长速度,即在 25 ℃ 培养 7 天测量菌落直径。①非常快速生长:直径≥9 cm;②快速生长:直径为 3～9 cm;③中等速度:直径为 1～3 cm;④缓慢速度:直径为 0.5～1.0 cm;⑤非常慢速度:直径≤0.5 cm。

毛癣菌属生长速度属于慢到中等,质地光滑到毛状,表面呈白色、黄色、米黄色或红紫色,背面呈苍白色、黄色、褐色或红褐色。镜下见菌丝分隔、透明,分生孢子梗与营养菌丝无区别,小分生孢子呈单细胞、圆形、梨形或棒形,孤立或像葡萄状群生。大分生孢子呈多细胞、圆柱状、棒状或香烟形,壁光滑。有时存在关节型孢子和厚膜孢子。

小孢子菌属生长速度属于慢到快,质地光滑、毛状或羊毛状。表面颜色呈白色、米黄色、黄棕色、黄色或锈色,背面呈苍白色、黄色、红色、褐色或红褐色。镜下可见分隔菌丝,分生孢子梗几乎没有或与营养菌丝无法区别。小分生孢子单细胞,卵圆形到棒形,孤立。大分生孢子梭形,壁薄或厚,有棘状突起,孤立,含 2～25 个细胞。

表皮癣菌生长缓慢,质地膜状变成毡状到粉状,表面呈黄色到土黄色,背面呈羚羊皮色到褐色,中心有不规则皱襞或脑回状沟。转种后容易发生绒毛状变异。镜下见大分生孢子丰富,呈棒形、顶端钝圆、壁薄、光滑、孤立或成群,形成在菌丝侧壁或顶端,2～3 个一组。无小分生孢子。在成熟菌落中形成大量厚壁孢子。

(三)微生物鉴定

将病变处标本接种于沙氏琼脂培养基上,25～30 ℃ 培养,选取生长 7～14 天的菌落,按照流程进行鉴定。

皮肤癣菌的鉴定主要根据菌落的形态及镜下结构,尤其是大分生孢子的特征,必要时辅以相应的鉴定试验。但皮肤癣菌在接种传代和保藏过程中极易发生变异,甚至有些初代培养的菌株就已发生了变异。另外,有时虽然为同一个种,但不同菌落的形态相差较大。这样给临床菌株的鉴定带来很大影响。

传统的皮肤癣菌鉴定方法:DTM 选择性培养基,用于皮肤癣菌筛选,绝大多数皮肤癣菌能使 DTM 培养基 1 周内由黄变红,与其他真菌相反;根据大分生孢子的特征将皮肤癣菌的三个属分开;根据菌落的大体特征及镜下特征进一步区分到种。另外还有一些补充试验,如米饭培养基试验、毛发穿孔试验、尿素酶试验、玉米吐温琼脂培养基试验、毛癣菌琼脂 1～7 号、BCP-MSG 培养基生长情况及有性型检测的交配试验等。Wood 灯(ultraviolet light,UV 光)对于皮肤癣菌病的鉴别诊断是有益的。皮肤癣菌感染的毛发在 UV 光下可产生荧光,其可用来选择病发镜检或培养。对于临床可疑皮肤癣菌感染的标本,可以接种在含有或不含有放线菌酮(0.5 g/L)的培养基上。在确认阴性结果之前,培养应连续进行 3 周。

(四)药敏试验

CLSI 的 M38-A3 丝状菌药物敏感性检测方案中专门规定了对皮肤癣菌的药物敏感性检测要求,可以作为临床药敏试验的检测方法。但其折点仍未确定。由于皮肤癣菌发生获得性耐药的报道还十分有限,因此临床实验室并不常规推荐对其进行药物敏感性检测,只是当疗效欠佳时才考虑实施。

五、检验结果的解释和应用

临床标本分离到皮肤癣菌一般认为是致病性的,但极少数情况下也存在定植情况,如头癣患者的密切接触者中可以出现头皮及毛发皮肤癣菌分离阳性,但不出现任何临床症状,这种情况应考虑存在潜伏感染,予以治疗。

皮肤癣菌一般不引起血源性感染,但在免疫受损患者可以侵犯真皮和皮下组织,引起肉芽肿性损害,此时深部组织中可以分离出皮肤癣菌。

皮肤癣菌对外用抗真菌药物均敏感,包括咪唑类药物如克霉唑、咪康唑、酮康唑、益康唑、联苯苄唑、异康唑、舍他康唑、卢力康唑;丙烯胺类药物如萘替芬、特比萘芬和布替萘芬;硫代氨基甲酸酯类药物如利拉萘酯;吗啉类药物如阿莫罗芬;其他如环吡酮胺。皮肤癣菌对系统抗真菌药物如氟康唑、伊曲康唑、特比萘芬均敏感。

第三节　接合菌检验

一、分类

接合菌种类复杂,其分类及命名也在不断变化。接合菌属于接合菌门、接合菌纲,其下分为毛霉目和虫霉目。近年来,接合菌的命名和分类有了新的进展。在毛霉目已知的 16 科中,有8科的12属中的 24 种具有致病性;虫霉目分为 2 科 2 属,其中新月霉科耳霉属包括冠状耳霉,蛙粪霉科蛙粪霉属包括林蛙粪霉。

二、致病性

(一)分布与定植

大部分接合菌为世界性分布,可以利用多种物质作为营养源。致病性接合菌均可以在 37 ℃生长,有些接合菌的最高生长温度可以达到 50 ℃。在自然界中可从腐败的水果、蔬菜、食物、土壤和动物的粪便中分离到毛霉目的许多菌种。其中最常见的是根霉属真菌,其孢子囊在空气中广泛分布,可以释放大量孢子,是临床上最常见的病原性接合菌。人类感染主要是通过吸入接合菌孢子所致,鼻窦和肺部是最常受累的部位。空气中大量的孢子也很容易造成环境的污染。空调系统的污染可以造成鼻窦和肺部接合菌病的发生。此外,静脉输液受到污染可以导致播散性感染,纱布和静脉插管的污染可以导致皮肤感染。接合菌不会在人-人之间传播。毛霉目真菌大多数为腐生菌,广泛分布于土壤、动物粪便及其他腐败的有机物上,少数寄生于其他真菌上,极少数寄生于高等植物上,引起植物病害,也能引起人类的接合菌病。虫霉目致病菌在热带及亚热带分布较广,因而其感染在非洲、中南美、印度、东南亚等地的发病率相对较高。

(二)致病性

毛霉病通常由吸入孢子而发病,可导致变态反应,或引起肺部或鼻窦的感染。如果因创伤而接种真菌,可导致角膜、耳、皮肤或皮下组织的感染。若食用被真菌污染的食物,可导致胃肠道的感染。当真菌进入血管,可致管腔闭塞。原发感染可经血行或神经干播散至其他器官,尤其中枢神经系统。免疫功能低下者易感染毛霉病,如糖尿病、HIV 感染、应用大剂量糖皮质激素、血白细胞减少、白血病、营养不良的患者。此外,静脉药物滥用、医用外科材料受污染等也可引起。蛙粪霉病主要好发于儿童和青春期,据报告,半数以上的病例发生于 10 岁以下的儿童,成人病例少见。耳霉病主要见于成年男性,女性及儿童少见。推测虫霉病的传播途径可能是通过微小外伤和昆虫叮咬。

三、实验室检查

(一)标本采集

毛霉目真菌病通常进展快、诊断困难,及时获得临床标本并检测,对于毛霉目真菌病的检测至关重要。从可能感染部位取材,分泌物或者支气管冲洗物离心后沉渣直接采用 10%KOH 溶液涂片并进行真菌培养。组织病理标本或无菌部位获得的标本更有意义。获取标本后及时送真菌实验室,标本不能冷冻。毛霉病患者一般不会出现血培养阳性,血培养阳性无明确临床意义。

(二)染色镜检

显微镜下可以见到菌丝粗大($7\sim15~\mu m$)、透明,无分隔或者分隔少,壁薄易折叠,分支呈直角。有时看到菌丝的横断面,表现为圆形肿胀细胞样。镜检阳性有诊断意义,镜检阴性,不能除外诊断。

(三)分离培养

1.毛霉目

菌落可在许多真菌培养基上快速生长,PDA 及改良的 SDA 培养基是适合的培养基(放线菌酮可抑制其生长,故其培养基不加放线菌酮),25～30 ℃培养2～4天后可见典型的絮状而致密的菌落,迅速铺满整个培养皿或试管,形成丰富的气生菌丝体。根据菌种、生长时间不同菌落颜色可呈白色、黄色、灰色外观。显微镜下可有假根、囊托及匍匐菌丝,菌丝粗大、无隔,孢子梗发自菌丝或假根结节,孢子梗顶端可有孢子囊(直径为50～300 μm)。

2.虫霉目

菌落通常呈波浪状或粉末状,呈放射状条纹,菌落颜色由奶油色变成灰色。其特征是存在初生孢子和次生孢子,在成熟期喷射状释放。

耳霉的菌落透明,呈放射状条纹,最初为波浪样外观,后逐渐变成粉末状,培养皿盖上常覆盖有由无性孢子释放的次级分生孢子,老的培养基可见到绒毛状分生孢子。初生孢子为圆形(40 μm),有明显的乳突。

蛙粪霉在25～37 ℃生长迅速,培养2～3天开始生长,初为白色蜡样菌落,呈放射状条纹,颜色逐渐加深,2～3周后可形成灰黄色甚至灰黑色,表面可有一层绒毛样菌丝。培养7～10天显微镜下可见宽大的无隔菌丝可裂解形成多个独立的单核菌丝体。有性型通过配囊结合形成接合孢子。接合孢子呈厚壁状,遗留鸟嘴样附属物(来自配囊配子)。初生孢子呈圆形,由原始分生孢子肿胀顶端处释放。次生孢子呈梨形,由孢子梗直接释放产生。

(四)微生物鉴定

KOH制片直接镜检可见直角分支的宽大(6～25 μm)、透明、无分隔或极少分隔的菌丝。

对毛霉目真菌进行鉴定需要根据:①菌落形态;②最高生长温度;③显微镜下观察有无囊托、假根、匍匐菌丝;④孢子囊、孢囊孢子的形态等。常需要分子生物学进一步鉴定至种的水平。

1.毛霉目

(1)毛霉属:菌落生长迅速,颜色由白色变黄色,最终可发灰色。最高生长温度为32～42 ℃。显微镜下孢子梗发自气生菌丝,分支较少,呈透明状;无假根及匍匐菌丝;孢子囊呈球形,黄色至棕色;囊轴呈圆形,扁平或椭圆形;无囊托;孢囊孢子呈扁球形稍长,壁光滑。

(2)根霉属:50～55 ℃可生长;30 ℃可迅速生长,初为白色,后渐变成棕色或灰色。背面呈白色,菌落黏性。显微镜下孢子梗发自假根,单个或成簇,未分支,呈深棕色;有假根及匍匐菌丝;孢子囊球形,呈灰黑色;囊轴扁球形稍长,呈棕色;有囊托但短;孢囊孢子呈扁球形,伴棱角。

(3)根毛霉属:耐热,50～55 ℃可生长。显微镜下孢子梗壁光滑发自匍匐菌丝,散在或成群分支,呈棕色;有假根及匍匐菌丝,假根壁薄;孢子囊圆形,呈灰棕色至棕黑色;囊轴圆形至梨形,呈灰棕色;无囊托;孢囊孢子呈球形,透明。

(4)囊托霉属:菌落生长迅速,由白色变成灰色外观,42 ℃生长良好。显微镜下孢子梗不分支,孢子囊呈梨形,囊托花瓶状或钟状,囊轴半圆形,孢囊孢子光滑呈圆柱形。

(5)横梗霉属:菌落呈白色、羊毛状,逐渐变成灰色,最高生长温度为 46～52 ℃。显微镜下孢子梗发自匍匐菌丝,散在或成群,分支,呈苍白色、灰色;有假根及匍匐枝但不明显;孢子囊圆形至梨形,呈苍白色、灰色;囊轴半圆形或圆顶型伴尖端突起;有囊托,呈明显圆锥形;孢囊孢子圆形至椭圆形,壁光滑。

(6)克银汉霉属:菌落由白色变成深灰色,最适生长温度为 45 ℃。显微镜下孢子梗顶端发出分支,末端膨大成顶囊,其上有许多小梗,单孢子的小型孢子囊即形成在小梗上。

2.虫霉目

主要有以下两个致病菌种。

(1)冠状耳霉:在 PDA 培养基上培养,菌落呈扩散性生长,很快可以见到放射性射出的次级菌落。显微镜下观察可见菌丝直径为 6～15 μm。分生孢子梗高为 60～90 μm,顶端轻微变细。初级孢子直径大约为 40 μm,有明显乳头状基底,培养时间延长会出现茸毛样附属物(绒毛孢子)。孢子可以喷射释放,在初级菌落周围形成次级菌落。

（2）蛙粪霉：在 PDA 培养基上培养，菌落呈蜡样，无气生菌丝。菌落中心呈脑回样，周边有放射性深在裂隙。

显微镜下观察可见初级分生孢子梗短，末端肿胀。初级孢子球形，喷射释放形成乳头状结构。次级孢子梨形。孢子可见球形的突出物。

（五）药敏试验

可采用 CLSI 的 M38-A3 丝状菌药物敏感性检测方案，检测产孢接合菌的体外药物敏感性。绝大多数毛霉菌对抗真菌药物不够敏感，而且其折点也未确定。大多数抗真菌药物对毛霉目真菌的敏感性较一致，但是存在一定的种属差异性。

四、检验结果的解释和应用

（一）真菌培养结果解释和应用

接合菌为条件致病菌，自然界分布广泛，某些菌可以是实验室污染菌。因此对接合菌分离结果需要慎重解释。一般认为从血液、穿刺液、脓液和肺组织中分离出的接合菌是感染菌，而从痰液中分离出的接合菌则应结合直接镜检进行考虑，涂片细胞学检查为合格的痰标本，且在初始分离培养基上呈优势生长，可认为是有意义的感染菌。

（二）药敏试验结果解释和应用

两性霉素 B 是治疗毛霉目真菌最有效的抗真菌药物，但体外药敏试验及动物实验提示小克银汉霉对两性霉素 B 的敏感性较差。

同一类药物对接合菌的 MIC 也存在多样性。新一代唑类药物中，伏立康唑对毛霉目真菌活性差。毛霉病暴发感染可能与其应用伏立康唑有关。泊沙康唑对毛霉目真菌有抗菌活性。多项体外药敏研究和动物模型均显示泊沙康唑对大多数毛霉目真菌有较低的 MIC 值。

棘白菌素类药物体外药敏显示对毛霉目真菌的抗菌能力差，且体内试验亦表明当其单独用药时抗菌活性不明显。但最近有研究证明与两性霉素 B 联合时有潜在的临床应用价值。

目前关于虫霉目真菌体外药敏的资料比较匮乏。虽然碘化钾体外药敏对这些真菌显示无活性，但体内却显示有一定的作用。两性霉素 B 对虫霉目真菌 MIC 值较高。伊曲康唑和酮康唑具有较好的体外抗菌活性。除此之外，蛙粪霉较之耳霉对各种抗真菌药更为敏感。

参 考 文 献

［1］朱光泽.实用检验新技术［M］.北京:中国纺织出版社,2021.

［2］陈行辉.药物检验基础［M］.广东:世界图书出版社,2021.

［3］孙爱针.现代内科护理与检验［M］.汕头:汕头大学出版社,2021.

［4］明德松.医学检验经济学概论［M］.西安:陕西科学技术出版社,2021.

［5］贾天军,李永军,徐霞.临床免疫学检验技术［M］.武汉:华中科学技术大学出版社,2021.

［6］高海燕,刘亚波,吕成芳,等.血液病临床检验诊断［M］.北京:中国医药科学技术出版社,2021.

［7］黄华.新编实用临床检验指南［M］.汕头:汕头大学出版社,2021.

［8］胡志坚,余蓉,龚道元.医学检验仪器学实验指导［M］.武汉:华中科学技术大学出版社,2021.

［9］付玉荣,张玉妥.临床微生物学检验技术实验指导［M］.武汉:华中科技大学出版社,2021.

［10］高洪元.免疫学检验理论与临床研究［M］.西安:陕西科学技术出版社,2021.

［11］赵宇楠,金京,吴志钧.医疗设备管理与检验技术研究［M］.汕头:汕头大学出版社,2021.

［12］董艳.实用临床检验学［M］.西安:陕西科学技术出版社,2021.

［13］吕京.医学检验我知道［M］.北京:科学出版社,2021.

［14］姚远程,杜勤.金相检验与分析［M］.北京:机械工业出版社,2021.

［15］迟延芳,董广云,贺姗姗,等.精编医学检验学［M］.哈尔滨:黑龙江科学技术出版社,2021.

［16］王前,王建中,王传新,等.临床检验医学［M］.北京:人民卫生出版社,2021.

［17］明德松.医学检验经济学概论［M］.西安:陕西科学技术出版社,2021.

［18］贾天军,李永军,徐霞.临床免疫学检验技术［M］.武汉:华中科学技术大学出版社,2021.

［19］黄华.新编实用临床检验指南［M］.汕头:汕头大学出版社,2021.

［20］翁文浩.实用医学检验技术与质量管理［M］.北京:科学技术文献出版社,2021.

［21］辛叶.新编医学检验技术［M］.沈阳:沈阳出版社,2021.

［22］张家忠,殷彦.血液学检验［M］.西安:西北大学出版社,2021.

［23］房宇.细菌定量计数联合尿沉渣白细胞检验在尿路感染诊断中的应用价值［J］.系统医学,2022,7(10):72-75.

［24］韦水燕.凝血酶原时间与血小板检验方式对肝硬化疾病病患者进行诊断的临床价值研究［J］.中文科技期刊数据库(引文版)医药卫生,2022(1):248-251.

［25］杨芬莲,温海鹏,成江燕,等.检验粪便中双歧杆菌、大肠埃希菌水平对于肝癌预后效果的评估作用研究［J］.系统医学,2022,7(5):83-86.

［26］王曼,鄢丹,孟波,等.基于非标记定量技术的肝细胞癌血浆蛋白质组学研究［J］.河南师范大学学报:自然科学版,2022,50(1):115-122.

［27］祁媚姣,陈思,姜雯雯.尿干化学法联合尿沉渣法用于尿液检验的临床效果观察［J］.中外医药研究,2022,1(3):144-146.